文化人类学语境下的
中医音乐治疗

王思特　著

东南大学出版社
SOUTHEAST UNIVERSITY PRESS
·南京·

图书在版编目(CIP)数据

文化人类学语境下的中医音乐治疗 / 王思特著. —
南京：东南大学出版社，2023.12
ISBN 978-7-5766-1026-0

Ⅰ. ①文… Ⅱ. ①王… Ⅲ. ①中医疗法-音乐疗法-
研究 Ⅳ. ①R244.9

中国国家版本馆 CIP 数据核字(2023)第 254417 号

文化人类学语境下的中医音乐治疗
Wenhua Renleixue Yujing Xia De Zhongyi Yinyue Zhiliao

著　　者	王思特
出版发行	东南大学出版社
社　　址	南京市四牌楼 2 号　　邮编：210096　　电话：025-83793330
网　　址	http://www.seupress.com
出 版 人	白云飞
经　　销	全国各地新华书店
印　　刷	南京玉河印刷厂
开　　本	710 mm×1000 mm　1/16
印　　张	13.75
字　　数	247 千字
版　　次	2023 年 12 月第 1 版
印　　次	2023 年 12 月第 1 次印刷
书　　号	ISBN 978-7-5766-1026-0
定　　价	58.00 元

本社图书若有印装质量问题,请直接与营销部联系。电话(传真):025-83791830

责任编辑：刘庆楚　责任校对：子雪莲　封面设计：企图书装　责任印制：周荣虎

目　录

绪　论

1　研究的缘起

自古以来,音乐在中国传统文化中就具有举足轻重的地位,《周礼·地官·保氏》:"养国子以道。乃教之六艺:一曰五礼,二曰六乐,三曰五射,四曰五驭,五曰六书,六曰九数。"①从儒家的"六艺"到"琴棋书画"之雅事,从恬淡虚无的大音希声到清静天耳的曼妙梵音,从巫术丛林的踏歌狂舞到民间婚丧的管弦歌哭,中国音乐不仅是娱乐与消遣、表达与沟通,在传统文化的大语境下,还与中医同根同源、殊途同归,通过调和人的身心来调和人与自然、人与人、人与社会的关系,所追求的不仅是祛除疾病、修身养性,还有我们这个民族特有的健康理念和生命意识,《荀子·乐论》:"乐行而志清,礼修而行成,耳目聪明,血气和平,移风易俗,天下皆宁,美善相乐。"②

音乐治疗是一门既古老又年轻的学科。上古时代,人们普遍认为患病是触怒了鬼魂和神灵的体现,不管得了什么病都会去祈求具有与鬼神沟通的超能力的巫师,巫师通过狂热忘我的音乐表演进入恍惚的精神状态,带领病患向鬼神世界祈求平安。列维-布留尔曾这样描述巫医治病的仪式:"这里必须有:斋戒、自我麻醉、特殊装束、巫术装饰、念咒、跳舞,跳到完全筋疲力尽和汗流如注。"③在人类医疗活动的历史舞台上音乐从未缺席,尽管不同民族文化和不同历史阶段的音乐治疗形态各异,但音乐给人的慰藉和温暖始终如一。音乐治疗正式成为一门学科是 20 世纪 40 年代以后,美国密歇根州立大学(Michigan State University, U. S. A.)和美国堪萨斯大学(University of Kansas, U. S. A.)分别于 1944 年和 1946 年开设了音乐治疗的课程,1950 年美国国家音乐治疗协会

---

① 杨天宇.周礼译注[M].上海:上海古籍出版社,2004:200
② 楼宇烈.荀子新注[M].北京:中华书局,2018:411
③ (法)列维-布留尔.原始思维[M].丁由,译.北京:商务印书馆,1997:258

（National Association for Music Therapy）成立，西方学术界拉开了采用科学实验、强调临床技能对"音乐治疗"进行研究和实践的序幕。

　　1980年美国亚利桑那州立大学（Arizona State University，U. S. A.）刘邦瑞教授赴中央音乐学院举行了音乐治疗的讲学，引起了中国医学界和音乐界的极大反响，自此西方音乐治疗的理论和方法迅速传入我国，80年代中后期有学者开始陆续发表音乐治疗的科学研究和临床探索论文。1984年北京大学的张伯源等人发表了《音乐的身心反应研究》的实验报告，1987年中央音乐学院高天、张建华发表了《音乐对疼痛的缓解作用研究》[①]，直到1989年中国音乐治疗学会成立，确立了音乐治疗学在中国本土的新的生长点。90年代开始，学界除了学习并运用西方音乐治疗的理论和方法，伴随着世界范围兴起的"中医热"，强烈的文化自觉意识也促使他们开始探索具有中国本土特色的音乐治疗与音乐养生，从浩如烟海的中医学文献中挖掘出相关的音乐治疗理论，如1992年范欣生的《试论中医乐疗与养生》[②]，同年普凯元发表《音乐治疗的中医学理论》[③]，"中医音乐治疗"这个概念应运而生。学界一方面致力于构建具有本民族特色的传统音乐治疗、音乐养生的理论框架和治疗模式，另一方面密切关注西方音乐治疗研究的前沿问题，开展实证研究并呈现出与现代生物科学研究密切结合的趋势，30多年来在理论探索和临床实践研究上取得了丰硕的成果。2019年世界中医药学会联合会音乐疗法专业委员会成立，上海音乐学院院长廖昌永当选荣誉会长，广州医科大学校长王新华当选会长，明确提出了构建中西医结合、医艺融合、具有中国特色的音乐治疗理论体系、人才培养体系、社会服务体系的目标。

　　作为一门新兴的综合性研究课题，由来自医学界、音乐学界及其他领域学者的共同参与，中医音乐治疗与音乐养生的研究呈现出交叉学科的相互渗透和相互影响的特点。但由于两个领域的学术相容性较低，在研究过程中不可避免地出现一系列问题，研究人员本身的知识结构特点导致了在跨学科研究中的偏差，中医学界对音乐理论和音乐作品的误解，音乐学界过于注重音乐形态研究而不理解中医特有的辨证论治思维的临床运用等，导致了对传统音乐治疗的理论基础及核心问题的争议。如一方面过分夸大源于《黄帝内经》理论的"五行音乐"的治疗功效，不仅没有正确分析传统音乐五声调式的概念，更是用套路化的曲目

　　① 高天，张建华.音乐对疼痛的缓解作用研究[J].星海音乐学院学报，1987（3）：51-53

　　② 范欣生.试论中医乐疗与养生[J].康复与疗养杂志，1992（1）：36-40

　　③ 普凯元.音乐治疗的中医学理论[J].医学与哲学，1992（9）：25-26

单作为"音乐处方"治疗对应的疾病,违背了中医学辨证论治、因人施治的特点,把音乐治疗简单化为一种"千人一面"仅需"听音乐"的单向度行为;另一方面出现了质疑传统音乐治疗是否"科学"的声音,主张中国音乐治疗必须走西方音乐治疗的道路,遵从西方音乐治疗学的理论与范式,忽略了传统、民间和宗教音乐治疗的知识、观念、行为及文化意义。

2000年以后在各高校陆续建立的音乐治疗专业,基本都是严格根据西方音乐治疗的理论体系开设课程,其教学标准和培养目标也是按照美国音乐治疗协会的标准设立的,加上这一时期越来越多的音乐治疗海归硕士、博士学成归来,大大拓宽了中国音乐治疗研究的视野,加速了中国音乐治疗研究的现代化、科学化节奏,但是却不可避免地造成了行业评价体系的单一。而中医本身具有的重思辨轻实证、重定性轻定量等古代经验科学的思维特点,其理论表述的模糊性、概念语言的抽象性,导致在实际临床运用过程中,中医音乐治疗的理论和实践逐渐被边缘化,在当代世界音乐治疗体系中更是鲜有话语权。

中医音乐治疗在短暂的发展历程中遭遇了一系列的困境,音乐是否仅仅是一味"药"只对人体器官产生刺激作用? 是否能用西方音乐治疗的理论解释中医音乐治疗? 在传统中医新时代的发展中,中医音乐治疗是坚持传统还是走上现代科学化的道路? 中医音乐治疗独特的方法和优势是什么? 中医音乐治疗在全球化时代如何处理国际化和本土化的关系? 以现代科学技术和西方音乐文化为基础的西方音乐治疗体系是否适合居住在历史悠久、文化多元、各民族融合的华夏大地的中国人民? 如何选择中医音乐治疗在未来中国的发展道路,如何在世界多元文化格局中建立既有本土化特色又能比肩现代西方医学的中医音乐治疗体系,不仅是医学技术和方法论问题,其实质是文化问题。

新时代中国特色的音乐治疗要发展,需要在文化人类学的大语境下重新审视自我,破除一域之见,也要化解西方中心。首先,需要认同,包括自我认同、社会认同和文化认同,体现在对历史悠久、多元一体的中华文化的深层理解基础上产生的文化自觉,文化人类学正是对人类行为、思想及情感模式的研究;其次,需要对话,作为一门结合了医学、音乐学、社会学、心理学的交叉学科,每个学科若只用自己的视角来思考问题,就不可能越过藩篱进行平等有效的交流,文化人类学强调"语境"在沟通和传播中的重要作用;再次,需要互动,包括纵向和横向的互动,纵向为历史与现代的互动,回望历史是为了谋求未来的发展,横向为东方与西方的互动,用"他者"的眼光审视自我,到别的文化中去谋求发展的"他山之石",文化人类学认为历史和文化有其特殊性,但人性和伦理互通趋同;最后,需要整合,立足全球化的视野,超越自己文化的制约,整合西方与本土研究方法和理论范式,实现中医音乐治疗在国际化视野下的本土化,成为世界多元文化的一部分,只有中国本土生长提炼出来的东西,才具有世界意义,才能为整个人类的健康贡献中国智慧。

在文化人类学多元意识形态的语境下研究中医音乐治疗有助于解决该学科当下的困境。首先,文化人类学提供了一个多样性、差异性的宽广视野,有助于从跨文化的"非我"视角出发,作为"他者"从各种不同文化的对照中更客观地认识自我。列维-布留尔《原始思维》的研究揭示了医疗文化的多元性:"(当地人)不管得了什么病,第一步就是去求巫医、萨满、术士、驱魔师……一个医生承认,每次当他对一个患病的土人给予特别的照料时,他得到的结果只是加速他的死亡……而留在森林里的土人则很快恢复了健康。"①音乐治疗通过音乐活动产生的互动影响,不仅仅是生理器官的变化,更是与社会文化密切相关的反映,巫师而不是医生之所以能治好土人的病,是因为只有他才与病人拥有共同的文化语境,共享同样的自然观、世界观和生命观。中医音乐治疗与那些散落于世界各地的传统医疗体系一样,以社群共享的世界观为基础,提供了适合当地文化或生态语境的个性化治疗,对个体充分的精神关怀迎合了患者的期望和需求,对于特殊的群体来说,是比现代医学更理想的医疗形式。文化人类学的"多元"视野不仅可以促进该学科的文化自觉意识,还可以加强不同领域之间、异文化之间的对话交流。

其次,文化人类学的文化变迁和文化适应理论可以推动中医音乐治疗更好地关注当下和放眼未来。面对竞争、殖民化和全球化,文化人类学不仅提出了文化多样性的见解,而且其整体论视角在理解和改善人类面对文化冲突问题上有独特的人文科学价值。研究中医音乐治疗既要从医史文献中挖掘、考证相关史料,也要从中总结历史规律,既要对传统文化模式进行深入探讨,也要观察其在历史和地域向度中被渗透、冲击、改变的过程,既要坚持田野调查记录丰富的民间音乐治疗仪式,更要提炼文化的共性,运用文化人类学的理论和方法,对历史文献和田野现状重新审视、整合,作出新的解读和分析。文化人类学的研究正因为揭示了变迁中的各种因素和影响,总结了变迁规律,因此对文化变迁具有引导作用,起到了保护和传承优秀文化的积极意义。

最后,文化人类学的后现代反思及本土化研究趋势,为中医音乐治疗处理本

① (法)列维·布留尔.原始思维[M].丁由,译.北京:商务印书馆,1997:257-260

土化和国际化问题提供了战略性的理论支持。本土化有狭义和广义之分,这里讲的本土化是广义的本土化。狭义的本土化就是中国化,用西方理论解释中国现象。广义的本土化不是一味追求西方的理论模型,而是以西方的研究方法、观念和理论为工具,从中国本土文化的实际出发构建具有中国特色的理论体系,挖掘对世界文化具有积极贡献的本土文化,通过现代语言与西方科学积极对话,从中抓住有益的能通约的部分推动全人类健康的发展。文化人类学讲的本土化,是面向国际化的本土化,是探讨如何把本土的优秀文化演变为可供全世界共享的知识。"人类学研究或社会科学的本土化其最终目的并非只是本土化而已……发展我们自己的方法、观念与理论,使能更容易而清楚地了解我们自己文化的真象,而提出与西方不同的看法与理论……其最终的目的仍是在建构可以适合全人类不同文化、不同民族的行为与文化理论。"①

中医音乐治疗是一个小范围的研究,然而在文化人类学的大语境下,便有了更广阔的视野,编织起"文化意义之网",连接科学与人文;有了多元文化的世界格局,弘扬传承优秀传统文化,唤起文化自信与自觉;有了对人类福祉的终极关怀,运用中国智慧,造福人类健康。正如费孝通先生所言:"生活在一定文化中的人对其文化有'自知之明',明白它的来历、形成的过程、所具有的特色和它的发展的趋向,自知之明是为了加强对文化转型的自主能力,取得决定适应新环境、新时代文化选择的自主地位。"②

2　相关概念的界定

"中医音乐治疗"有着悠久的历史,但这一概念是 20 世纪 80 年代西方音乐治疗理论和方法逐渐传入我国以后,90 年代初由一批中医学者为了突出音乐治疗的本土医学特征提出来的,同时"中国音乐治疗""中国传统音乐治疗""中医音乐养生""中国传统音乐养生"等概念应运而生。2000 年以后,受到医学人类学的影响,音乐学界开始关注少数民族和民间音乐仪式与音乐文化对身心的治疗作用,出现了"医疗民族音乐学"(Medical Ethnomusicology)领域的研究。因此,"中医音乐治疗"实际上有着以中医学为取向和以音乐学为取向的双重属性。

---

① 李亦园.人类学本土化之我见[J].广西民族学院学报(哲学社会科学版),1998(3):36-38
② 费孝通.文化与文化自觉[M].北京:群言出版社,2016:403

2.1 "中医音乐治疗"在中医学学科体系内的概念和研究范围

"中医音乐治疗"在中医学学科体系中居于什么位置？"中医音乐治疗"的内涵和外延是什么？其与"中国音乐治疗""中国传统音乐治疗"的关系如何？

需要厘清"中国音乐治疗""中国传统音乐治疗""中医音乐治疗"的概念。综合空间维度和时间维度来看，"中国音乐治疗"是指过去和现在所有在中国地域上出现的音乐治疗理论、观念、方法和实践，包括中国传统医学的和流传到中国的西方现代医学的。"中国传统音乐治疗"是在多民族融合与历史悠久的中华大地上出现的所有形态各异的音乐治疗内容，除了理论体系最完善、实践经验最丰富、历史最悠久的汉民族医学外，还有藏族医学、蒙古族医学、维吾尔族医学，包括民间医学等中出现的音乐治疗理论和实践。"中医音乐治疗"专指建立在古代哲学、古代科学技术方法论基础上的汉民族医学体系中的音乐治疗内容。祝世讷教授认为中医学可分为"经典中医学"和"现代中医学"。经典中医学"以《黄帝内经》《伤寒论》《金匮要略》和温病学说为核心形成基本的理论体系，以辨证论治为基本的诊断、治疗体系，以中药、方剂、针灸、气功等为主要治疗手段，并包括以两千多年临床实践为基础形成的各家学说和名家经验"[1]，建立在这一"经典中医学"理论体系基础上的音乐治疗理论、观念、方法和实践，是"中医音乐治疗"的狭义概念。从广义上说，"中医音乐治疗"不仅包含古代经典的中医音乐治疗内容，还包括中西医汇通、中西医结合、中医现当代发展历程中所运用的新方法新观念，虽然严格意义上的"现代中医学"体系还未建立，但结合了经典中医学和现代生物医学的音乐治疗研究也取得了一定的成果，如运用针灸、电针、推拿、八段锦等配合音乐疗法治疗孤独症、抑郁症、阿尔兹海默症、脑卒中后抑郁、原发性高血压等疾病的理论、临床、实验和机制研究，都属于"中医音乐治疗"的范围。除此之外，关于"中医音乐养生""中国传统音乐养生""传统音乐疗愈""传统音乐减压""气功音乐养生"等概念和内容，是中医学"治未病"思想的运用，体现了中国哲学和中医学的"天人合一"思想，通过音乐调节使人体身心平衡，进而调节人与人的关系、人与社会的关系、人与自然的关系，既顺应了"生物—心理—社会"的现代医学模式，也符合中医学的生态观、自然观，因此无疑是"中医音乐治疗"的范畴。

"中国音乐治疗"包含了"中国传统音乐治疗"和"中医音乐治疗"，后两者概念及内容的重叠和交叉，一定程度上导致了学术研究的重复和概念的模糊。张

---

① 祝世讷."经典中医学"与"现代中医学"[J].中国医药学报,1986(3):6

宗明教授认为，"在中华民族创造的传统医学中，以汉族医学的历史最为悠久、理论最为系统完善、实践经验最为丰富、对中华民族的健康和繁衍的贡献最大，它集中代表着中国传统医学的特色和水平"①，再加上国际通行的翻译中，"中医"的英文为 Traditional Chinese Medicine(缩写 TCM)，从字面上看为"中国传统医学"，实际内容上指的就是"中医"。因此本书认为把"中国传统音乐治疗"纳入到广义的"中医音乐治疗"概念中，一方面有利于学术研究的国际化交流和传播，另一方面可以丰富该学科的研究内容、研究范围、研究层次，整合跨学科研究力量，明确研究边界，以经典中医音乐治疗研究为主体，关注医学前沿，坚持科研创新，与其他民族、民间音乐治疗研究多元化发展。

"中医音乐治疗"涉及观念、价值、理论、应用和实践多个层面的研究，因此与中医学下属的众多子学科密切相关，其起源、发展、历史研究属于中医医史文献的领域，其治疗观念和理论体系属于中医理论的研究范畴，在应用层面上又与中医针灸、中医推拿、中医养生康复、中医导引、中医内科、中医儿科等临床实践相结合，对于中医音乐治疗的思维方式、文化价值的探讨属于狭义的中医文化研究领域。中医文化的概念有着极为丰富的内涵，"中医药文化是中医药学内在的价值观念、思维方式和外在的行为规范、器物形象的总和"，张其成教授把中医药文化概括为"心""手""脸"三个层面，"'心'层面的文化就是中医药文化的核心价值，'手'层面的文化就是中医药文化的制度，'脸'层面的文化就是中医药文化的环境形象、品牌"②。因此广义的中医文化学研究范围很广，包括中医学形成的文化社会背景，中医学发生发展的历史及其规律，中医学的思维方式、哲学思想、价值理念、文化功能、人文精神、语言文献，中医学区别于其他医学的文化特征，中医学未来的发展方向，历代名医所处历史文化背景，医家学术思想形成的条件及传承，地域中医药文化的传承，中医药文化遗产的保护，中医医院文化建设，中药企业文化建设等应用研究。本研究属于广义的中医文化学范畴，运用中医药临床和实验的相关研究成果，以中医学核心价值体系为理论基础，对中医音乐治疗进行历史、文化、观念、价值及未来发展等研究。

2.2 "中医音乐治疗"在音乐学学科体系内的概念和研究范围

在音乐学学科内与"中医音乐治疗"有关的学科除了"音乐治疗"以外，还有

---

① 张宗明.奇迹、问题与反思——中医方法论研究[M].上海：上海中医药大学出版社,2004：13
② 张其成.中医文化精神[M].北京：中国中医药出版社,2016：26-27

"音乐史学""音乐文献学""音乐美学""音乐心理学""民族音乐学"和"医疗民族音乐学"等,其中相关性最大的是"音乐美学"和"医疗民族音乐学"。

"音乐美学"是运用哲学思考和美学判断来研究音乐的特殊性和本质规律的学科,音乐美学的研究内容如"音乐作品的存在方式""音乐语言""音乐形式""音乐风格""音乐与社会""音乐联想""音乐思维"等是研究中医音乐治疗的机制、应用、疗效等方面的重要内容。在运用具体音乐的治疗过程中,人与音乐构成反映、利害和审美三种关系,即真、善、美的关系,即使仅仅是忽略了音乐与治疗主体的任何一个关系,治疗效果都将会适得其反,只有以中医辨证思维方法为指导分析处理好这三者关系,才能获得更好的治疗效果。再如音乐美学关于"生理感知"和"艺术感知"的思考进一步阐释了中医音乐治疗中声音的"物理属性"和"精神内涵"对于治疗的关系和作用。音乐美学的哲学思维方法也有助于厘清"五行音乐是否科学"的争论,解决中医音乐治疗中关于音乐的"元"问题。此外,建立在中国哲学基础上的古代音乐美学思想中更是有诸多与中医健康养生理论不谋而合的观念。音乐美学与中医学一样既具有明确、清晰的理性特征,又具有模糊、意象的感性特征,这决定了中医音乐治疗既是科学又是艺术的双重属性。

"医疗民族音乐学"(Medical Ethnomusicology)或称"医学音乐人类学",学界对该词的中文译名尚有争议①,本书暂不展开论述,仍用"医疗民族音乐学"这一译名。其概念最初由美国学者本杰明·科恩(Benjamin Koen)于2003年提出②,2008年牛津大学聘请科恩等学者编纂《医疗民族音乐学牛津手册》③,2009年科恩的著作《超越世界屋脊:帕米尔高原的音乐、祈祷与治疗》④被认为是该领域的代表作,在本土文化的语境下聚焦于医学、音乐与健康的关系。但在这之前就有学者从医学人类学和民族音乐学角度关注到不同文化语境下医疗仪式中的音乐与个体健康、治疗效果的关系,如马瑞娜·罗斯曼(Marina Roseman)的《来自马来西亚雨林的治疗声音》⑤,巴尔和哈费(D. Bahr & R. Haefer)的《皮马人治疗

---

① 洛秦.称民族音乐学还是音乐人类学——论学科认识中的译名问题及其"解决"与选择[J].音乐研究,2010(3):49-59,124

② Benjamin Koen. Devotional Music and Healing Badakhshan, Tajikstam: Preventive and Curative Practice[D]. Columbus: Ohio State University, 2003:50

③ Benjamin Koen. Gregory Barz, and Kenneth Brummel-Smith. The Oxford Handbook of Medical Ethnomusicology[M]. New York: Oxford University Press, 2008

④ Benjamin Koen. Beyond the Roof of the World: Music, Prayer, and Healing in the Pamir Mountains [M]. New York: Oxford University Press, 2009

⑤ Marina Roseman. Healing sounds from the Malaysian rainforest[M]. Berkeley & Los Angeles, CA: University of California Press,1991

仪式中的歌曲》①，约翰·杰恩森(John M. Janzen)的《非洲恩戈马鼓舞的治疗理论》②等研究，在长期的大量田野调查的基础上，对当地独特的音乐医疗文化现象进行深入分析，研究本土文化语境下的音乐对治疗的环境作用和身心作用。"医疗民族音乐学与所谓'音乐治疗'研究最大的不同，在于它强调了文化中的人及其身心关系，强调不同的文化有不同的音乐与生理、心理的关系与变化……它不但保有了民族音乐学高度跨文化与跨领域的特色，亦将医学领域的科学研究方法视为该领域主要的研究方法之一。"③

近些年国内学者已经开始将萨满医疗等民间民族音乐治疗行为纳入医疗民族音乐学的研究视角，并认识到在这一领域的研究中仅用"医学人类学"方法的局限，指出医疗民族音乐学的可为之处，"医学人类学从社会和文化角度来看待疾病、健康与治疗，但是萨满教医疗的医学人类学研究却专注于从信仰、仪式、社会结构等方面研究疾病，音乐等艺术形式在治疗过程中的作用不曾得到有说服力的研究"④。医疗民族音乐学的方法和理论，特别是其扎实的田野调查、综合人文科学和自然科学的研究方法，对音乐本体进行技术分析和美学分析，并强调在文化语境下进行意义探讨，都值得中医音乐治疗借鉴、运用。但是中医音乐治疗所具有的广博的文化疆域、悠久的历史文脉和众多的受益对象，再加上独具中医理论特色的价值观、生命观、宇宙观，又大大超越了医疗民族音乐学对"仪式""迷幻""宗教""信仰"等题材的研究视野。

"中医音乐治疗"中的"音乐"从功能上可以分为"艺术音乐"和"专为治疗创作的音乐"，按时空维度又可分为"中国音乐"和"外国音乐"、"古代音乐"和"现代音乐"。

"中国音乐"包括"中国传统音乐""中国新音乐"和"中国流行音乐"，中医音乐治疗皆可灵活运用。"中国传统音乐"是指本民族作曲家用本民族固有的音乐形态和风格创作的作品，不仅包括历史上流传的古代作品，还包括遵循这一风格创作的当代作品，具体可分为"宫廷雅乐""文人音乐""民间音乐"和"宗教音乐"。在表演形式上，不仅为狭义的音乐演唱和器乐演奏，还包括广义的戏剧戏曲、舞蹈杂技、民间曲艺、巫舞仪式等综合艺术的范畴。"中国新音乐"是指

①　D. Bahr, R. Haefer. Song in Piman curing[J]. Ethnomusicology, 1978, 22(1)：89-122

②　John M. Janzen. Theories of Music in African Ngoma Healing [M]//Penelope Gouk. Musical in Cultural Contexts. London：Routledge, 2016：46-66

③　吴珀元.医疗民族音乐学概要[J].音乐研究,2010(6)：38-44

④　李世武.萨满教音乐的医疗民族音乐学研究述评[J].民族艺术,2014(4)：123-127

1840 年以后,中国学院派的作曲家在学习西方音乐风格特征或创作技法的基础上创作的作品,如冼星海的《黄河大合唱》,朱践耳的交响曲《百年沧桑》,谭盾为电影《卧虎藏龙》所作的电影配乐等。"中国流行音乐"是指受到爵士乐和二战之后美国摇滚乐的影响,从 20 世纪 80 年代开始流行于大众阶层的通俗歌曲,因其旋律朗朗上口且音乐表现的内容与民众生活息息相关,再加上对歌手外貌与风格的商业化包装宣传,得到大批民众特别是青年人的喜爱和追捧。

中医音乐治疗里的音乐,绝不仅仅是"中国音乐",只要是在诊断、治疗过程中运用中医学理论、手段或体现了中医思维方法,即使在治疗过程中出现了外国音乐作品,仍然可以算作是"中医音乐治疗"的范畴,这是由音乐语言的跨文化特征和特定音乐风格具有"去民族化""国际化"的美学倾向决定的。如 18 世纪维也纳古典乐派①在启蒙运动的影响下,张扬理性,追求崇高,强调理性与感情的平衡,表

谱例 0-1 莫扎特 第十一钢琴奏鸣曲(K331)第一乐章主题

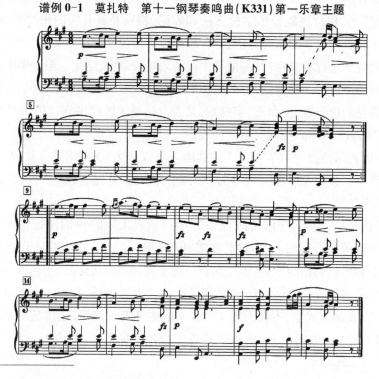

① 西方"古典"(classical)一词,原是指古希腊阿波罗神所具有的理想典型,后来就指比较客观,克制感情,强调平衡,以高度的形式美表达某种理想的艺术风格。关于古典乐派的划分,有狭义和广义两种,狭义上仅指以海顿、莫扎特、贝多芬为代表的维也纳古典乐派,这个乐派活跃在 18 世纪下半叶至 19 世纪初,即法国大革命前后。广义上则包括巴赫、亨德尔等人在内的前古典乐派。这一时期的音乐以法国大革命和启蒙运动为背景,强调理性的因素,并为以后的音乐发展奠定了技术基础。

现民族融合与世界大同,如莫扎特第十一钢琴奏鸣曲(K331),见谱例0-1。这个变奏曲的主题是一首意大利的西西里舞曲,莫扎特将其编织成合唱式织体,原来的舞蹈性中增添了柔媚的歌唱因素,并且具备田园曲"Pastorale"的三个基本特点,一是带附点的复拍子节奏,二是内声部几乎都是用的平行三度音程填充,三是田园牧歌习惯上所特有的属持续音。再加上典型的古典功能性和声,具有"国际化"风格,使这首古老的意大利西西里舞曲具有了"跨文化"的沟通能力,旋律朗朗上口,音色纯洁明净,节奏充满韵律,彰显出新的活力。

贝多芬也创造性地使用其他民族的民间音乐表现"世界大同"的理想,"贝多芬的《田园交响曲》第一乐章的第一主题原是一首南斯拉夫舞曲,这位作曲家大概在匈牙利西部听到过用风笛所吹奏的这首乐曲。这乐章开头不久有一小节'固定地'(Ostinato)重复了八次,这无论如何是受了风笛的影响"①。见谱例0-2的第二小节。

谱例0-2　贝多芬《田园交响曲》第一乐章第一主题

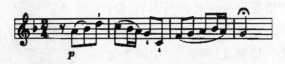

早在18世纪,追求"全人类和平友爱""四海之内皆兄弟"的古典乐派大师们就已经有了"文化人类学"的视野,他们用全世界能通约的音乐语言和音乐技法重新装扮民间音乐的旋律,一方面保留了民间音乐的独特性,另一方面使音乐语言国际化,增强音乐的易解性,从而实现"美人之美,美美与共"的理想。因此,中医音乐治疗里完全可以根据实际情况选择适合的外国音乐以达到治疗效果。

2.3 "中医音乐治疗"之中医学与音乐学的关系

在"中医音乐治疗"的研究中,要正确处理好中医学和音乐学的关系,作为一门交叉学科,并不是简单地理解为"中医学+音乐学",厘清二者之间的差别、梳理相通之处,才能明确该交叉学科的研究对象和研究内容,逐步构建清晰的研究框架和研究体系。中医学是一门兼有科学属性和人文属性的学科,以《黄帝内经》为理论体系,以《伤寒杂病论》为临床范式基础,是至今保存完好的一门中

---

① (匈)巴托克.农民音乐对现代专业音乐的影响[M]//人民音乐出版社,湖北艺术学院作曲系合编.巴托克论文书信选(增订版).北京:人民音乐出版社,1985:46

国传统科学技术,在中华民族的生息繁衍中起到重要作用。音乐学则是人类运用智慧创造性地把原本只具有物理属性的声音编织成具有象征意义的特殊"语言",具有"表达""沟通"和"宣泄"等功能的人文艺术。

中国文化是一个有机生成的整体,如果说中国传统文化是一个"大宇宙",那么中医和音乐便是两个"小宇宙","大宇宙"和"小宇宙"以及"小宇宙"和"小宇宙"之间有着相似的结构和运行规律,能相互呼应、欣然契合。借用道教的周天理论,周天,即圆也,气之运行路径。圆者,即周而复始,连绵不断也。小周天,为小圆;大周天,为大圆。在这里有三层涵义,第一层涵义,"大周天"指大自然和自然规律,而"小周天"就是大自然中繁衍不息的人类,人类的一切活动都符合自然规律,"宇宙"的规律在人类的活动和意识形态中都能体现出来,"小周天"存在于"大周天"的子系统里,遵循着相同的运动规律。第二层涵义,强调文化与人的关系,即人对文化的认识,人是具有内在和谐的"小周天"的,当遇到与外在和谐即"大周天"相应的部分,人的这种内在和谐受到外在和谐的影响,便产生"共鸣",所以人能够理解"美"并能够产生"文化认同"。第三层涵义,揭示了"中国文化""中医""传统音乐"三者关系,见图0-1,图中大圆为中国文化,小圆分别为中医和传统音乐,在中国文化的"大周天"下,两个"小周天"呈现同声相应、同气相求的文化结构,其中重叠的部分就是"中医音乐治疗"的主要研究内容和对象。

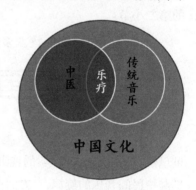

图 0-1　中医音乐治疗所处位置

医学关注人的肉体疾痛,艺术注重人的精神世界,在中国传统文化的大语境下,医学与音乐同根同源,建立在"阴阳五行""天人合一"哲学思想基础上的医理和乐理显示出共同的文化基因,二者极为相似的思维方式如"直觉""意象",表现出同声相应的文化共振,同样深邃的人文关怀如"医乃仁术""仁之实,事亲是也;义之实,从兄是也……乐之实,乐斯二者,乐则生矣",都毫不含糊地指向二者共同的终极目标——以人为本,对人的终极关怀。因此中医音乐治疗的研究和实践需要在传统文化的语境下,以中国传统哲学为纲领,以《黄帝内经》的中医学理论为基础,强调在临床实践中运用中医学特点的辨证施治方法,结合中医治疗手段以及多元化的医疗方式,创造性地使用适合的音乐作品达到心身同治的疗效。

2.4 "文化人类学"的相关概念

本书运用了文化人类学独特的整体论视角、文化多样性理论、跨文化比较来探讨中医音乐治疗这门古老的交叉学科的起源、发展、演变,并挖掘其当代价值,有必要将"文化人类学"及其与本研究相关的"医学人类学""中医人类学"等概念进行梳理。

林惠祥先生认为"文化人类学"是专门研究文化的人类学(Cultural Anthropology),也可称之为社会人类学(Social Anthropology)或民族学(Ethnology),并强调该学科专门研究全人类的原始文化,即文化的起源,但他也提到:"近年来学问界发生两种扩张的趋势:其一是竖的扩张,不以有史时代的几千年为限,更欲上溯荒古的原始时代;又其一是横的扩张,不以一地域一民族为限,而欲综括全世界全人类。……人类学是极能适合现代的趋势与需要……"①他按照研究材料将"文化人类学"分为五个部分:"原始物质文化""原始社会组织""原始宗教""原始艺术"和"原始语言文字"。人类学研究的主要目的,第一,是对人类历史的"还原",人类只有清楚地了解自己的过去,才能理解当下和规划未来,才能让我们的后人得以知晓自己文化的本来面目;第二,探索分析文化原理,如文化为什么有不同的形式? 文化的要素是什么? 社会组织、物质生活、宗教艺术、语言文字的起源及演变的规律如何? 第三,消除文化偏见,促进不同民族之间的对话与交流,推动世界和平。然而,林先生认为研究文化人类学可有利于蛮族的开化和国内民族的同化,这一观点不免带有时代的局限性。

早期的文化人类学以 19 世纪后期的摩尔根(Lewis Henry Morgan)和泰勒(Edward Burnett Tylor)的单线进化论(Unilineal Evolutionism)为代表,认为任何社会都是经过单线条的路径一路演化而来。20 世纪以后,美国的博厄斯(Franz Boas)等人主张历史特殊论(Historical Particularism),并以此反驳摩尔根的进化论观点,以英国的马林诺夫斯基(Bronislaw Malinowski)为代表的功能主义(Functionalism)抛弃了对历史的推测,转而关注研究当下的复杂社会,并认为社会生活中的各种风俗习惯都是为了满足人类的生物需求,"文化整体由功能上相互关联的各部分组成,所以某一部分发生变化,其他部分就会相应变化"②。随着二战的结束,人们开始重新关注文化的变迁及其规律,并出现象征人类学和解释人类学的理论,在特定的文化语境和历史脉络中剖析文化现象。80 年代开

---

① 林惠祥. 文化人类学[M]. 北京:商务印书馆,2016:6
② (美)康拉德·菲利普·科塔克. 文化人类学:欣赏文化差异[M]. 周云水,译. 北京:中国人民大学出版社,2012:81

始,人类学界兴起的后现代思潮使人类学彻底抛弃了殖民主义色彩并开始强烈地自我反思,力图用他文化作为一面镜子来反思和批判现代文明给自身文化带来的后果。当代文化人类学的研究显示出对文化的多样性和差异性给予更多的尊重和认同,不仅趋向于更专门化的领域,而且更多地关注本土文化,认为"他者"的研究和阐释未必比当地人的研究更精准和更有价值。面对全球化发展的世界体系,文化人类学积极探索人类文化多样性的意义,探讨如何欣赏文化的差异,如何保护、传承人类文化的多样性。费孝通先生在晚年提出"多元一体"格局,"'多元一体'的思想也是中国式文化的表现,包含了各美其美和美人之美,要能够从别人和自己不同的东西中发现美的地方,才能真正地美人之美,形成一个发自内心的、感情深处的认识和欣赏……只有这样才能相互容纳,产生凝聚力,做到民族间和国家间的'和而不同'的和平共处、共存共荣的结合"①。就是在中国独特的本土文化中提炼出能对世界发展作出贡献的理论。

　　70 年代末文化人类学界兴起了"应用人类学"的研究,从中发展出"医学人类学"(Medical Anthropology)这一分支。"医学人类学"属于人类学两个维度之一的"应用人类学"范畴,另一个维度是"理论人类学"。应用人类学就是用人类学的方法和理论解决人类族群面临困境和挑战的实际问题。但是医学人类学又兼具理论、应用和实践层面的特征,因此该领域又是一个生物学、医学、文化人类学和社会学的交叉研究领域。医学人类学研究重视医疗体系的实践、患病经历、医学与社会的关系,从跨文化视角出发,研究疾病的多样性,关注不同社会和文化因素对疾病的影响,包括多元化的致病因素和治疗手段,认为非西方医疗文化中的医患关系由于信仰、文化等原因显得更为亲密和信任,医疗手段也更具个性化,更有利于当地患者的康复。随着现代医学模式转变为"生理—心理—社会"模式,一些非西方医疗文化中的对疾病与情感、疾病与社会的因果关系,以及镶嵌在特定历史和文化中的价值观、世界观、自然观研究成为医学人类学关注的对象,"民族医学"这一人类学概念被提出,学者们认为生物医学(西医)不过也就是众多"民族医学"中的一种,并以平等的姿态对众多"民族医学"进行跨文化比较研究。"以文化相对主义审视正常与反常,人类学对于认同、精神健康和心理疾病的观点特别适用于复杂社会;在这样的社会中,人们来自不同民族,有着各自独特的文化、共处和互动形式。受到全球化的强化,多民族的趋同阐明了医疗

---

① 费孝通.文化与文化自觉[M].北京:群言出版社,2016:404

多元化的需求,从而为 21 世纪文化动态发展提供多种相应的治愈模式。"①

正是在人类学的后现代反思和医学人类学尊重传统医学文化的背景下,"中医人类学"这一概念在 20 世纪 80 年代由一批中医文化学者提出,其具有狭义和广义两个概念。广义的"中医人类学"包括"中医文化人类学"与"中医体质人类学",都属于"中医人类学"之下的平行学科;西方的"医学人类学"和"医学文化人类学"这两个概念经常是混用的,因此狭义的"中医人类学"即指"中医文化人类学"。30 多年来由于中外不同领域学者的不懈努力,"中医人类学"从开始的单纯引入国外医学人类学理论概念到逐渐形成具有本土文化特征的学科,逐渐明确了自身的学科定位、内涵与外延,厘清了理论框架、研究领域、研究目标及与近缘学科之间的关系。"中医文化人类学是文化人类学、医学人类学的分支学科,是用文化人类学理论和方法来研究中医的学科,以整体观和相对论为指导,以田野调查为特色学科方法,主要研究不同时空中的中医(包括中医药知识体系和医疗活动、中医相关人群、中医体制等中医药文化方面)及其与社会文化的关系,以比较不同时空下中医的不同形态与共同的本质,以获得对中医(乃至医学、人类文化)更本质的认识。"②

"文化人类学"是一个宏大的"全景式"学科,不同的学者根据不同的兴趣进行微观领域的研究,最后由这些微观领域的研究拼出宏大的图景,最终指向人类的终极关怀。本书研究的中医音乐治疗就是一个微观领域的研究,在文化人类学的语境下,运用医学人类学和中医人类学的理论和研究方法,关注中国传统文化与中医音乐治疗的关系,探讨巫术文化与中医音乐治疗的渊源,分析中医音乐治疗的思维方法和价值观念,揭示中医音乐治疗的美学机制,着眼于西方音乐治疗与中医音乐治疗的比较研究,从中提炼总结中医音乐治疗发展的规律、特点和未来发展的路径,以一种超越传统与现代、西方与东方、本土与全球的视野,尝试将中医音乐治疗全方位、全要素、全流程地纳入人类大健康医学中,"全球化进程几乎影响了我们的地球村中每一个角落的文化变迁动力学。与之相应,我们必须拓宽视野,发展一种使我们能够把文化作为越来越开放的互动系统加以评价的、真正世界性的文化观"③。

---

① (美)威廉 A.哈维兰,哈拉尔德 E. L. 普林斯,邦尼·麦克布莱德等. 文化人类学:人类的挑战[M].陈相超,冯然,等译.北京:机械工业出版社,2014:150

② 严暄暄,何清湖.中医人类学学科元研究再思考——续王续琨教授文并大家商榷[J].广西民族大学学报(哲学社会科学版),2019,41(4):9-16

③ (美)威廉 A.哈维兰,哈拉尔德 E. L. 普林斯,邦尼·麦克布莱德等. 文化人类学:人类的挑战[M].陈相超,冯然,等译.北京:机械工业出版社,2014:42

3 相关研究成果综述

20世纪80年代末和90年代初期,学术界开始探讨并试图构建具有本民族特色的传统音乐治疗、音乐养生的理论框架和治疗模式。在中国知网CNKI学术文献总库中通过对1990—2019年篇名包括传统音乐治疗、五行音乐、音乐养生研究方面的期刊论文及学位论文进行检索,检索到相关论文四百余篇,内容包括文献梳理、理论研究、临床应用、实验研究、医疗民族音乐学研究等,研究领域涉及中医学、心理学、音乐学、人类学等多个学科。由于来自医学界、音乐学界及其他领域学者的共同参与,中医音乐治疗的研究呈现出交叉学科的相互渗透和相互影响的特点,近年来相关的研究论文不仅数量明显增加,而且论文的学术视野也愈加开阔,当然也出现了不同观点的争鸣与探索。

3.1 中医学界的研究

我国对中医音乐治疗的研究始于一批中医学者。90年代初,饶宏孝《乐疗初探》[①],范欣生《试论中医乐疗与养生》[②],开启了音乐治疗与养生的中医理论及中医文献研究,对中医乐疗养生、养性以及调畅情志的作用进行了论述,认为探讨中医乐疗特色以及在养生康复中的重要地位,对发展具有我国民族文化传统的乐疗学和养生康复学,具有重要的意义,并强调在临床实践中运用中医学特点的辨证施治方法。2000年之后,中医学界从文献史料和理论方法作了更深入的研究,赖文《樂藥瘵与五音配五行五脏》[③]通过对"樂藥瘵"三字同源的考证,认为上古人们对音乐与情志及脏气之间的互动关系已有深刻的体验,概括为五音五行五脏理论。余瑾等《律、针刺补泻与中医辨证施乐》[④]强调中医在治疗疾病时,应注重对人体功能状态的调节,维持机体的动态平衡,可根据中医"泻其有余,补其不足"的治疗原则进行辨证施乐,获得"阴阳平复",从而恢复身心健康。李亚飞《同气

① 饶宏孝. 乐疗初探[J]. 辽宁中医杂志,1990(8):10-11

② 范欣生. 试论中医乐疗与养生[J]. 康复与疗养杂志,1992(1):36-40

③ 赖文. 樂藥瘵与五音配五行五脏[J]. 南京中医药大学学报(社会科学版),2000(3):119-122

④ 余瑾,张耀敏,李文颢等. 律、针刺补泻与中医辨证施乐[C]//中国音乐治疗学会. 中国音乐治疗学会第十二届学术交流大会论文集.[出版者不详],2015:95-96

相求：脉学与音乐学会通的思想初探》①以系统的辨证理论体系为视角把人体五脏、五音、五脉普遍联系起来，从"气"的范畴出发，结合五行辨证法、意象思维、阴阳属性等发掘中国传统思维中固有的脉学与音乐学相关联的理论逻辑。

由于学科特点，中医学界出现了大量的音乐治疗、音乐养生的临床应用和实验研究。所涉及的疾病种类有亚健康、精神疾病、神经系统疾病、各类疼痛、恶性肿瘤、心血管病、妇科及儿科疾病等，体现了独具特色的中医理论在医疗实践中的运用，涉及的治疗方法包括五行音乐疗法、音乐气功疗法、音乐穴位电疗法等。如耿元卿博士论文《八段锦和五行音乐对心理亚健康状态干预作用的研究》②，研究结果表明，"八段锦+五行音乐综合干预法"的疗效优于单一方法，具有同时改善躯体亚健康和心理亚健康的作用，这体现了"杂合以治"的养生思想和中医养生法综合调理亚健康的有效性。风美茵博士论文《语言诱导与古琴音乐对原发性失眠症患者疗效的比较研究》③研究发现古琴音乐可使失眠症患者身心进入和谐、安静、放松的状态，有效促进身心和谐、改善失眠，且古琴音乐在心率变异性的低频段所诱发的合一性，进一步促进身心和谐，以及缓解其心理紊乱等症状。张慧敏、刘效巍等《五行音乐治疗阿尔茨海默病精神行为症状的临床研究》④将患者随机分为药物治疗组及音乐治疗组，研究结果表明，药物治疗组与音乐治疗组的精神行为症状与生活能力均有提高，与对照组比较有统计学差异。五行音乐结合药物治疗可改善轻中度阿尔茨海默病患者焦虑等精神行为症状，提高生活能力。

除了期刊以外，郭子光和张子游《中医康复学》⑤、王旭东《中医养生康复学》⑥作为中医院校的教材，在个别章节中总结了中国传统音乐运用于养生康复的历史渊源、理论基础、实施方法等。专著方面，范欣生《音乐疗法》⑦较为系统

---

① 李亚飞.同气相求：脉学与音乐学会通的思想初探[J].南京中医药大学学报（社会科学版），2018，19（1）：25-31
② 耿元卿.八段锦和五行音乐对心理亚健康状态干预作用的研究[D].南京：南京中医药大学，2013
③ 风美茵.语言诱导与古琴音乐对原发性失眠症患者疗效的比较研究[D].北京：中国中医科学院，2013
④ 张慧敏，刘效巍，庞小梅，郭淋，李静雪.五行音乐治疗阿尔茨海默病精神行为症状的临床研究[J].医学与哲学（B），2017，38（3）：64-66
⑤ 郭子光，张子游.中医康复学[M].成都：四川科学技术出版社，1986
⑥ 王旭东.中医养生康复学[M].北京：中国中医药出版社，2004
⑦ 范欣生.音乐疗法[M].北京：中国中医药出版社，2002

地论述了中国传统医学中有关音乐治疗的理论,各种疾病的音乐治疗实施方法,以及各种体质的音乐养生。王旭东《让音乐带给您健康——奇妙的音乐疗法》①作为一本科普读物,用一半以上的篇幅来介绍中医音乐治疗的内容和机制,其中不乏新的观点和方法,如音乐与其他治疗方法的结合、色彩音乐的生理效应等,尤其对音乐胎教、音乐美容的介绍更具特色。

总的来说,中医学界的理论研究注重医史文献的挖掘和历代医案的梳理,强调中医基础理论对音乐治疗及音乐养生的影响,重视中医思维方法即意象思维在音乐治疗中的运用,为构建中国传统音乐治疗理论体系打下了基础。由于积累了丰富的临床经验和病案,中医学界的研究往往将理论和应用密切结合,在临床应用和实验研究中,能有效地将中医基础理论和中医辨证施治的方法运用于音乐治疗的实施过程中。近几年来,中医学界的音乐治疗临床与实验研究明显体现出与现代生物科学研究密切结合的趋势,如林法财博士论文《基于"心身同治"的针刺穴注联合五行音乐疗法治疗 PSD 的临床研究》②。存在的问题在于:由于无法分析音乐作品复杂的调式调性及转调现象,忽视音乐语言和音乐结构传达的美学信息,导致给音乐作品贴上错误的"标签"并开具简单化的"音乐处方",这都是因为对音乐理论缺乏深入理解造成的。

3.2   音乐学界的研究

音乐学界的研究主要集中在音乐治疗学、音乐心理学、民族音乐学和音乐美学等领域。在一些音乐治疗著作的个别章节中介绍了中国传统音乐医疗的历史与理论(普凯元③;张鸿懿④;高天⑤;张刃⑥),张勇的《中国传统音乐治疗理论与方法体系研究》分别从养生取向、心理取向和医疗取向探讨了中国传统音乐治疗的理论和具体方法⑦。

在音乐治疗学领域,有对传统音乐治疗学科建设的思考,也有文献理论梳理和临床试验研究。由于西方音乐治疗在中国逐渐建立起学科体系,促使音乐治

①   王旭东.让音乐带给您健康——奇妙的音乐疗法[M].湖南:湖南科学技术出版社,2016
②   林法财.基于"心身同治"的针刺穴注联合五行音乐疗法治疗 PSD 的临床研究[D].广州:广州中医药大学,2015
③   普凯元.音乐治疗[M].北京:人民音乐出版社,1994
④   张鸿懿.音乐治疗学基础[M].北京:中国电子音像出版社,2000
⑤   高天.音乐治疗学基础理论[M].北京:世界图书出版公司,2007
⑥   张刃.音乐治疗[M].北京:机械工业出版社,2016
⑦   张勇.中国传统音乐治疗理论与方法体系研究[M].北京:人民出版社,2019

疗学界的学者们开始对中国传统音乐治疗的学科发展进行反思,如刘小天、张鸿懿《宽容与借鉴:中医音乐治疗发展的支撑》①借鉴了西方音乐和现代音乐治疗的科学理论,针对中国民族音乐与西方音乐在音乐结构上存在的显著差异找到中医音乐治疗发展停滞的症结,对中医与民族音乐的相互融合及个性化治疗,提供了多元发展的新思路。张勇、张鸿懿《我国历代音乐治疗方法探析》②主要从《黄帝内经》《左传》《吕氏春秋》《史记·乐书》《类经附翼》等古籍文献中,对我国历代音乐治疗方法的演化、发展过程进行了探析,挖掘和弘扬具有中华民族特色的音乐治疗方法。除此之外,音乐治疗学界开始关注中医音乐治疗与其他音乐治疗之间的差异性和具体疗效,宋娜、高天《五行音乐、西洋音乐、流行音乐对应激后经络电流值影响的比较研究》③认为,仅将试验者分为五行音乐实验组和无音乐干预对照组,无法证明五行音乐独特的疗效,该试验结果表明无法证实《黄帝内经》理论的五音五脏对应关系,并且对"五音"的具体内容究竟是五个有固定音高频率的音,还是五个调式,提出了商榷。

音乐心理学领域多注重临床应用和试验研究,马前锋的博士论文《音由心生,乐者药也——个性化音乐治疗的探索性研究》④从心理学、健康学等角度,结合试验研究、调查统计分析以及相关个案,对个性化音乐治疗予以深入系统的探讨,试验研究证实使用个性化音乐有好的效果,尤其是在压力应激效果上反映了身心状态的恢复,而中国传统音乐治疗的方法和理论正是以个性化为基础的。

民族音乐学领域,将着眼点放在民间仪式音乐的医疗功能上,注重对萨满医疗的研究,强调田野调查以及对音乐形态的民族志记录,并以人类学的视角将音乐治疗置于广阔的文化语境之中,用多学科交叉的研究方法逐渐开拓一个新的领域——医疗民族音乐学。如吴珀元《医疗民族音乐学概要》⑤概述了医疗民族音乐学的兴起、研究范围以及中西方的发展现状,为我国的音乐治疗学与民族音乐学的相互融合提供了全新的思路及可行的发展空间。凌嘉穗《乐乎?药乎?——音乐医疗及其"本土性"之思考》⑥提出应该以理性思维的视角关注"音乐治疗""医疗民族音乐学""中医音乐养生",通过对现有音乐医疗不同类

---

① 刘小天,张鸿懿.宽容与借鉴:中医音乐治疗发展的支撑[J].光明中医,2008(10):1441-1442
② 张勇,张鸿懿.我国历代音乐治疗方法探析[J].中国音乐,2014(1):184-187
③ 高天.音乐治疗临床应用研究[M].北京:科学出版社,2015:384-407
④ 马前锋.音由心生,乐者药也——个性化音乐治疗的探索性研究[D].上海:华东师范大学,2008
⑤ 吴珀元.医疗民族音乐学概要[J].音乐研究,2010(6):38-44
⑥ 凌嘉穗.乐乎?药乎?——音乐医疗及其"本土性"之思考[J].歌海,2012(3):19-24

型、不同重点、不同方向之理论研究与具体实践进行观察与分析,归纳出其中的共同特性,探索如何建立起具有中国特色的"本土性"医疗体系。周文照硕士论文《玄乐道炁:道乐养生的音乐人类学研究——以武当山为例》①从客观的角度,一方面梳理道教音乐养生的历史文献,另一方面展开广泛的田野调查,真实地记录当代道教徒的养生认知和养生体验,并结合音乐治疗相关结论试论道乐养生原理。傅聪的博士论文《探寻音乐心理剧中的萨满治疗基因》②选择音乐心理剧与蒙古族萨满治疗仪式作为具体的研究对象,从找寻现代音乐治疗中的萨满治疗基因开始,经过多次的临床实践与田野考察、文献的搜集与整理,深入挖掘这一古老萨满治疗智慧中所蕴含的深刻内涵。

音乐美学领域的研究主要聚焦于历代音乐美学思想中涉及的养生理念和音乐治疗思想,蔡仲德《嵇康〈养生论〉等篇中的音乐美学思想》③认为音乐的本质不在表现感情道德,而在平和而无哀乐,音乐的功用不在以合乎伦理道德的哀乐之情对群体进行政治教化,而在以和谐特性满足个人的审美欲求,以"平和"精神使个体得以养生。张良宝《〈淮南子〉中的音乐养生思想及其当下启示》④通过对《淮南子》中有关音乐声音场域的存在及其与人之关系等内容的梳理,探究其中的音乐养生学思维,揭示其当代价值。

音乐学界的研究,重视音乐本体与音乐形态学的研究,医疗民族音乐学通过田野考察不仅详细记录了医疗过程中的音乐仪式,形成丰富完整的音乐医疗民族志,还强调探究音乐医疗仪式背后的文化意义。此外,音乐学界从音乐美学的角度挖掘梳理了历代音乐美学思想中相关的音乐治疗思想和养生理念,对中医理论中的音乐治疗养生思想起到了很好的补充作用,使得这一跨学科的研究有了共同的理论基础。然而中医学界和音乐学界的学者在研究过程中也有不同的意见,其中争议最大的是关于"五行音乐"的问题。音乐学界提出应该反思过度夸大和神秘化五行音乐治疗的疗效,罗小平《析五音与五脏关系的研究》⑤认为对五行音乐研究的清晰性和准确性不足,理论研究的科学性和实证研究的规律

---

① 周文照.玄乐道炁:道乐养生的音乐人类学研究——以武当山为例[D].武汉:华中师范大学,2013

② 傅聪.探寻音乐心理剧中的萨满治疗基因[D].北京:中国音乐学院,2015

③ 蔡仲德.嵇康《养生论》等篇中的音乐美学思想[J].中央音乐学院学报,1993(2):42-45

④ 张良宝.《淮南子》中的音乐养生思想及其当下启示[J].阜阳师范学院学报(社会科学版),2014(3):105-108

⑤ 罗小平.析五音与五脏关系的研究[J].星海音乐学院学报,2009(3):27-30

性也有待加强。存在的问题主要是：由于对中医基础理论和中医哲学方法认识不够，不可避免地产生脱离"中医语境"的论述和观点，无法理解中医对"阴阳""五行""五脏"等概念的理解和运用，缺乏整体观和辨证论治思维，导致产生了对中医理论的机械的形而下的认识偏差。

3.3　其他领域的研究

除了中医学和音乐学，还有不少学者从宗教、美学以及哲学的角度探讨了传统音乐治疗与养生的问题。古琴家汪铎主编《琴道养生文曲谱集》①主要阐述了受道家文化影响的古琴音乐文化与中医养生的关系，并整理列举了可供养生的古琴音乐曲谱。金学智、陈本源《大乐与天人同和——音乐养生功能简论》②通过征引大量美学、哲学文献，强调中国美学有"乐者乐也"的命题，揭示音乐具有使人怡乐的性质，又具有和谐的品格，它既契合着自然的和谐，又宣畅着人的和谐，因此音乐有利于人的自然生命，具有健身、防病乃至治病的功效。蒲亨强《道教音乐养生功能论略》③从道教文献中梳理出道教思想的音乐养生观，并从道教音乐的音乐本体展开分析，探讨了诵经音声具有养生功能的生理依据，并具体分析了道教仪式"课诵"音乐的养生功能。姜守诚《韵律与生命——〈太平经〉中的音乐治疗观念》④从音乐养生的角度入手，解读和阐释了《太平经》中所蕴含的丰富的早期医学知识，认为《太平经》不仅记载了我国古代最早的道教音乐理论，而且对乐律与人的身心健康的关系给予了相当的重视，反映了汉代医学的理论水平。李春源《儒、释、道琴乐作为养生及音乐治疗的探索》⑤从文献和古代文人美学思想出发，研究儒释道文化对古琴美学的影响，特别是道家思想对古琴音乐养生的关系，并将其作为养生、治未病和音乐治疗的依据。

从宗教、哲学和美学角度进行的研究，将传统音乐治疗与养生置于更加广阔的文化视野下，重视传统文化对音乐和医学的影响及其相互关系的研究。其研究属性可以归为中医文化学的研究范畴，该领域的研究弥补了前两个领域各自

---

①　汪铎.琴道养生文曲谱集[M].北京：中国华侨出版社，2011

②　金学智，陈本源.大乐与天人同和——音乐养生功能简论[J].文艺研究，1998(5)：87-101

③　蒲亨强.道教音乐养生功能论略[J].中国音乐，2003(4)：36-39

④　姜守诚.韵律与生命——《太平经》中的音乐治疗观念[J].锦州医学院学报(社会科学版)，2006(1)：39-41

⑤　李春源.儒释、道琴乐作为养生及音乐治疗的探索("古琴音乐养生疗法"续篇)[C]//中国音乐治疗学会.中国音乐治疗学会第十届学术年会论文集.[出版者不详]，2011：147-156

的不足,用文化构筑起中医与音乐结合的桥梁。

3.4　问题与展望

回顾中医音乐治疗 30 多年的研究,可以发现中医界和音乐界几乎是在同时期开始关注中医理论中的音乐治疗思想,南京中医药大学范欣生教授于 1992 年在《康复与疗养杂志》发表学术论文《试论中医乐疗与养生》,同年上海音乐学院的普凯元也在《医学与哲学》发表了论文《音乐治疗的中医学理论》①,可以说是两个领域学者研究的第一次碰撞。两位学者不约而同地梳理了音乐治疗与养生的中医理论基础,强调了音乐调畅情志的重要功能与中医养生思想的不谋而合,不过两位学者的研究也见出了自己领域的研究特点,前者强调在临床实践中运用中医学特点的辨证施治方法,后者重在分析音乐的形态学特点而造成的对生理、心理的影响。此后,中医学界和音乐学界开始了进一步的交叉研究,中医学长于将理论与临床应用和实验研究结合,其获得的大量具有成功疗效的临床病案又进一步验证了中医理论的音乐治疗思想,并出现关于脉学、脏腑、病机、配伍在音乐治疗中运用的探讨,音乐学界善于通过音乐本体和音乐形态学的分析来揭示音乐的治疗和养生功能,两个不同学科的研究结果都能很好地弥补单一学科研究的不足之处。当下的中医音乐治疗与养生已经开启了多学科、多领域、多角度、多层次、多方法的交叉研究态势,出现了大量来自不同研究领域的硕士、博士论文,使得这门新兴的学科具有更加宽广的视野。在理论研究方面,中医音乐治疗的当代意义和文化价值受到重视,通过对中医音乐治疗理论问题的不断梳理,既解决了一些问题,也抛弃了不合理的问题,进一步厘清了该学科的内涵与外延,为中医音乐治疗理论体系的建立作了充分的准备。在临床和实验研究方面高度关注国内外前沿问题,治疗方案中重视社会背景和患者偏好,提出音乐治疗的伦理问题,聚焦具体的病症并提出干预手段,强调个性化的音乐治疗模式,重视音乐治疗的作用机制研究。

作为交叉学科,由于不同领域的学术相容性较低,在研究过程中不可避免地出现一系列问题,主要表现为:第一,由于学科之间的交叉、重叠,学科研究的边界不清晰且交叉边缘化,导致与其他学科如心理学研究的区分度低,并存在相关研究的重复及资源配置上的浪费;第二,作为一门新兴的交叉学科还缺乏一定的理论深度和系统性,目前大部分的研究还是对于文献的梳理和介绍性文章,中医

---

①　普凯元. 音乐治疗的中医学理论[J]. 医学与哲学,1992(9):25-26

音乐治疗的内涵描述不完善,学科研究的边界不清晰,中医音乐治疗的哲学基础、研究方法、价值意义和文化内涵是什么,还有待进一步探究厘清;第三,研究人员本身的知识结构特点导致了在跨学科研究中的偏差,中医学界由于缺乏音乐实践技能和音乐美学功底,造成对音乐学理论误解和对音乐作品的错误分析,音乐学界不了解中医特有辨证思维、意象思维的运用,导致了对中医思维方法认识的偏颇,比如中医学界的研究运用意象思维的特征,以实际疗效肯定"五音五行五脏"中医理论的合理性,反对的声音基本来自音乐学界,认为中医学界对"五音"的理解有误差,甚至认为"五行音乐"是一个伪命题,而中医学界则认为音乐学界没有形成一个有机的整体哲学观,导致对"五行"认识的机械化;第四,作为一门医学科学,中医音乐治疗的实证研究还不够严谨,缺乏严谨的治疗方案和量化研究,缺乏大量的随机对照研究。

　　面对中医音乐治疗30多年研究的成果和存在的问题,在今后的研究中还可以从以下几个方面继续深入探讨:第一,必须构建起本学科自己的理论体系,以中国传统文化和传统哲学为基石,以中医方法论和中医思维模式为纲领,注重音乐美学和音乐本体分析,加强对中医音乐治疗文化的理论关注;第二,构建平等对话的跨学科研究语境,跨学科的合作使中医音乐治疗有了更广博的视野,在平等的"对话"与"争鸣"中才能更接近"真理";第三,深入挖掘历史文献中的中医音乐治疗思想、观念和实践活动,进一步丰富中医音乐治疗的内涵与形式,梳理巫术音乐治疗、儒道文化中的音乐治疗,以及佛教禅宗思想中音乐治疗与中医文化的关系;第四,借鉴人类文化学的研究方法,进行"他"文化与"我"文化之间的比较研究,把独具民族特色的音乐医疗方式看成特定文化语境下的人的生活方式、健康理念和宇宙意识,反思中医音乐治疗在世界多元文化中的价值和意义,谋求中医音乐治疗的未来发展。

4　研究目标和主要内容

4.1　研究目标

　　本书的研究目标,首先通过分析史料和文献,总结历史规律,进一步深入挖掘、复活传统基因,通过回望传统,关照当下并谋求中医音乐治疗未来的发展。

其次,运用文化人类学的理论建立一个能使不同学科之间相互交流、相互对话的语境,厘清中医音乐治疗的学科性质及其与各个相关学科的关系,促进多学科交叉研究高效开展,使中医音乐治疗在众多学科交叉的网络中找到新的生长点。最后,将西方音乐治疗和中医音乐治疗进行跨文化比较研究,通过文化的"他山之石"更客观地评价自己的文化,超越文化局限和文化制约,寻找中医音乐治疗的本土化理论支持,用国际视野审视本土文化的特殊性及其与他文化的共性,使其成为世界多元音乐医疗文化的一部分。

本书并非中医音乐治疗的临床和实验研究,但运用了临床和实验研究的成果,本书也无意构建一个完整、全面的中医音乐治疗理论体系,实现这一庞大目标需要不同领域的众多学者长期积累、辛勤耕耘。本书的研究若能使该领域的研究朝这个目标更进一步,固然"物有所值",不过也只是供后人继续探索、勇登高峰的一颗铺路石子。

4.2　主要研究内容

"中医音乐治疗"具有多学科交叉的特征,所以研究范围很广,总的来说包括文献研究、历史研究、理论研究、文化研究、临床研究、实验研究、田野调查、传播研究等。从学科的层面看,既包括中医学中有关音乐治疗的文献梳理,古代音乐治疗医案,中医音乐治疗理论与思想,中医音乐治疗的文化研究,中医音乐治疗的临床与实验研究,中医音乐治疗的传播研究;也包括音乐学中古代音乐美学思想、音乐实践中的音乐养生观、健康观和宇宙观,以及当代中国民间运用本民族固有的音乐形态与具有本民族特色的医疗文化进行音乐养生健身的行为,从精英文化到大众文化形成了特有的音乐养生、健身模式研究;还有心理学、社会学、宗教学和哲学中与音乐治疗相关的理论研究和应用研究。

本书作为中医音乐治疗的理论研究和文化研究,主要聚焦于多学科交叉、文化人类学语境下中医音乐治疗的起源、本土化特征和未来发展等问题,分为五个部分:第一部分与第二部分是历史语境的研究,通过回望过去以展望未来;第三部分与第四部分是跨学科语境的研究,通过哲学反思构建跨学科之间的平等对话;第五部分是跨文化语境的研究,在与"他"文化的比较中反思"本土化"与"国际化"问题,指出中医音乐治疗未来发展的格局。具体内容为:第一,巫术文化语境下中医音乐治疗的起源与变迁,通过追溯巫、医、舞的同根同源文化,梳理巫术音乐治疗的历史脉络,阐释巫术音乐治疗的观念表达和文化价值,揭示巫音乐治疗的当代变迁与回归;第二,传统文化语境下中医音乐治疗的文化基因与传承研究,挖掘儒道文化中的中医音乐治疗思想、观念和实践,运用本土视野,揭示本土文化对于世界文化贡献的积极意义;第三,从艺术向度,研究音乐美学语境下中医音乐治疗的审美价值取向,音乐作品的存在方式、音乐的形式与内容对中医音乐治疗的影响及作用,艺术向度的研究决定了中医音乐治疗的上限,追求真善美是生命的最高境界,是天然的生态医学和生命医学;第四,从医学向度,研究中医文化语境下中医音乐治疗的具体内容、价值观念、思维方式、文化内涵和当代价值,以及中医音乐治疗文化与传统音乐文化多层同构的关系,医学向度的研究决定了中医音乐治疗的下限,聚焦人的健康和幸福,凸显人文关怀;第五,在跨文化语境中进行中西音乐治疗的比较研究,揭示中医音乐治疗的本土化特征和优势,以多元文化的视野处理"本土化"与"国际化"关系,谋求中医音乐治疗未来的发展格局。

5　研究思路和研究方法

由于中医音乐治疗的起源历史久远,有关医案和文献相对分散,在当代音乐治疗体系中面对"是否科学"的质疑,加上多学科交叉等特点,若用单一维度的研究便无法突破当下研究的困境,不能揭示中医音乐治疗的本土文化特征和当代价值,更无法在全球化时代给该学科提出合理的定位及未来发展的方向。

本书尝试以"多元"视角从三种不同的语境出发,构建中医音乐治疗的三维立体研究空间,即历史语境空间、跨文化语境空间、跨学科语境空间,见图 0-2。如用三个坐标轴表示中医音乐治疗研究的三维空间,分别是 Y 轴前后运动,代表具有时间跨度的纵向的历史维度语境;X 轴左右运动,代表具有空间跨度的横向的地理维度语境,即跨文化语境;Z 轴上下运动,代表不同学科体系向度的跨学科语境。由不同语境构成的三维立体的研究,其轴心就是文化人类学的理论,该理论使本研究能在回顾历史的同时总结规律谋划未来,在跨文化比较中重新审视本土文化的当代价值,在多学科交叉的研究中打通障碍平等

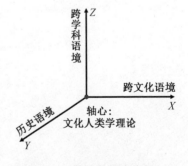

图 0-2　三维立体研究空间

对话，即以文化人类学理论为轴心，以历史空间、跨文化空间和多学科空间为轴坐标，构建"三维立体"的中医音乐治疗研究模式。

就本书具体内容来说，第一部分"巫术文化语境下的中医音乐治疗"和第二部分"传统文化语境下的中医音乐治疗"分别聚焦了中医音乐治疗的起源与变迁、基因与传承，是 Y 轴的时间跨度运动，属于历史语境的研究；第三部分"美学语境下的中医音乐治疗"和第四部分"中医哲学语境下的传统音乐治疗"分别从艺术向度和医学向度研究中医音乐治疗的理论基础、思维方式、审美取向、价值观念及文化意义，是 Z 轴的跨学科向度运动，属于跨学科语境的研究；第五部分"文化比较语境下的中医音乐治疗"用"他文化"作为参照物审视"自文化"，揭示中医音乐治疗在世界多元文化中的当代价值和独特地位，是 X 轴的空间跨度运动，属于跨文化语境的研究。

本书的研究方法主要包括以下三个方面：第一，历史文献研究，梳理中医药历史文献、传统音乐美学历史文献、儒道历史文献以及巫术文化中的音乐治疗思想、观念与案例，通过回望历史来关照当下和展望未来；第二，跨文化比较研究，通过对中医音乐医疗与西方音乐治疗的比较，揭示中医音乐医疗的本土化特征和独特的时代价值；第三，文化分析方法，通过分析中医音乐治疗的哲学基础、价值观念、思维方式和审美取向，探讨中医音乐治疗在全球化、多元化时代的功能价值和文化价值。

第一部分　起源与变迁：
巫术文化语境下的中医音乐治疗

原始巫术孕育了宗教、医学、艺术、科学等学科，巫觋对舞，巫医驱邪，大量文献和文物资料表明，巫祝是一位集自然科学知识、心理卫生知识和音乐表演天赋为一身的智者。巫术这种特殊的音乐治疗方式，渗透进原始人的信仰、行为以及社会生活的方方面面，给予原始人类丰富充实的精神活动以及战胜物质生活艰难匮乏的力量与信念。马林诺夫斯基认为巫术有广义和狭义之分，狭义的巫术指巫师所作的法术，广义的巫术是人类蒙昧时期普遍具有的对自然界的信仰以及以此为基础的涉及社会生活各方面的行为，"在这领域中欲发生一种具有实用目的的特殊仪式活动，在人类学中综称作'巫术'"①。巫术音乐治疗也可以分为狭义和广义，狭义的巫术音乐治疗是指综合运用音乐舞蹈及特定的音乐仪式等来获得类似"通神"的强大力量，以此祈求健康或驱赶"蛊毒"，达到治疗生理疾病和心理疾病的目的；广义的巫术音乐治疗是一种具有生态医学观念的生活方式，通过跌宕起伏的踏歌狂舞进行情感的宣泄、表达以及与社会族群的沟通，运用艺术在特定文化语境内的符号象征性，尝试调节自然生态、社会生态以及心理生态的平衡。无论是狭义的还是广义的巫术音乐治疗，都充分追求人的主动性，渴望战胜自然、避免灾害，强调"娱人""娱己"，表现出一种关注生存环境、重视养生长寿的生命观。

目前学界的研究主要立足民族音乐学的理论和方法，开展田野调查进行个案分析并撰写民族志，如傅聪博士论文《探寻音乐心理剧中的萨满治疗基因——以科尔沁蒙古族萨满治疗仪式为例》②和吴珀元博士论文《声音与医疗——以傣族、汉族、蒙古族的个案为例》③；还有对巫术音乐治疗机制的研究，如萧梅教授的《音乐与

---

① （英）马林诺夫斯基. 文化论［M］. 费孝通，译. 北京：中国民间文艺出版社，1987：48
② 傅聪. 探寻音乐心理剧中的萨满治疗基因［D］. 北京：中国音乐学院，2015
③ 吴珀元. 声音与医疗［D］. 上海：上海音乐学院，2016

迷幻》①尝试将生物学水平的实验性探讨和社会文化角度的考察相结合,揭示巫术音乐通过使人"出神""迷幻"改变人的意识和情绪。这些研究是以"他者"的眼光聚焦于当代少数民族的音乐治疗仪式,即狭义的巫术音乐治疗,本书意在拓宽研究对象的时间和空间维度,即研究对象为中国古代及近代、狭义和广义的巫术音乐治疗,立足于文化自觉的理念,尝试跨越文化人类学研究中"局内人"与"局外人"二元对立的研究角色定位,并不试图从地方性文化中推导出全人类共通的认知语法和文化整体观,而是通过"本土视野"来解释本土巫术音乐治疗的象征体系对中国人的健康观、生命观和世界观的独特表达及其文化价值。这里的本土视野不仅仅是指本土化、中国化,还有以西方的研究方法、观念和理论为工具,挖掘对世界文化具有积极贡献的本土文化,通过现代语言与西方科学积极对话,从中抓住有益的能通约的部分推动全人类健康的发展。这是面向国际化的本土化,是探讨如何把本土的优秀文化演变为可供全世界共享的知识。

1　舞、医、巫同源

根据我国古代文献有关记载,音乐的起源是个多元的观念,如"摹仿说""劳动说""情感说""娱乐说""巫术说"等,其中"巫术说"可以认为是音乐和其他艺术起源的一个非常重要的组成部分,其内涵就是在原始人类与自然环境的斗争和艰难生存中,艺术作为一种能帮助人们战胜苦难、抚慰心灵的信仰和精神力量而产生。人们在这一时期常用当时艺术的最高形式——音乐、诗歌、舞蹈三位一体的"乐舞"来表示他们对自然力、祖先以及"图腾"的崇拜,他们相信乐舞会有一种超自然的力量。

商殷的巫,与史、卜、贞等同掌占卜的职务,即"卜筮",能替鬼神说话,"卜筮"的吉凶能决定行动与否并影响国家的政治与国王的行动。占卜、祭祀时,巫常要唱歌跳舞来配合,所以巫也是商殷精通音乐与舞蹈的人。"楚声尚巫,起源甚古。"②楚人的巫与舞是密不可分的。楚人巫舞,是在与诸神沟通之时,巫戴着面具,以夸大的肢体动作,通过舞蹈等形式来请神、敬神、娱神,传达一种天人交

---

①　萧梅.音乐与迷幻[J].民族艺术,2013(3):29-37,62
②　中国艺术研究院音乐研究所《中国音乐词典》编辑部.中国音乐词典[Z].北京:人民音乐出版社,1985:53

流的信息。神下降后，会将意志转托于巫，身巫而心神。屈原在《九歌》中描写的"巫舞"是"偃蹇"和"连蜷"，特点一是长袖二是弯体。可以想象，长冠垂缨、长袍露足、长袖高拂的巫舞该是多诡异浪漫。直至现代民间舞蹈中，也大量留存着巫术的印记，《羌族简史》论述该民族的舞蹈："'跳皮鼓'实际上是巫师作法时所跳的一种宗教舞蹈。它伴随鼓声动作敏捷、矫健、激烈，节奏明快，烘托出一种热烈紧张的气氛。"①

"巫"是那个时代的专业舞蹈家，被看作具有超自然能力、能沟通"人"与"神"的人，同时拥有较多的自然科学知识。《灵枢·贼风》肯定了"巫"的医学知识："先巫者，因知百病之胜，先知其病之所生者，可祝而已也。"②《山海经·大荒西经》记载："大荒之中……有灵山，巫咸、巫即、巫盼、巫彭、巫姑、巫真、巫礼、巫抵、巫谢、巫罗十巫，从此升降，百药爰在。"③汉字"医"古为"醫"，又写作"毉"，下面是巫字，无论从文献还是词源上都能找到大量"巫医同源"的证据。如《管子·权修》曰："上恃龟筮，好用巫毉，则鬼神骤祟。"④杨雄的《太玄经·玄数篇》则有"为毉为巫祝"之说。《集韵》视"毉"为"醫"，《广韵》把"毉"当作"醫"的重文，《康熙字典》收录此字，认为它"与醫同"。唐代王冰《素问注》阐述了"祝由"治病的方法，主要是祝由发挥其独特的超自然能力与神明沟通，通过祈求神明而获得健康和安宁的庇护，日本的丹波元简在《素问识》中对祝由的解释亦采用了王冰的注解："祝说病由，盖亦取义于祝说神明也。"⑤《史记》亦记载了用祝由术向神明祈祷以治疗疾病之事："初成王少时病，周公乃自揃其蚤沈之河，以祝于神曰……成王病有瘳。"⑥马王堆汉墓出土的《五十二病方》记载了巫医即祝由治病的方法30条，涉及13个病症。在中华文化中，巫还是对远古南方苗、黎族掌管文化的人的称呼，而北方炎、黄族掌管文化的人则叫史（官）。巫善治疾病与歌舞，代鬼神发言用筮法；史善记人事，观天象与熟悉旧典，代鬼神发言从卜法。⑦ 巫医之医以被除致病之邪祟为首务，其中虽杂以使用民间积累的医药知识，但心理治疗起着很重要的作用。这就决定了巫医治病的方式往往合祭享祷

---

① 《羌族简史》编写组.羌族简史[M].成都：四川民族出版社，1986：121
② （宋）史崧.灵枢经[M].长春：时代文艺出版社，2008：165
③ （汉）刘歆编，陈默译注.山海经[M].长春：吉林美术出版社，2016：237
④ 李山.管子[M].北京：中华书局，2009：30
⑤ 赵金龙，康铁君.中医祝由的发展与现实意义[J].天津中医药大学学报，2009，28（1）：6-8
⑥ （汉）司马迁著，韩兆琦评注.史记[M].长沙：岳麓书社，2016：496
⑦ 邱鸿钟.医学与人类文化[M].广州：广东高等教育出版社，2004.50

禳、歌呼舞乐、砭药洒涤、催眠暗示于一体。①

《吕氏春秋·仲夏纪·古乐篇》记载："昔古朱襄氏之治天下也,多风而阳气蓄积,万物解散,果实不成,故士达作为五弦瑟以来阴气,以定群生。"②远古时期的先民用音乐来平衡阴阳、调理健康,是远古历史上音乐思想中最早体现出来的中医学理论,当然最初这种带有祈求健康性质的乐舞是以巫术的形式出现的。此外,众多文献记载的"禹步",既被看作是巫术仪式的步伐,同时也是具有健身效果的舞蹈。《太平御览·卷八十二·皇王部》:"古者,龙门未辟,吕梁未凿,禹于是疏河决江,十年不窥其家。生偏枯之病,步不相过,人曰禹步。"③《太平御览》的记载认为"禹步"是大禹治水因劳成疾半身不遂而导致的"步不相过"。因为大禹是圣人,当时的巫师认为这种步伐具有不惧鬼神猛兽的神力,便在作法时效仿其"禹步"。《法言·重黎》李轨注:"治水土,涉山川,病足,故行跛也。禹自圣人,是以鬼神、猛兽、蜂虿、蛇虺莫之螫耳,而俗巫多效禹步。"④进而"禹步"发展成为可以用来治病驱邪的巫术舞蹈,如马王堆出土的西汉医学帛书《五十二病方》中记载运用"禹步""祝辞""咒鬼",用来治疗尤(疣)、肠(癫)、痈等疾病⑤,《普济方》卷二《养生方·疾行方》中也记载了古人用"禹步"的动作来预防因长途跋涉而产生的脚痛。⑥

从"巫舞同源"到"巫医同源",由此可将远古医学和远古音乐之间划上一个间接的等号,"医"与"舞"(乐)通过"巫"在蛮荒的远古时代接通,"巫"成为传统医学与传统音乐共同的文化源头,从这个意义上来讲,二者都是通过产生强大的精神力量和心理暗示对人起作用。音乐与医学从诞生的时候起,就有着共同的价值和功能,尽管手段不同、方式不同,但都是用自己的力量在调和着人与人、人与自然、人与社会之间的矛盾,只是这些还都被包裹在"巫"这个神秘的外衣之下。巫文化在中国是一个连续的未曾中断的文明,中医学的许多重要观念,如自然观(元气论)、天人观(整体观)、形神观等,以及一些重要理论学说,如阴阳五行、经络藏象、运气学说等,都有着明白无误的巫术源头,中医学中的许多疑团、理论争论中的许多悬案,诸如五脏配五行、三阴三阳、左右升降等,也必须结合历

---

① 赖文.樂藥癥与五音配五行五脏[J].南京中医药大学学报(社会科学版),2000(8):119

② 许维遹,梁运华.吕氏春秋集释[M].北京:中华书局,2018:118

③ (宋)李昉.太平御览[M].石家庄:河北教育出版社,1994:703

④ 汪荣宝.法言义疏[M].上海:上海书店,1987:317

⑤ 刘玉堂,贾海燕.马王堆帛书《五十二病方·祛疣》所涉之巫术与民俗[J].中南民族大学学报(人文社会科学版),2009,29(1):173-176

⑥ 孙占宇.简帛日书所见早期数术考述[J].湖南大学学报(社会科学版),2011,25(2):28-33

史,结合巫史文化背景,才能作出进一层的解析或释疑。① 因此把巫术音乐治疗纳入广义的中医音乐治疗研究中,不仅有助于厘清中医音乐治疗起源的文化背景,拓展中医音乐治疗研究的时间和空间维度,还能对当下学界争议颇多的"五行音乐治疗"等问题提供巫术文化和历史语境的解读。

2 巫术音乐治疗的文化功能

2.1 反抗厌胜型的巫术音乐治疗

"反抗巫术(Antipathetic Magic)是以反抗律(Principle of Antipathy)原则确立的,即巫术中使用的物品及驱邪者,对巫师欲反对的对象具有明显的反抗性质。"②所谓"厌胜"是古时人们认为运用咒语或某些特殊的仪式、物件便能制服特定的人或物,《汉书·王莽传》:"莽亲之南郊,铸作威斗。威斗者,以五石铜为之,若北斗,长二尺五寸,欲以厌胜众兵。"③《辍耕录·卷一》:"塞上有一山,形势雄伟,金人望气者谓此山有王气,非我之利。金人谋欲厌胜之。"④为避邪祈福而制造的厌胜物,可供佩带赏玩,驱逐邪魅、求取吉祥。具体在巫术音乐治疗中,表现为使用惊心动魄的打击乐器、粗犷豪放的舞蹈动作、悠扬婉转的念咒放歌,来驱鬼去病,控制自然气候,保护生命健康与安全。

以下四则文献分别记载了明清时期广东、湖南、四川民间百姓患病之后,不请医而请巫来鸣金歌舞以驱鬼去病的常见情形。祝允明撰《正德兴宁县志》:"(当地人)病鲜服药,信巫觋,鸣锣吹角,咒鬼令安适,名曰'跳茅山'。"⑤《百粤风土记》:"粤人淫祀而上鬼,病不服药,日事祈祷。视贫富为丰杀,延巫鸣钟铙,跳跃歌舞,结幡焚楮,酾酒椎牛,日夕不休。"⑥徐珂《清稗类钞》方伎类"司公撞锣":"湘俗患病之家,延巫至家祈祷,吹螺鸣金,口中喃喃作辞。传言其辞出于

---

① 何裕民.关于中医与巫文化关系的断想——《走出巫术丛林的中医》写后随笔[J].医学与哲学,1994(9):30-32

② 高国藩.巫术通史[M].南京:凤凰出版社,2016:90

③ (汉)班固.汉书[M].北京:中华书局,1999:3046

④ (明)陶宗仪.辍耕录[M]//景印文渊阁四库全书.子部·第1040册.台北:台湾商务印书馆,1986:423

⑤ (明)祝允明.正德兴宁县志[M].明正德十一年(1516)手钞本

⑥ (明)谢肇淛.百粤风土记[M].清郑氏注韩居抄本

远古,率含骚些之遗声,名曰马脚,俗谓之司公撞锣。至夕,扛神至各处,金鼓喧阗,奔走狂若,名之曰打猖。"①《合州志》记载四川江津地区:"病则请巫至家,悬像于庭,不忌酒荤,鼓锣喧闹,足蹈手舞,尽夜而罢,率以为常,惟秉礼家不尚其俗。"②这几个巫术疗法的特点,其一是运用发出不规则乐音的打击乐器和发音分贝很大的吹打乐器,出现的乐器有"锣""角""钟""铙""锣""金""鼓"等,在这些热火朝天的吹打乐伴奏下必定出现的是酣畅淋漓、豪迈奔放的歌舞,是一番"鼓锣喧闹""奔走狂若"的情形。这一特点体现了反抗厌胜巫术的思维,用振聋发聩的乐声压制致病因素如"鬼神"之类。第二个特点是医疗比重较小,也许是明清时期巫医职能分离比较彻底后的情况,但也可能是因为病情较轻,所以"病鲜服药""病不服药",而只需"鸣锣吹角""日事祈祷"便能祛除疾病,但更有可能的是由于当时有限的医疗条件,人们面对许多无法治愈的疾病,"医无效",便只能"请巫至家"使患者和家人获得希望与慰藉。音乐在反抗厌胜巫术中独特的象征意义和善于营造氛围、煽动情绪的特点被巫师们捕捉到,使得巫医在民间得以继续以歌舞鸣金的形式存在。

一些具有一定医学知识的巫医把音乐作为辅助仪式,从而提高治疗效果。如《听雨轩笔记·卷一》"杂记"记载了清代一则岭南巫医对外科伤病的治疗:"小仆崔升者,本城人,一日于楼头凭栏徒倚,讵阑干外实而中虚,从空倒坠于阶石之上,头碎胸裂,一息奄然,予以为必死矣。遂给以药资,令其父负回,未及旬而崔升仍进署执役,骇问其速愈之故,曰:请巫师化水耳。其法:以五色纸书符其上,口诵咒,而旁人鸣钲鼓助之,演法良久,焚符于水碗中,以饮病者,血即顿止,次日结痂矣。予视其头破处,仅如红线一缕,胸前癗如钱大,饮食行动如常初,无疾苦也。"③文中崔升因坠楼而伤,为其治病的巫医使用的"诵咒焚符"是巫术的形式,"旁人鸣钲鼓助之"是为了营造巫术医疗的神秘氛围,一定程度上激发了病人战胜病痛的勇气和信心。在这里打击乐器用节奏制造的气氛是产生治疗效果的关键部分,与人体心跳和脉搏同步的节奏被看作是和谐的具有美感的音乐律动,但疾病往往是由于人体的正常平衡被打破,因此在治疗过程中就需要人为的更加复杂和多元的节奏来助之建立新的平衡,如此导致体内微循环即生理意

①　(清)徐珂.清稗类钞[M].北京:中华书局,1984:4562

②　(清)费兆钺,(清)程业.合州志[M].北京:北京图书馆出版社,1991:199

③　(清)钱泳,黄汉,尹元炜等.笔记小说大观·第二十五册·听雨轩笔记[M].扬州:江苏广陵古籍刻印社,1983:324

义上的变化,进而产生心理和情绪的改变,于是音乐节奏带来的生理和心理变化便能反过来进一步催生巫术治疗的机制与效果。

古代医家在行医过程中也曾自觉和不自觉地运用反抗厌胜原则的巫术音乐治疗,《辽史·耶律敌鲁传》记载:"敌鲁精于医,察形色即知病源,虽不诊候,有十全功。统和初为大丞相韩德让所荐,官至节度使。初,枢密使耶律斜轸妻有沉疴,易数医不能治。敌鲁视之曰:心有蓄热,非药石能及,当以'意疗',因其聪,聒之使狂,用泄其毒则可。于是令大击钲鼓于前,翌日果狂,叫呼怒骂,力极而止,遂愈。"①契丹族医生耶律敌鲁,治疗宰相夫人的怪病,诊断病因为"心有蓄热",用"大击钲鼓"的"意疗"使"泄其毒",具有厌胜巫术的特点,即使用震耳欲聋的鼓声来对抗"蓄热"。当然这则医案不仅运用了巫术治疗原则,还体现了中医学阴阳平衡思维的"阳极而阴"原理,本书将在后一个章节详述。按《苏州府志》:陈光远,不知何许人。成化中侨居安亭望仙墩,医术神异。所善客子死痘,携槥将之野,道遇光远,视之曰:而子不死,吾当活之。取沙遍壅其体,命众罗击钲铙之属,观者如堵,以为诞也。有顷,儿忽动,旋活矣。客问所以,曰:儿所苦水痘,无力自达,得土气,乃疏金为水,母鸣则应而出矣。② 意思是说,明代医生陈光远,路遇昏迷厥死的小儿,陈光远认为是水痘,将小儿卧于沙中,命众人敲击两种古代行军的金属打击乐器"钲""铙",在巨大的声响中不久果然小儿苏醒。由中医五行学说的原理可解释为:土→金→水依次相生,土(母)能生金(子),金(母)能生水(子),所以,让小儿卧于沙土中以得到土气,再通过金属乐器的声音振动,使金气疏通,金旺可生水,金为水之母,金响则水痘应声而出,若用现代音乐治疗学的理论又可解释为"声波震动"治疗原理,但从巫术文化的语境来看,这个病案无疑就是反抗厌胜巫术思想的运用。

除了文中提到的驱魔除病的鸣金打锣仪式外,妇女生产时由亲友、产婆或巫师念唱的咒语,为阻止婴儿半夜啼哭不已而唱的歌谣型咒语,都是反抗厌胜型的巫术音乐治疗,属于狭义的巫术音乐治疗范畴。此外还有调节自然、控制天气的反抗厌胜巫术,用音乐舞蹈呼风唤雨、灭除天灾、祈盼丰收,进而获得社会安宁、身心健康,是广义的巫术音乐治疗。马林诺夫斯基认为巫术的功能之一是满足个人机体的需要,"巫术可以增加自信,发展道德习惯,并且使人对于难题抱着积极应对的乐观信心与态度,于是即处危难关头,亦能保持或重作个性及人格的

---

① （元）脱脱等. 辽史［M］. 北京：中华书局,1974：1477

② （清）陈梦雷. 古今图书集成：医部全录·卷五百十一［M］. 北京：人民卫生出版社,1991：280

调整"①。用历史的眼光回到巫术文化的语境下,反抗厌胜型的巫术音乐治疗是人类运用自己的力量和艺术的魅力试图掌控命运、谋求幸福生活,其敢于反抗鬼魅邪恶、创造性地运用艺术的手段,具有充分发挥人的主动性和推动社会发展的积极意义。

2.2　宗教祭祀型的巫术音乐治疗

尽管宗教与巫术不同,宗教用形而上学创造一整套价值体系的观念以达到一神或多神信仰的目的,巫术则是为达到生活中具体的目标而进行的具有实用价值的操作技艺,但在许多宗教信仰的文化中都能见到巫术的痕迹,罗马天主教的神父就使用巫术来求雨、治病和驱虫,杜甫也有《南池》诗曰:"南有汉王祠,终朝走巫祝。歌舞散灵衣,荒哉旧风俗。"②尤其在民间,巫术与宗教仪式混杂的现象是非常常见的,因为无论科学发展到何种程度,总有些事物超出人类知识所能掌握的范围,巫术与宗教一样都具有抚慰情绪、控制焦虑、解释自然现象,甚至帮助人们达到目标等作用。

明清时期《两种海道针经·顺风相送·谨请》记载了民间祭祀天妃等道教神灵的祝文,具有歌谣型咒语特征:"五更起来鸡报晓,请卜娘妈来梳妆。梳了真妆缚了髻,梳了倒髻成琉璃。身穿罗裙十八幅,幅幅绸绸香麝香。举起凉伞盖娘妈,娘妈骑马出游香。东去行香香人请,北去行香人来迎。去时金钗插鬓边,到来银花插殿前。愿降临来真显赫,弟子一心专拜请。湄洲娘妈降临来。急急如律令。"③"湄洲娘妈"即天妃,中国四大群岛东沙群岛、西沙群岛、中沙群岛、南沙群岛,以及台湾岛等地区为了祈保平安,施法念咒,临江酹酒,祈求天妃保驾护航。人们意识到自身无法控制风雨、天气、洋流,航海是一类危险而充满意外的活动时,便转而求助于巫术仪式,一方面减轻自己的压力,缓解周围人的焦虑,获得一定程度的心理健康的治疗,另一方面也用特定的仪式和咒语营造了一个假象,即某个特定的神灵将会运用超自然的力量来控制自然气候等各种因素,以达到安全出航的目的,给予族群战胜自然、在困境中生存的信心,有利于社会生产秩序的稳定。天妃崇拜对中国航海事业的发展有积极意义,歌谣型咒语又使这

---

①　(英)马林诺夫斯基.文化论[M].费孝通译.北京:中国民间文艺出版社,1987:73

②　(清)彭定求等编纂,中华书局编辑部点校.全唐诗·卷二百二十[M].北京:中华书局,1960:2323

③　向达校注.两种海道针经[M].北京:中华书局,1961:48

一古老的巫术仪式代代相传，成为民间艺术和民间风俗。

同样属于运用巫术仪式的民间宗教还有明清时期广州一带供奉生育之神"金花夫人"的风俗。每年在供奉"金花夫人"的金花庙一带会建起八音歌台，画舫笙歌，热闹非凡，人们歌舞奏乐，以祈祷获得子嗣、代代生息繁衍。《中华全国风俗志·下篇卷七·广州之金花夫人》记载："广东金花夫人庙最多。其说不一，或曰金花神之讳也，本巫女，五月观竞渡，溺于湖，尸旁有香木偶，宛肖神像，因礼之月泉侧，名其湖曰仙湖。或曰：神本处女，有巡按夫人方娩，数日不下，几殆，梦神告曰：请金花女至则产矣。密访得之，甫至署，果诞子，由此无敢婚神者，神羞之，遂投湖死，粤人肖像以祀，呼金花小娘。后以能佑人生子不当在处女之列，故改称夫人云。神诞为四月十七日，画舫笙歌，祷赛极盛云。"①金花夫人原为女巫，除了保佑生育之外，也有跳舞治病的习俗，正如马林诺夫斯基所言："巫术应用最广的地方，也许就在人们忧乐所系的康健上，在初民社会中几乎一切有关于疾病的事都是靠巫术的。"②而在这些治病巫术的展现形式上，又几乎离不开音乐与舞蹈。清屈大均撰《广东新语·卷六·金华夫人》记载："广州多有金华夫人（即金花夫人）祠。夫人字金华，少为女巫……祈子往往有验。妇女有谣云：'祈子金华，多得白花，三年两朵，离离成果。'越俗今无女巫，惟阳春有之。然亦自为女巫，不为人作女巫也。盖妇女病辄跳神，愈则以身为赛。垂髫盛色，缠结非常。头戴鸟毛之冠，缀以璎珞。一舞一歌，回环婉转，观者无不称艳。"③

明清时期民间和宫廷都热衷于跳神的宗教祭祀风俗，《永宪录·卷一》记载康熙六十一年："春三月丙戌朔，上回宫跳神。跳神，国制也。凡远出者回，必享牲酬神，病愈亦然。"④跳神仪式非常隆重，除了必不可少的供奉神灵、设龛和食宿，音乐舞蹈便是仪式中最重要的内容。清昭梿撰《啸亭杂录·卷九·满洲跳神仪》云："巫人用女使。吉服舞刀，祝词曰'敬献糕饵，以祈康年'诸词。主人跪击神版，诸护卫击神版及弹弦、筝、月琴以和之，其声呜呜可听。巫者歌毕念祝词，主人敬聆毕，叩首，兴。"⑤这一类具有仪式功能或心理暗示功能的音乐治疗，为治疗场域营造神秘氛围，构建特定的心理态势，以达到"通神"的目的，对病患产生积极的影响，因而原始部落的巫师往往无法将音乐、舞蹈和仪式分开，音乐

---

① 胡朴安.中华全国风俗志[M].上海：上海文艺出版社,1988：24
② （英）马林诺夫斯基.文化论[M].费孝通译.北京：中国民间文艺出版社,1987：50
③ （明）屈大均.广东新语[M].北京：中华书局,1985：215
④ （清）萧奭撰,朱南铣点校.清代史料笔记·永宪录[M].北京：中华书局,1959：15
⑤ （清）昭梿撰,何英芳点校.啸亭杂录[M].北京：中华书局,1980：279

的重要作用在于充分放大神秘的氛围,并使这一仪式更加社会化。从医学人类学的视角去看,"疾病"的定义及其病因在不同的文化中有不同的阐释,社会认同和族群认同,是萨满巫师赖以治疗疾病改变患者状态的根基,萨满医疗仪式中持续数个小时的歌舞呼喊,唱诵起伏,出神癫狂,都是巫师努力用自己出众的技能证实自己具有超自然的力量,只有被治疗的病人及他们所属的族群一致坚信巫师具有超自然的能力,能用高明有效的手段改变气候、控制动物、治愈疾病甚至预测未来,萨满医疗仪式才会产生效用。对疾病进行文化诊断,按照文化信仰来治疗疾病,并不是萨满医疗独有的方式,现代西方医疗体系中的"安慰剂"效应和萨满医疗一样,其产生治疗效果的原因是对治疗的期待而不一定是治疗本身的作用。值得注意的是,这一时期的民间萨满医疗不仅运用了音乐、舞蹈、戏剧等综合艺术的形式,表演水平达到相当高的程度,还展现出对于疾病和生命观的客观理性的态度,明确表示医疗仪式可以使疾病"小愈",却无法"必其不死"。清代西清撰《黑龙江外记·卷六》:"伊彻满洲病,亦请萨玛跳神,而请札林一人为之相。札林,唱神歌者也。祭以羊鲤用腥。萨玛降神,亦击鼓。神来则萨玛无本色,如老虎神来狰狞,妈妈神来噢咻,姑娘神来腼腆,各因所凭而肖之。然后札林跪陈祈神救命意。萨玛则啜羊血嚼鲤,执刀枪叉,挺即病者腹上,指画而默诵之。病亦小愈,然不能必其不死。"①

西藏喇嘛在当地的巫术活动中,充当着巫师和巫医的身份,在当地的模仿巫术"驱傩"中,喇嘛们头戴面具装神扮鬼,跳舞奏乐,进行气势磅礴的祭祀活动。清《西藏志·卷二》记载:"二月三十日,布达拉悬挂大佛,其佛像系五色缎堆成,自布达拉第五层垂至山脚,长约三十丈。将大召中所有宝玩、金珠、器皿陈列。喇嘛装束神鬼诸妖、各番国人物、牛虎象等兽,转召三次,至布达拉大佛前各跳舞歌唱。如此一半月间始散。乃其地之春戏,神鬼人兽等,衣着颇极巧华丽,其宝玩无穷。六月三十日,别蚌寺、色拉寺挂大佛,亦装神鬼等类。垂仲下神,番民男女并皆华服艳装,或歌或唱,翻杆子、跌打各种跳舞,亦二寺之大会也。"②"垂仲"即是西藏的巫师或道士之类,此段记载中既出现"喇嘛"又出现"垂仲",二者虽然有着身份的不同,但都通过唱歌跳舞施行巫术仪式,并且喇嘛还承担了巫医为病人歌唱驱病的职能。清《西藏见闻录·卷下》记载:"医卜,蕃呼医曰'恶木气',亦知胗(诊)视辨症,用药多系丸散,或针灸,讲论穴道,颇亦详细。惜俗不重医而信巫,风寒伤感,动云命运衰低,冲犯神鬼,必延喇嘛诵经,或唱佛歌而禳之,或向垂仲以叩问吉凶。迨至

① (清)西清.黑龙江外记八卷[M].清光绪桐庐袁氏渐西村舍刻本
② (清)允礼.(乾隆)西藏志[M].清抄本

日延一日,病入膏肓,而佛不为之救,然后求救于医,虽有卢扁不能治矣。"①另外《西藏新志·中卷》记载医卜风俗道:"凡土人有病,重则医治,轻则涂酥油于全体,而曝于日中。若天阴雨,以绒覆病者,烧柏叶而熏其烟。医者诊病者之脉,一时并诊左右手。其药……有产于西藏,或购自外国者,不炮制,皆用丸散。凡罹疾病时,不拘病之轻重,及医治与否,必招喇嘛僧为之诵经,或使垂仲为之祈祷,又或使童男女为之唱佛歌,以退病魔。三者必用其一。"②从这两个记载首先可以看出,巫、医分离后有明确的分工,医者为病患诊脉、针灸、用丸药,在巫术治疗过程中,巫者为病患诵经、唱歌、占卜、祈祷等,音乐是必不可少的环节。其次可以看出,喇嘛、垂仲虽然都承担了巫医的职能,但由于西藏的佛教信仰,喇嘛的地位和重要性显然要高于垂仲,如"必延喇嘛""必招喇嘛",且喇嘛都是负责诵经或唱佛歌等与宗教信仰相关的仪式,垂仲则只是"叩问吉凶"和"为之祈祷"。

宗教与巫术在历史上经历了很长时间交织在一起,直到现在部分民间宗教还在以各种巫术思维和巫技操作仪式的特点继续影响着民众的生活、习俗。但是和宗教信仰的多样性、多元化和复杂性相比,巫术信仰因为其更原始的文化思维特点,呈现出人类文化的普遍性、单一性和趋同性,"当宗教体系不仅在不同国家而且在同一国家的不同时代都有所不同之时,交感巫术体系的原则和实践在任何时候、任何地方都保持了实质上的相似"③。巫术信仰具有宗教信仰所没有的跨文化功能,因此,巫术治疗就有了跨文化、跨区域、跨时间传播发展的可能性,再加上音乐语言本身所具有的抽象性和表达性特点,赋予巫术音乐治疗更大的时间和空间运用范围,不仅在当代疾病的治疗中可以使用巫术的操作活动和思维机制,在医疗技术跨文化传播中也可以结合当地文化信仰大胆运用。

2.3　养生娱乐型的巫术音乐治疗

《韩非子·显学》:"今巫祝之祝人曰:'使若千秋万秋。'千秋万岁之声聒耳,而一日之寿无征于人,此人所以简巫祝也。"④巫师在特定的巫术仪式上通过歌唱舞蹈和演奏乐器等进行占卜祷告,以祈求风雨调达、健康长寿,虽不一定以治病为目的,但具有民间风俗的地方传承和自娱自乐的特点,可以算是以养生娱乐为目的的巫术音乐治疗。《朝野金载·卷三》记载:"浮休子张鷟为德州平昌令,

---

① (清)萧腾麟.西藏见闻录二卷[M].清抄本
② (清)许光世、蔡晋成.西藏新志·中卷[M].上海自治编辑社印,清宣统三年(1911)铅印本
③ (英)J.G.弗雷泽.金枝[M].汪培基,等译.北京:商务印书馆,2015:99
④ (清)王先慎集解,姜俊俊校点.韩非子[M].上海:上海古籍出版社,2015:560

大旱,郡符下,令以师婆、师僧祈之。二十余日无效。浮休子乃推土龙倒,其夜雨足。江淮南好鬼,多邪俗,病即祀之,无医人。浮休子曾于江南洪州停数日,遂闻土人何婆善琵琶卜,与同行郭司法质焉。其何婆士女填门,饷遗满道,颜色充悦,心气殊高。"①何婆是一位具有高超琵琶演奏技艺的女巫,并且善用弹琵琶来占卜,在这段记载中何婆演奏琵琶的表演虽不是以治疗疾病为目的,然而其美妙的演奏和艺术魅力却使人获得了审美享受,心情舒畅,忘却烦恼,表现了中医文化"不治已病治未病"的思想。

历史上也有著名医家把养生娱乐型的巫术音乐治疗运用在疑难杂症中,或作为治疗辅助手段用来转移病人的注意力,或营造轻松愉快的氛围,调整病患家属的情绪,减轻压力,增强治疗疾病的信心。明代名医万全《幼科发挥》记载病案:"汪元津幼子,七月间因伤食病疟,七日发搐。予见之,肝风虽甚,脾未至困。当泻其肝,后补齐脾可也。乃以泻肝散,琥珀抱龙丸,以平其肝。喜睡,二日不能开,予思喜睡者,非脾困也,乃神昏欠惺也。目属肝,而胞属脾,合目不开者,非亡魂也,乃倦神也。今儿目欲开欲合可知也。只用前方。又二日,令其家中平日相与嬉戏者,取其小鼓小钹之物,在房中床前,唱舞以娱之。未半日,目开而平复也。凡十日而安。"②汪元津的幼子,万全诊断为"小儿相思",使用药物治疗后决定配合采用娱乐疗法,找到小儿平日喜欢的好友,敲锣打鼓,嬉戏玩耍,唱歌跳舞,不到半天工夫,患儿眼睛睁开,10天后疾病痊愈。张子和也经常在临床实践中使用巫术音乐治疗的方法,"项关令之妻,病食不欲食,常好叫呼怒骂,欲杀左右,恶言不辍。众医皆处药,几半载尚尔。其夫命戴人视之。戴人曰:此难以药治。乃使二娟,各涂丹粉,作伶人状,其妇大笑;次日,又令作角抵,又大笑;其旁常以两个能食之妇,夸其食美,其妇亦索其食,而为一尝。不数日,怒减食增,不药而瘥,后得一子。夫医贵有才,若无才,何足应变无穷"③某官人的夫人得了一种怪病,张子和认为该病是药物难治好的,于是采用了结合戏剧表演和音乐舞蹈的娱乐疗法,先由两名能歌善舞的妇女,面部化妆涂上红色,穿着奇特,载歌载舞地表演,令夫人转怒为喜,后又让人表演一种"角抵"(顶牛)的歌舞戏,使患病夫人情绪逐渐开朗,食欲增加,怒气减少,最后竟不药而愈。张子和记完此案以后感慨万分,认为医者应当有"应变无穷"的能力,面对复杂的病症,不能只局限于针药,要有广泛的知识和创造力,才能灵活运用各种手段以解决复杂的问题。

---

① (唐)张鷟撰,赵守俨点校.唐宋史料笔记丛刊:朝野佥载·卷三[M].北京:中华书局,1979:63

② (明)万全.幼科发挥[M].北京:中国中医药出版社,2007:36-37

③ (金)张从正.儒门事亲[M].天津:天津科学技术出版社,2000:178

　　流传于各个地区的集中了民间歌谣、民间美术、民间故事为一体的民俗文化——"老鼠娶亲"，也是用艺术表演和养生娱乐的方式来防治疾病的民间巫术，其来源于道士为民除害，驱逐老鼠以预防鼠类疫病而施行的法术。《履园丛话·卷一六·精怪·鼠食仙草》记载："（鼠）穿堂穴壁，啮囊衔絮，箱无完衣，遗矢淋漓，作闹无虚日。主人不得已，急往江西诉张真人，真人祷之坛，乃曰：'此群鼠误食仙草，变幻为祟也。'乃书符数纸。主人归，悬诸楼上，复以小符，用桃木针针其穴，遂寂然。越数日，秽气大作，启楼视之，见腐鼠千余头中有二白毛长尺许者，似即向之作法者也。此前明万历末年事。按今邑中风俗，岁朝之夜，皆早卧不上灯，诳小儿曰'听老鼠做亲'，即以此也。"[①]

　　"老鼠娶亲"或"老鼠嫁女"故事以民俗、年画或歌谣的形式在民间流传，相传正月初三晚上是"老鼠娶亲"的日子，这天为了不打扰老鼠嫁娶的好事，大人小孩皆早早熄灯就寝，并且要在家中老鼠经常出入的角落撒上米粒、糕点作为给老鼠新婚的礼物，俗称"米妆"或"老鼠分钱"，以这种"媚鼠"的方式送走老鼠，祈求来年鼠灾减少。苏州流传《老鼠做亲》的歌谣："唧唧唧，啾啾啾，老鼠做亲，红布作裙，忙仔一夜，忘记回门。"河南省的《耗子姑娘出嫁》篇幅要长得多，所描述的场景完全是人间结婚仪式的翻版，最后很生动地描述了老鼠被吃的场景，表现了民间百姓"灭鼠"的强烈愿望："小黄狗，汪汪咬，问问黄狗叫啥哩？对门耗子姑娘出嫁来！什么轿？大花轿。谁来抬？她二爷。谁去送？她舅舅。谁打锣？她大哥。谁打鼓？她表哥。谁打旗？她妹妹。谁打灯？请来一对萤火虫。谁吹笛儿？她小姨儿。嫁谁家？嫁给东庄张二家。张二家有一只花公鸡，身披五彩头戴花。站在门口等着她，吹吹打打来得快，来到门前轿落下。谁来揽？鸡妹妹。谁请客？鸡妈妈。公鸡一见很快活，拍着翅膀咯咯叫，惊醒了大狸猫，睁开眼睛张张嘴，伸伸懒腰出来了。喔！谁家娶亲这热闹？原来是鸡大哥。娶了谁家小母鸡？叫我向前瞧一瞧。哎，弄错了，轿里坐了个小耗子，这可是我的好点心。送亲的耗子都吓跑，单撇下轿里的小耗子，狸猫向前卡住腰，啊呜一口！吃完了。"老鼠这一种繁殖力旺盛同时破坏力强大的动物，历来民间对它就是既崇拜又厌恶的态度，早已有学者提出中国鼠婚故事具有"对立结构的民俗心理"[②]，中国民间既媚鼠又灭鼠的矛盾，"深层象征意义已不只是'送灾纳吉'，而是加强了人们除害灭鼠的现实愿望"[③]。由巫

　　① （清）钱泳撰，孟裴校点．履园丛话［M］．上海：上海古籍出版社，2012：283
　　② 朱婧薇．中国鼠婚故事研究90年［J］．民俗研究，2019（2）：99-108，159
　　③ 江玉祥．"老鼠嫁女"：从印度到中国——沿西南丝绸之路进行的文化交流事例之一［J］．四川文物，2007（6）：61-64

术演变而来的鼠婚民谣,一方面是百姓希望用喜闻乐见的艺术表演的方式消灭虫鼠灾害疫情,预防疾病,获得健康平安的生活,另一方面也表现出民间文化面对疾病危害时既敬畏自然、又渴望战胜自然的复杂情绪。

当代音乐家在这一民俗文化的基础上创作了《老鼠嫁女》《老鼠娶亲》等歌曲。见谱例1-1,李幼容作词,晓丹作曲的《老鼠娶亲》;谱例1-2,叶旭全作词,

谱例1-1 《老鼠娶亲》

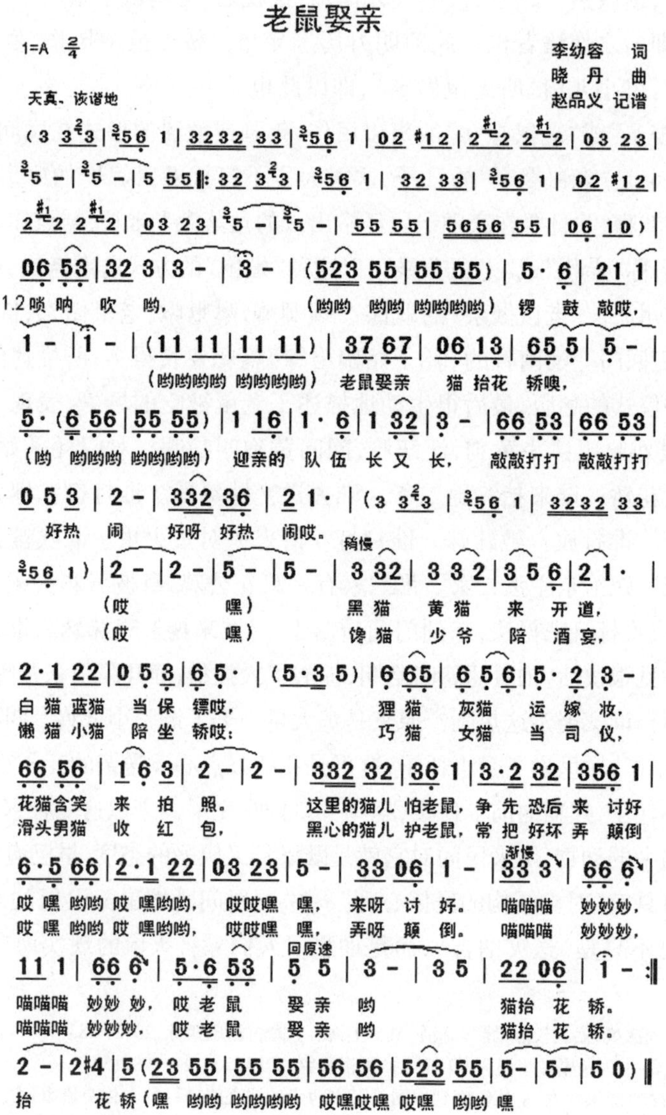

老鼠娶亲

1=A 2/4

李幼容 词
晓丹 曲
赵品义 记谱

天真、诙谐地

（乐谱）

1.2 唢呐 吹哟,（哟哟 哟哟 哟哟哟哟）锣 鼓 敲哟,
（哟哟哟哟 哟哟哟哟）老鼠娶亲 猫抬花 轿噢,
（哟 哟哟哟 哟哟哟哟）迎亲的 队伍 长又 长,敲敲打打 敲敲打打
好热 闹 好呀 好热 闹哎,

黑猫 黄猫 来 开道,
馋猫 少爷 陪 酒宴,
（哎 嘿）
（哎 嘿）

白猫蓝猫 当保镖哎, 狸猫 灰猫 运嫁妆,
懒猫小猫 陪坐轿哎, 巧猫 女猫 当司仪,

花猫含笑 来 拍照。 这里的猫儿 怕老鼠,争先恐后来 讨好
滑头男猫 收 红包, 黑心的猫儿 护老鼠,常把好坏弄 颠倒

哎嘿哟哟 哎嘿哟哟, 哎哎嘿 嘿,来呀 讨 好。 喵喵喵 妙妙妙,
哎嘿哟哟 哎嘿哟哟, 哎哎嘿 嘿,弄呀 颠倒。 喵喵喵 妙妙妙,

喵喵喵 妙妙妙,哎老鼠 娶亲 哟 猫抬花 轿
喵喵喵 妙妙妙,哎老鼠 娶亲 哟 猫抬花 轿。

抬 花 轿（嘿 哟哟 哟哟哟哟 哎嘿哎嘿 哎嘿 哟哟 嘿

谱例 1-2 《老鼠嫁女》

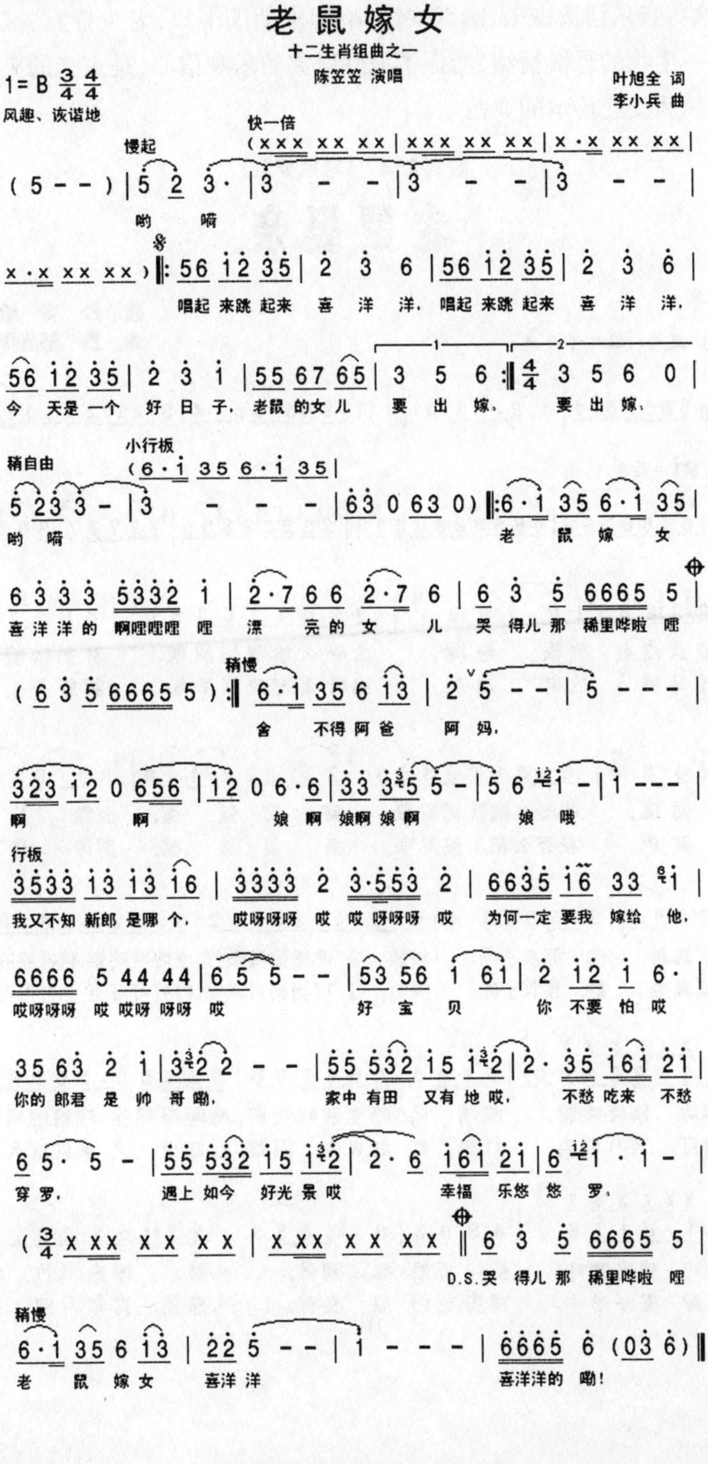

老鼠嫁女

十二生肖组曲之一

陈笠笠 演唱

叶旭全 词
李小兵 曲

1 = B 3/4 4/4

风趣、诙谐地

慢起　快一倍

(5 — —) | 5 2 3· | 3 — — | 3 — — | 3 — — |
哟　嗨

唱起来跳起来喜洋洋，唱起来跳起来喜洋洋，

今天是一个好日子，老鼠的女儿要出嫁，要出嫁，

稍自由　小行板

哟　嗨　老鼠嫁女

喜洋洋的啊哩哩哩漂亮的女儿哭得儿那稀里哗啦哩

稍慢

舍不得阿爸阿妈，

啊　啊　娘啊娘啊娘啊　娘哦

行板

我又不知新郎是哪个，哎呀呀呀哎哎呀呀呀哎为何一定要我嫁给他，

哎呀呀呀哎哎呀呀呀哎　好宝贝你不要怕哎

你的郎君是帅哥嘞，家中有田又有地哎，不愁吃来不愁

穿罗，遇上如今好光景哎幸福乐悠悠罗，

D.S. 哭得儿那稀里哗啦哩

稍慢

老鼠嫁女喜洋洋　喜洋洋的嘞！

李小兵作曲的《老鼠嫁女》；谱例1-3，金沙、张晗作词，孟勇、邹清华作曲的《老鼠娶亲》。这些音乐活泼诙谐，幽默欢快，唱起来朗朗上口，老少皆宜，减轻了民众对老鼠这一生物的恐惧情绪，增强了战胜鼠灾的乐观信心，是古老的巫术音乐治疗文化在民间变迁传承的典范。

谱例1-3 《老鼠娶亲》

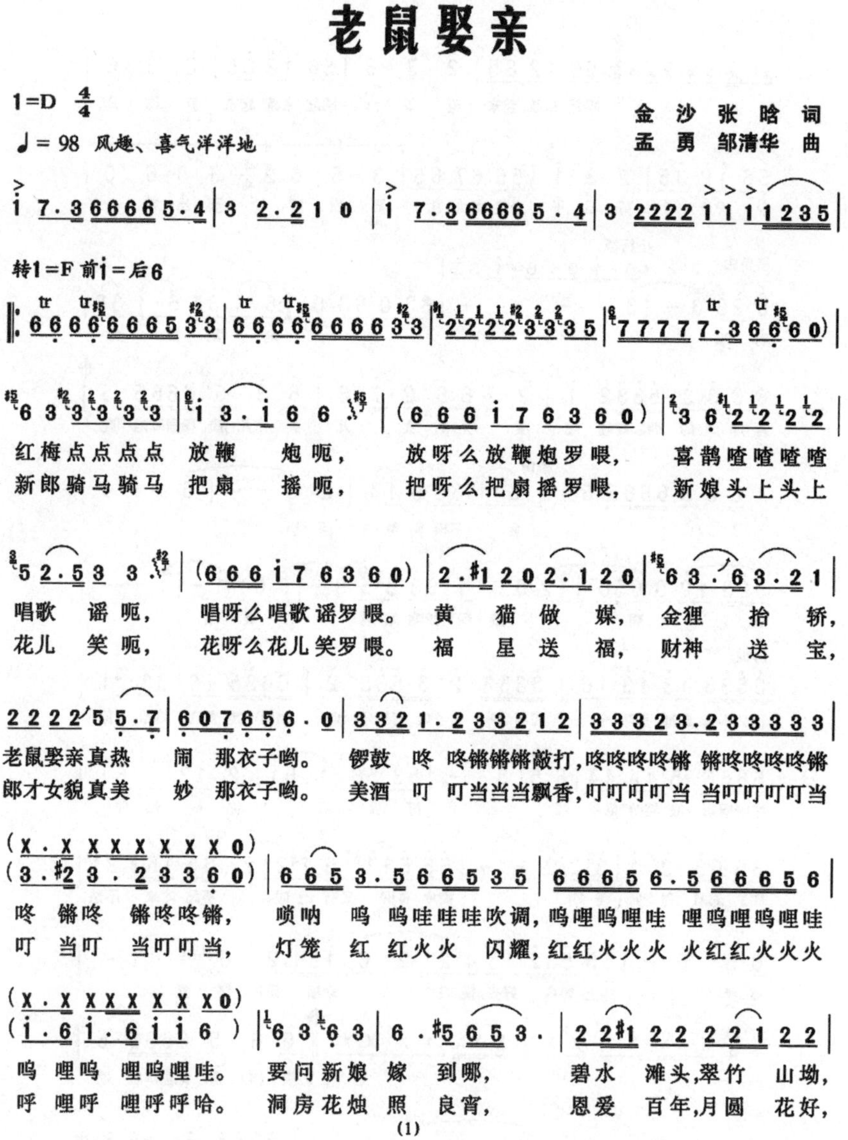

老鼠娶亲

1=D　4/4

♩=98 风趣、喜气洋洋地

金 沙 张 晗 词
孟 勇 邹清华 曲

（此处为简谱曲谱）

红梅点点点点　放鞭　炮呃，　放呀么放鞭炮罗喂，　喜鹊喳喳喳喳
新郎骑马骑马　把扇　摇呃，　把呀么把扇摇罗喂，　新娘头上头上

唱歌　谣呃，　唱呀么唱歌谣罗喂。　黄 猫 做 媒，金 狸 抬 轿
花儿　笑呃，　花呀么花儿笑罗喂。　福 星 送 福，财 神 送 宝，

老鼠娶亲真热　闹 那衣子哟。　锣鼓　咚 咚锵锵锵敲打，咚咚咚咚锵 锵咚咚咚咚锵
郎才女貌真美　妙 那衣子哟。　美酒　叮 叮当当当飘香，叮叮叮叮当 当叮叮叮叮当

咚 锵咚　锵咚咚锵，　唢呐　呜 呜哇哇哇吹调，呜哩呜哩哇 哩呜哩呜哩哇
叮 当叮　当叮叮当，　灯笼　红 红红火火 闪耀，红红火火火 火红红火火火

呜 哩呜 哩呜哩哇。　要问新娘嫁 到哪，　碧水　滩头，翠竹　山坳，
呼 哩呼 哩呼呼哈。　洞房花烛照 良宵，　恩爱　百年，月圆　花好，

(1)

(2)

3　巫术音乐治疗的观念表达

3.1　自然观：从调和自然到调和身心的交感音乐巫术

这类巫术具有天人感应的交感巫术思维，主要表达乐能通天、行风、省风，进而能调阴阳等思想，其思维原则是"同类相生"或"果必同因"，弗雷泽称之为"接触率"："事物一旦互相接触过，它们之间将一直保留着某种联系，即使它们已相互远离。"①音乐虽未直接用来治疗某些身体疾病，但通过联想和意象思维，以调节自然，避免灾害，保持社会秩序的和顺以及心理状态的和谐，治疗的是天地自然之疾，为广义的音乐治疗。

《列子·汤问》记载邹衍吹笛子，能使禾苗生长、土地丰收："邹衍之吹律。"张湛注云："北方有地，美而寒，不生五谷。邹子吹律暖之，而禾黍滋养也。"②吹奏管乐器需要人体之气，也就是风，这个"气""风"可以与自然之"气""风"相通，可以通过吹奏管乐器达到调节自然之"气""风"的效果，进而推及所有的音乐与舞蹈，都具有"省风""行风"的作用，《淮南子·主术训》："乐生于音，音生于律，律生于风，此声之宗也。"③阐明了关于远古"省风作乐"的由来，音乐由自然之气运行而发出，所以不仅能与自然之气、阴阳之气相通，而且能调节阴阳、调节自然，正所谓"八方风气寒暑不同，乐能调阴阳，和节气，八方风气由舞而行，故舞所以行八风也"④。西周时期虢文公劝谏周宣王行籍田之礼，谈到了音乐在农事中的重大作用，从而肯定了音乐与自然之间的联系及其相互关系，《国语·周语·上》记载："夫民之大事在农……先时五日，瞽告有协风至（韦注：瞽，乐太师，知风声者也。协，和也，风气和，时候至也）……是日也，瞽帅音官以风土（韦注：音官，乐官。风土，以音律省风土，风气和则土气养也）。"⑤用音乐调节阴阳，使风调雨顺孕育万物，人民得以安居乐业，有利于社会的稳定，《礼记·郊特牲》中记载伊耆氏在年终大蜡的祭祀乐舞中演唱的《蜡辞》："土反其宅，水归其壑，昆虫毋作，草木归其泽。"⑥是先民用音乐向上天祈福，盼求新的一年人畜、庄稼没有灾害，农耕好收成。

另外还有以特定的舞蹈姿势来求雨的巫术。金李俊民《扫晴娘》诗曰："卷袖搴裳手持帚，挂向阴空便摇手。前推后却不辞劳，欲动不动谁掣肘。偶人相对土与木，神女但夸朝复暮。龙公不作本分事，中间多少闲云雨。见说周人忧旱田，宁知东海无冤妇。殷勤更倩封家姨，一时断送龙回首。"⑦诗中女子手持扫帚

---

① （英）J. G. 弗雷泽. 金枝［M］. 汪培基，等译. 北京：商务印书馆，2015：68

② （战国）列御寇著，（晋）张湛注，（唐）殷敬顺释文. 列子·卷五［M］. 上海：上海古籍出版社，1986：211

③ （汉）刘安，高诱. 淮南子［M］. 上海：上海古籍出版社，1989：94

④ 李学勤. 十三经注疏·春秋左传正义［M］. 北京：北京大学出版社，1999：98

⑤ （吴）韦昭. 国语［M］. 上海：上海古籍出版社，2008：7-9

⑥ 王文锦. 礼记译解［M］. 北京：中华书局，2017：312

⑦ （金）李俊民. 庄靖集［M］//景印文渊阁四库全书·集部·第1190册. 台北：台湾商务印书馆，1986：529

向天空挥舞，模仿生活中扫除污尘的动作，意欲扫除晴空，以来雨水，为模仿巫术。到了明代，成为有器乐伴奏的歌舞巫术仪式，并发展出民间剪纸风俗。明《帝京景物略·卷二·城东内外》记载："凡岁时不雨，家贴龙王神马于门，瓷瓶插柳枝，挂门之旁，小儿塑泥龙，张纸旗，击鼓金，焚香各龙王庙。群歌曰：'青龙头，白龙尾（声作以）。小孩求雨天欢喜。麦子麦子焦黄，起动起动龙王，大下小下，初一下到十八（声作巴）。摩诃萨。'初雨，小儿群喜而歌曰：'风来了，雨来了，禾场背了谷来了。'雨久，以白纸作妇人首，剪红绿纸衣之，以苕帚苗缚小帚，令携之，竿悬檐际，曰'扫晴娘'。"①在民间"扫晴娘"不仅用来求雨，也能用来祈晴，这正是巫术的反向思维特征，表现了人民祈盼免除旱涝的疾苦。《淮阳乡村风土记》记载扫晴娘祈晴仪式："先用秫杆（秆）制作女人形一，同时假造扫帚一把插其手中，另一绳线将此人形系于院中树上，于日之晨午晚三时刻向之唱歌：'扫晴娘，扫清天，绿裳红裳任你穿。'倘就此不日天晴，则即以红绿纸为裁一衣裳，以火焚之。我处因俗名此人为'扫晴娘'云。"②

音乐既然能调自然之阴阳，亦能调人体之阴阳，《吕氏春秋·仲夏纪·古乐篇》："昔阴康氏之始，阴多，滞伏而湛积，阳道壅塞，不行其序，民气郁淤而滞著，筋骨瑟缩不达，故作为舞以宣导之。"③由马王堆出土的汉代帛书《导引图》便可印证。这一思想带巫术走出了"通神"和"娱神"的桎梏，通过自身的参与和实践追求身体的健康，已经属于具体的有意识的音乐治疗行为，不仅出现了中医学阴阳平衡的思想，还体现出人对自己命运掌控的渴望以及对真理的不断追求，具有人文主义的光辉。

3.2 社会观：从群体认同到跳神通灵的踏歌狂舞

舞蹈是人类最原始、最本能的以肢体语言表现生命过程的方法之一，通过身体的动作、姿态、节奏等宣泄内心感受和与他人沟通。巫术仪式中往往以音乐舞蹈作为最重要的方式实现人的自我表达、理解认同与文化共享。在综合多种艺术要素的原始乐舞中，人们通过化妆、道具甚至剧情，再现或者虚构共同文化语境下的生活、狩猎以及鬼神世界的场景，形成一种"族群共庆"的局面，既创建了一个重要的共享文化的社交场域，也能使族群矛盾和分裂得到一定程度的缓解。

---

① （明）刘侗、于奕正撰，孙小力校注.帝京景物略[M].上海：上海古籍出版社,2001：106
② 丁世良，赵放.中国地方志民俗资料汇编·中南卷·上[M].北京：北京图书馆出版社,1991：166
③ 许维遹，梁运华.吕氏春秋集释[M].北京：中华书局,2018：119

因此,这时的巫术仪式一方面是为了解决个人生活中所遇见的难题而存在的,另一方面反映了人与人之间的社会关系,原始乐舞就是处理社会关系的手段。

《山海经·海外西经》:"刑天与帝至此争神,帝断其首,葬之常羊之山,乃以乳为目,以脐为口,操干戚以舞"。①刑天既是挥动干戚而舞的战神,又是神农氏手下能作乐制咏的音乐之神,宋代罗泌《路史·卷十二·后纪三》记载:"(神农)乃命邢天(即刑天)作扶犁之乐,制丰年之咏,是曰《下谋》"。②在周代,"干戚"不仅是战斗的武器,还是精美的祭祀器物,在坛庙礼乐上供舞者使用,《礼记·明堂位》记载:"朱干玉戚,冕而舞大武。(郑康成注:戚,斧也。)"③《周礼·春官》中记载了执掌"舞器"一职的"司干",郑康成注:"干,舞者所持,谓盾也。"④历史上的"干戚之舞"即是由巫师装扮成无头神,在祭祀仪式中操干戚而跳的具有勇武、杀伐风格的舞蹈,《礼记·乐记》有云:"比音而乐之,及干戚羽旄,谓之乐。"⑤这里的"乐",就是指有化妆、道具和剧情的综合乐舞。刑天的无头巫术体现了远古时期人们不屈不挠的斗争精神,就算失去头颅和生命,也决不停止战斗的步伐,这不仅是人类与帝神之间的战斗,而且是人类与自然的生存之战,更是一场凝聚族群文化认同的酣畅淋漓的狂欢。

公元前16世纪到前11世纪的商代,巫祝因声称能"以舞降神"而有较高的社会地位,周代以后巫医分离,巫的地位下降,但巫祝依旧保留了跳神作法祝人长寿并去除疾病的职能,《周礼·春官·女巫》云:"女巫掌岁时祓除、衅浴。旱暵,则舞雩。若王后吊,则与祝前。凡邦之大灾,歌哭而请。"⑥早春三月女巫带领百姓用草药沐浴以达到养生的目的,夏天如遇干旱则跳舞祭祀求雨水,国家遭遇灾祸,便唱歌以请求神灵的庇护。"旱暵,则舞雩",由前代殷商时期沿袭而来。《说文解字》:"雩,夏祭乐于赤帝以祈甘雨也。"又云:"雩,羽舞也。"⑦《礼记·乐记》和《吕氏春秋》中都有关于手执雏羽和旄牛尾舞蹈的记载,这种集体社会行为往往与祈求健康并祝人长寿有关。

清代民间巫术舞蹈以"跳神"的风俗兴盛起来,跳神的巫师称为"萨玛""萨

---

① (汉)刘歆编,陈默译注.山海经[M].长春:吉林美术出版社,2016:174
② (宋)罗泌.路史·卷十二[M]//景印文渊阁四库全书.史部别史类·第383册.台北:台湾商务印书馆,1986:93
③ 李学勤.十三经注疏·礼记正义·中[M].北京:北京大学出版社,1999:937
④ 李学勤.十三经注疏·周礼注疏·上[M].北京:北京大学出版社.1999:444
⑤ 王文锦.礼记译解[M].北京:中华书局,2017:471
⑥ 杨天宇.周礼译注[M].上海:上海古籍出版社,2004:373-374
⑦ (汉)许慎著,(宋)徐铉校定.说文解字[M].北京:中华书局,1963:242

吗""萨满"或"巫祝"。没有得病的跳神养生，得病的跳神去病，成为一种社会风俗，清杨宾撰《柳边纪略·卷四·满人病》："满人病，轻服药而重跳神。亦有病而跳神者，富贵家或月一跳，或季一跳，至岁终，则无有弗跳者……跳神者或用女巫，或以冢妇，以铃系臀后摇之作声，而手击鼓。鼓以单牛皮冒铁圈，有环数枚在柄，且击且摇，其声索索然。"①把患病当作是祖先的责备和惩罚，于是用跳神来祭祀愉悦先祖从而获得驱病健康的目的，清西清撰《黑龙江外记·卷八》："达呼尔(满族的一支)病，必曰祖宗见怪，召萨玛跳神禳之。萨玛，巫觋也。其跳神法，萨玛击太平鼓作歌，病者亲族和之。歌词不甚了了，尾声似曰耶格耶。无分昼夜，声彻四邻。"②还有兼具交感巫术和反抗巫术的特点，感应功能和厌胜作用相结合的巫术音乐治疗，清方式济撰《龙沙纪略》风俗节《降神之巫》记载萨玛借助音乐舞蹈"飞镜驱祟"治病的风俗："(萨满)帽如兜鍪，绿檐垂五色缯条，长蔽面。缯外悬二小镜，如两目状。着绛布群。鼓声阗然，应节而舞。其法之最异者，能舞马于室，飞镜驱祟。又能以镜治疾，偏体摩之，遇病则陷肉不可拔。一振荡之，骨节皆鸣，而病去矣。"③这些萨满音乐治疗的共同点是隆重装扮，击鼓作歌，应节而舞，有领有合，巫师注重与周围人群的沟通和互动，用酣畅淋漓的音乐与其建立联系并获得认同，只有参与的人群一起踏歌狂舞进入忘我的场域，才能暂时忘却现实矛盾、阶级差别和身体病痛，从而起到缓和社会矛盾和调养身心的目的。

3.3　生命观：从生育繁衍到祈求长生的歌唱巫术

马林诺夫斯基认为"人的基本需求"即人的新陈代谢、繁殖、舒适、安全、行动、生长、健康等需要，是人类学研究的重要对象之一，人类学的使命在于揭示人的文化性、制度性的活动与人的基本需求之间的关系。在生长壮老已的生命过程中，音乐巫术展现了文化如何满足人的基本需要的方式。

由于繁衍对于人类的重大意义和人们对生育的崇拜，民间存在大量的生产巫术，体现了敬畏生命的伦理观。如给产妇接生的巫医，需遵循一系列复杂的接生流程，不仅制作催生符，念唱各种接生咒语，并配合当归丸和建中汤等中草

---

① (清)杨宾.柳边纪略[M]//续修四库全书·第731册.上海：上海古籍出版社，2002：457
② (清)西清.黑龙江外记八卷[M].清光绪桐庐袁氏渐西村舍刻本
③ (清)方式济.龙沙纪略[M]//景印文渊阁四库全书·第592册.台北：台湾商务印书馆，1986：854

药。而接生的咒语,多半是歌谣说唱性质的,马林诺夫斯基在分析巫术咒语的构成要素时指出:"任何原始巫术的咒语成分都由三个方面组成,声音、语言和神话,而列为首位的正是声音。"①这个"声音",指的就是旋律和音调。《卫生家宝产科备要·卷一》记载接生中唱给产妇听的咒语《体玄子借地法》:"东借十步,西借十步,南借十步,北借十步,上借十步,下借十步。壁方之中,四十余步,安产借地,恐有污秽。或有东海神王,或有西海神王,或有南海神王,或有北海神王,或有日游将军白虎夫人。远去十丈,轩辕招摇;举高十丈,天符地轴;入地十丈,令此地空闲。产妇某氏,安居无所妨碍,无所畏忌,诸神拥护,百邪速去。急急如律令敕。"②这是具有一定中药学知识的道家巫师,用其特殊的身份和能力"请"来各路神祇助佑产妇,用音乐和语言的感染力激励并抚慰产妇,无疑对这一文化语境下的产妇的心理和精神状态起到至关重要的作用,此时巫医行使的职能非常类似于现代产科的"导乐"和分娩音乐治疗师,旨在有效地避免生产时的过度惊恐和消极抑郁等情绪,保护产妇和婴儿的健康平安。

北魏明元帝神瑞年间,寇谦之把道教的直诵法改为乐诵法,即把念诵经文的活动音乐化,强调音乐在仪式中的渲染化作用,建立了道教仪式的音诵制度。③道家巫师在日常法事、长生求仙、治病祈禳活动中运用的符咒术,既催生了文学艺术,也是一种特殊的音乐疗法。歌谣型咒语又使这一古老的巫术仪式代代相传,成为民间风俗。明代以后大部分巫术已经具有民俗文化的特点,道教的符咒也逐渐趋向歌谣化和民谣化,如清代的求子巫术《拴娃娃》民谣,《续安阳县志》记载《拴娃娃》唱道:"一个大姐三十九,十月十五有盼头。手拿金缕线,走到娃娃殿。进去娃娃殿,线拴娃娃头。孩儿啦孩儿,随娘走,咱往东庄大西头。高门台,起门楼,门东边,狼牙村;门西边,流水沟,一个狂犬不下口。你娘住在三间堂楼上,鸳鸯席子鸳鸯炕。你爹枕的兔儿龙吃草,你娘枕的狮子滚绣球。烧饼麻糖尽孩儿吃,羊肉包子顺嘴溜。铃儿八仙帽,还有大虎头。"④这是具有模仿巫术特点的民间求子巫术,凡有婚后不育的妇女或女大未嫁者,到娘娘庙祭祀娘娘女神,巫医便为她施行求子巫术,念唱《拴娃娃》咒语,并给该女子用一根"金缕线",在庙里的泥娃娃中

---

① (英)马林诺夫斯基.巫术、科学、宗教与神话[M].李安宅,译.北京:中国民间文艺出版社,1986:56

② (宋)朱瑞章编,(宋)徐国安整理,杨金萍点校.卫生家宝产科备要[M].上海:上海科学技术出版社,2003:2

③ 周文照.玄乐道焘:道乐养生的音乐人类学研究[D].武汉:华中师范大学,2013.

④ 丁世良,赵放.中国地方志民俗资料汇编·中南卷·上[M].北京:北京图书馆出版社,1991:104

拴一个漂亮的娃娃带回家，象征神祇赐予了她子嗣。在无法完全利用科学的方式满足繁衍的愿望或保证生育的平安时，人们开启浪漫的想象，借助艺术的魅力与巫术的智慧和鬼神对话，努力改变自己的命运，为繁衍后代增添信心。

由于对死亡的不断认识和生命至上的伦理观的建立，"治未病"的养生思想出现在巫术活动中，可称为音乐养生巫术。葛洪《西京杂记·卷三·咸阳宫异物》记载了一套与健康养生有关的宝物："高祖初入咸阳宫，周行库府，金玉珍宝，不可称言。其尤惊异者，有青玉五枝灯，高七尺五寸。作蟠螭，以口衔灯，灯燃，鳞甲皆动，焕炳若列星而盈室焉。复铸铜人十二枚，坐皆高三尺，列在一筵上，琴筑笙竽，各有所执，皆缀花采，俨若生人。筵下有二铜管，上口高数尺，出筵后。其一管空，一管内有绳，大如指，使一人吹空管，一人纽绳，则众乐皆作，与真乐不异焉。有琴长六尺，安十三弦，二十六孔徽，皆用七宝饰之，铭曰：璠玙之乐。玉管长二尺三寸，二十六孔，吹之则见车马山林，隐辚相次，吹息亦不复见，铭曰：昭华之琯。有方镜，广四尺，高五尺九寸，表里有明，人直来照之，影则倒见。以手扪心而来，则见肠胃五脏，历然无碍。人有疾病在内，则掩心而照之，则知病之所在。"[1]这里的"蟠螭衔灯""璠玙之乐""昭华之管"及"方镜"，都具有厌胜巫术和医疗文化的特点。"蟠螭"即没有升天的无角龙，汉代流行龙厌胜巫术，汉代帝王经常将制作精美的蟠螭杖头赐予功臣和老臣，意在使他们获得龙的庇佑、趋吉避凶、祈求健康以养生长寿。《重修宣和博古图·卷二十七·汉蟠螭杖头》记载："汉文以优老臣，故赐吴王濞几杖。其后灵寿杖，亦为大臣孔光之赐。是则蟠螭当赐臣下之物。"[2]"璠玙之乐""昭华之管"虽然没有明确说明其具体的医疗效用，但是"蟠螭""方镜"这类与健康养生有关的具有医疗文化意蕴的器物在一起，使其明显具有娱乐贺喜、修养身心的养生作用，属于广义的音乐治疗。

《穆天子传》卷三记载了周穆王与西王母在瑶池相会游玩，用音乐养生的情形："吉日甲子，天子宾于西王母。乃执白圭玄璧以见西王母，好献锦组百纯，□组三百纯，西王母再拜受之。乙丑，天子觞西王母于瑶池之上，西王母为天子谣曰：'白云在天，山陵自出。道里悠远，山川间之。将子无死，尚能复来。'天子答之曰：'予归东土，和治诸夏。万民平均，吾顾见汝。比及三年，将复而野。'西王母又为天子吟曰：'徂彼西土，爰居其野。虎豹为群，乌鹊与处。嘉命不迁，我惟

① （晋）葛洪.西京杂记［M］.北京：中华书局，1985：18-19
② （宋）王黼.重修宣和博古图［M］//景印文渊阁四库全书·第840册.台北：台湾商务印书馆，1986：963

帝女。彼何世民，又将去子。吹笙鼓簧，中心翱翔。世民之子，惟天之望。'天子遂驱升于奄山，乃纪迹于奄山之石，而树之槐，眉曰：'西王母之山'。"①周穆王与西王母在瑶池游览、赏玉、饮酒、唱歌，祝福对方健康长寿，用歌声互诉衷肠，实是一种身心愉悦的音乐养生疗法。"将子无死，尚能复来"，即祝寿词，表达了对于健康长寿和幸福生活的追求祈盼，"比及三年，将复而野"，是穆天子对西王母的热切回应，"吹笙鼓簧，中心翱翔"，最后西王母于临别时命人演奏乐曲，用艺术的美的方式，表达自己对美好生命的追求。

4　巫术音乐治疗的变迁与当代回归

4.1　巫术音乐治疗与中医文化

从"巫医同源"到"巫医分离"还是"分而未离"，一直是学界讨论的焦点，从文献中也不乏"巫医"关系的矛盾与胶着。春秋时期的医和就提出："疾不可为也，是谓近女室，疾如蛊。非鬼非食，惑以丧志。"②否定了鬼神致病的看法，但隋代《诸病源候论》曰："若将摄失宜，精神衰弱，便中鬼毒之气。"③清代徐灵胎《医学源流论·病有鬼神论》："夫鬼神，犹风寒暑湿之邪耳。卫气虚，则受寒。荣气虚，则受热。神气虚，则受鬼。盖人之神属阳，阳衰则鬼凭之。"④说明在主流中医学中依旧把"鬼神致病"看作与外感六淫、内伤七情及饮食劳倦一样的致病因素。《素问·五藏别论》："凡治病必察其下，适其脉，观其志意，与其病也。拘于鬼神者，不可与言至德。"⑤张仲景也对盲目轻信巫的行为提出了告诫："卒然遭邪风之气，婴非常之疾，患及祸至，而方震栗，降志屈节，钦望巫祝，告穷归天，束手受败。"⑥扁鹊明确提出"信巫不信医，六不治也"，但在行医过程中仍有充满巫术色彩的行为，如扁鹊服用长桑君传授的类似巫术禁方后，随即便能产生透视人

---

①　(晋)郭璞注，张耘点校.穆天子传[M].长沙：岳麓书社，2006：220
②　杨伯峻.春秋左传注[M].北京：中华书局，1995：1221
③　(隋)巢元方，高文柱、沈澍农校注.诸病源候论[M].北京：华夏出版社，2008：163
④　(清)徐灵胎，古求知校注.医学源流论[M].北京：中国医药科技出版社，2019：18
⑤　山东省中医研究所研究班编.黄帝内经素问白话解[M].北京：人民卫生出版社，1958：70
⑥　(汉)张仲景述，(晋)王叔和集，韩世明整理.伤寒论重排本[M].北京：中国中医药出版社，2018：序1

体五脏六腑的功能："扁鹊以其言饮药三十日，视见垣一方人。"①《本草纲目》记载李时珍在治疗狐臭时也采用了类似巫术疗法："炊饭，热拭腋下，与犬食之，七日一次，愈乃止。"②张子和更是在临床治疗中灵活运用巫术音乐治疗："余又尝以巫跃妓抵，以治人之悲结者。余又尝以针下之时便杂舞，忽笛鼓应之，以治人之忧而心痛者。"③可见在中医学发展的历史上，许多名医在临床实践过程中并不拘泥于是"巫"还是"医"。产生理论上的"巫医分离"和实践中"巫医共存"之矛盾的原因，主要在于古代医家认识到由不同致病因素导致的疾病，疾病的不同阶段、不同程度，疾病的不同对象，可用不同的治疗方式和手段来解决，所谓"殊途同归"，这正是中医辨证思维的体现，"巫"与"医"的关系绝不是到某个时期就断然决裂。清代医家徐灵胎对此有一段精辟的论述："祝由之法，《内经·贼风》篇岐伯曰：先巫知百病之胜，先知其病所从生者，可祝而已也。又《移精变气论》岐伯云：古恬憺之世，邪不能深入，故可移精祝由而已。今人虚邪贼风，内著五脏骨髓，外伤空窍肌肤，所以小病必甚，大病必死，故祝由不能已也。由此观之，则祝由之法，亦不过因其病情之所由，而宣意导气，以释疑而解惑。此亦必病之轻者，或有感应之理。若果病机深重，亦不能有效也。古法今已不传，近所传符咒之术，间有小效，而病之大者，全不见功。盖岐伯之时已然，况后世哉？"④徐灵胎以历史的眼光评述了巫术治疗的作用，指出病之轻者有小效，病之大者而无功，不过在当代人文关怀视野下的临终医学中，巫术音乐治疗依旧可以为生命带去最后的慰藉。

张宗明教授将中医文化的核心价值观概括为"人本、中和、自然"。⑤这一价值观体现在健康观上是阴平阳秘、中和节制，以及"治未病"的养生思想，体现在伦理观上是医为仁术、生命至上，体现在自然观上为天人合一、顺应自然。由于共同的文化基因，巫术音乐治疗中存在着与中医价值观念和思维模式相似的印记。

如前文提到的"邹衍吹律""士达作为五弦瑟以来阴气，以定群生"，既是交感巫术思维与中医意象思维的共振，也是阴阳平衡、天人合一的传统文化基因在巫术与中医自然观中的体现。胎教巫术讲求摒弃"淫声"，《博物志·卷十·杂

① （汉）司马迁撰，韩兆琦评注.史记[M].长沙：岳麓书社，2012：1398
② （明）李时珍.本草纲目[M].北京：人民卫生出版社，1982：307
③ （金）张从正.儒门事亲[M].天津：天津科学技术出版社，2000：87
④ （清）徐灵胎.医学源流论[M].北京：中国医药科技出版社，2019：73
⑤ 张宗明.论中医文化基因的结构与功能[J].自然辩证法研究，2015，31（12）：52-57

说下》记载："席不正不坐，割不正不食，听诵诗书讽咏之音，不听淫声，不视邪色。以此产子，必贤明端正寿考。所谓父母胎教之法。"①与中医中正平和的养生思想如出一辙，《左传·昭公元年》记载了医和的言论："烦手淫声，慆堙心耳，乃忘平和，君子弗听也。物亦如之，至于烦，乃舍也已，无以生疾。"②周穆王与西王母在瑶池游玩，通过唱歌直抒胸臆追求健康长生，体现的正是中医"治未病"的养生思想。

4.2　巫术音乐治疗的当代回归

文化是被其社会成员共享并代代相传的，这一过程就是文化的"濡化"，面对技术革新、人口增长、环境污染、生态危机和文化交流及价值观念的改变，文化又体现出能在复杂环境中生存乃至繁荣的适应性，因此文化是一个能够不断根据内部和外部环境变化调整自身的动态系统。古老的巫术音乐治疗从历史长河中一路走来，至今仍有一些内容不仅在当代民间生活风俗中扮演重要角色，影响着普通民众的生活方式，还因为其具有文化认同的强化功能，在某些少数民族中成为当地居民重要的医疗手段，甚至在现代医学中，巫师的部分职能演变成当代的"音乐治疗师"。

世界音乐治疗联合会（The World Federation of Music Therapy）对音乐治疗做出如下具体的定义："音乐治疗是指具有资格的音乐治疗师，使用音乐或音乐元素（声音、节奏、旋律与和弦），通过一个有计划的过程推动和促进交流、联系、学习、迁移、表达、组织及其他相关的治疗目标，从而满足来访者或团体在躯体、情绪、心理、社会和认知方面的需要。其目的是发展个体潜能或复原功能，从而使他达到更好的自我整合与人际关系整合，并经由预防、康复、治疗获得更好的生活质量。"③在整个治疗过程中，音乐治疗师和过去的巫医一样，时刻密切关注病人的反应，始终把音乐、舞蹈、戏剧等诸多的艺术形式有机地融于治疗，其丰富的想象力和强烈的体验性使治疗具有相当大的灵活性。如前文提到生产巫术的部分特点，留存在产科"导乐"和分娩音乐治疗师的治疗中，萨满医疗运用太平鼓，一人领众人和，注重与他人的沟通与交流，类似今天的鼓圈音乐疗法。

---

① （晋）张华撰，范宁校证.博物志[M].北京：中华书局，1980：109
② 李学勤.十三经注疏·春秋左传正义[M].北京：北京大学出版社，1999：1165
③ Rachel Darnley-Smith, Helen M Patey. Music Therapy[M]. Thousand Oaks：SAGE Publications, 2003：103

2020年在抗击新冠感染的"生命之舟"方舱医院里，上演了一场"和而不同"的"战舞"：有广场舞、四川"坝坝舞"、哈萨克族的"黑走马"，有国家级非物质文化遗产"儋州调声"，还有中医传统健身功法八段锦、太极拳等。舞蹈风格虽各不相同，但正是这些质朴的肢体语言，缓解了病房里的压抑、焦虑和恐惧，歌声与舞蹈将人们面对灾难却永不妥协的精神展现在世人面前。面对疫情，保持积极心态，充满自信乐观，才能继续奋力拼搏，方舱医院的"战舞"亦可看作"巫舞"精神在当代的回归。

此外，当代安宁疗护和临终医疗中运用的音乐治疗也可看作巫术音乐治疗的演变。《中江县新志·风俗》记载："至人有疾，医未中病，好事者辄相率为首，召师巫于家，鼓乐喧阗，歌舞酣饮。并联名具保于神，名曰保福。"①《蓬溪县续志·卷一·物宜》记载："疾而医不效，或不知有赖于医，则禳以巫，吹角而跳歌，涂面作驱魅状，或串剧焉。"②这两个巫术，医疗比重较小，一方面说明巫医分离比较彻底，另一方面显示出在医疗条件有限的情况下人们面对许多无法治愈的疾病，寄希望于巫术的力量获得慰藉和关怀，这些巫师不仅到家中为病人祈求保福，其表演的艺术魅力也使人获得审美享受，减轻病人的痛苦。这不正是当代人文医学提出的安宁疗护和临终关怀吗？巫术的力量和艺术的温暖不正是能让人在生命最后的黑暗中握住的缰绳吗？因此可以说巫术音乐治疗在漫长的历史坐标中，从巫医同源开始，经历了巫医分离，在人文医学的时代背景下终将在更高的层次上回归本源。

任何时代的艺术都是人类在特定的文化语境下对于自身情感或观念的创造性表达，在所有艺术中，音乐是最强有力的塑造认同感的形式，因而具有鲜明的社会功能，巫术音乐治疗的机制之一就建立在唤起、激发参与者和旁观者共享文化价值观的基础上。如清李调元撰《南越笔记·卷一·俗尚巫师》载："巫作姣好女子，吹牛角，鸣锣而舞。以花竿荷一鸡而歌，其舞曰赎魂之舞，曰破胎之舞。歌曰鸡歌，曰暖花歌。暖花者，凡男婴儿有病，巫则以五彩团结群花环之，使亲串各指一花以祝。祝已而歌，是曰暖花。巫自刳其臂血以涂符，是曰显阳。七月七夕，则童子过关，十四夕，则迎先祖。"③在这些复杂的仪式中，巫者被人群簇拥仿佛居于舞台的中央，穿戴着奇异巧妙又具象征含义的服装道具，随着音乐唱歌或

① （清）杨霈修，（清）李福源、范泰衡等纂.中江县新志[M].北京：北京图书馆出版社,1991：119
② （清）周学铭.蓬溪县续志·卷一[M].1899（清光绪二十五年）刻本
③ （清）李调元.丛书集成初编·南越笔记[M].上海：商务印书馆,1935：5

跳舞,并让患病男婴的亲人参与到治疗仪式中,巫师尝试通过调节自然而调节社会,通过沟通天人而治愈疾患,在这里所有体现出的社会功能线索如亲属关系、价值观念、宗族信仰和历史记忆等,最终体现的是我们的生命观与宇宙观。正如林惠祥先生所言:"人类学的价值不在于它汇集了关于原始人民的事实,而在于那些事实有关于我们的文明。"①

如果说巫术音乐治疗的历史演进是进化或传播人类学关注的横向坐标轴(时间维度),那么巫术音乐治疗的象征与功能便形成结构人类学关注的纵向的坐标轴(空间维度)。在历史的时间轴中,由于巫医分离,一些原始乐舞演变为民间风俗和节日,"士达制五弦琴以定群生"影响了古琴养生文化,为疏通身体经络而跳的巫舞遗存在如今的广场舞健身操中,当代的音乐治疗师重新承担了巫师的职能,这些演变也可以看成是大健康时代"巫医"文化以螺旋形的方式在更高的层次上对"巫医同源"的回归。在功能的空间轴里,巫术不仅是解决个人生活和自然生存的问题的方式,而且是处理社会关系的手段,巫术音乐通过沟通天地(鬼神)以达到调节天、地、人的目的,一方面祈盼风调雨顺使得农业丰收国泰民安,另一方面运用音乐强化文化认同感,缓和社会矛盾稳定社会秩序,体现出强调人与社会、人与自然和谐共生的生态医学思想,也是广义的音乐治疗。不论哪个坐标轴,最终关注的目标都是人的健康与幸福和社会的和谐与安宁,见图1-1。

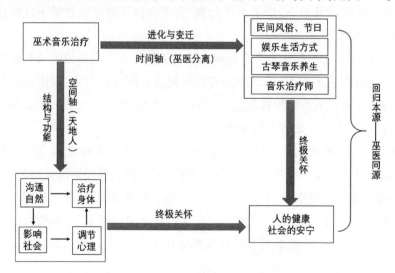

图1-1　巫术音乐治疗的功能轴与进化轴

---

① 林惠祥.文化人类学[M].北京:商务印书馆,2016:74

5　小结

巫术是特殊的音乐治疗方式,巫、医、舞同源揭示了医学与音乐在人类文化的起源时期就有着共同的价值和功能,尽管手段不同方式不同,但都是用自己的力量在调和着人与人、人与自然、人与社会之间的矛盾,只是这些还都被包裹在"巫"这个神秘的外衣之下。巫术音乐治疗可以分为狭义和广义,狭义的巫术音乐治疗是指综合运用音乐舞蹈及特定的音乐仪式等来获得类似"通神"的强大力量,以此祈求健康或驱赶"蛊毒",达到治疗生理疾病和心理疾病的目的;广义的巫术音乐治疗是一种具有生态医学观念的生活方式,通过跌宕起伏的踏歌狂舞进行情感的宣泄、表达以及与社会族群的沟通,运用艺术在特定文化语境内的符号象征性,尝试达到自然生态、社会生态以及心理生态的平衡。巫术音乐治疗具体可分为:反抗厌胜型,宗教祭祀型,养生娱乐型。从调和自然到调和身心的交感音乐巫术体现了本土文化的自然观,从群体认同到跳神通灵的踏歌狂舞体现了本土文化的社会观,从生育繁衍到祈求长生的歌唱巫术体现的是本土文化的生命观。"巫""医"分而未离,维系着"巫""医"纽带的就是传统文化的基因,在巫术音乐治疗中存在着与中医价值观念和思维模式相似的印记。巫术音乐治疗在人文医学的时代背景下将在更高的层次上回归"巫医同源",其终极目标是人的健康幸福和社会的和谐安宁。

"如果说巫术曾经做过许多坏事,那么,它也曾经是许多好事的根源;如果说它是谬误之子,那么它也是自由与真理之母。"①从蛮荒丛林中走出的巫术音乐治疗,在其观念表达上不仅显示出与中国传统医学的"分而未离",如"天人合一"的自然观、"身心皆养"的生命观、"和谐共享"的社会观,正是中医文化核心价值理念的体现,也与现代医学"生理—心理—社会"模式不谋而合。巫术音乐治疗的当代回归,不仅是民间自发的养生文化现象,也折射出对当代医学困境的反思,如科学技术降低了死亡率却延长和增加了病痛和伤残,医学关注的对象由传统医学关注的"病人"转变为现代医学关注的"疾病"等。运用本土人类学视野研究巫术音乐治疗,是从人类维护自身健康的社会文化角度出发,探讨巫术音乐治疗的意义内涵,以及在历史变迁过程中体现出的健康观、文化价值观,用这些知识推动中国大健康模式的进步和发展。

---

① (英)J. G. 弗雷泽. 金枝[M]. 汪培基,等译. 北京:商务印书馆,2015:87

第二部分 基因与传承：
传统文化语境下的中医音乐治疗观

　　古老的中医音乐治疗和音乐养生为什么绵延数千年生生不息？为什么宫廷贵族把"乐"与"礼"相提并论并将其作为修身养性、齐家治国的必修课？为什么文人士族用音乐直抒胸臆逃避苦难，调和着理想与现实的矛盾？为什么道家用"大音希声"的天乐养生益寿，追求人与自然的共鸣？为什么佛家认为清静天耳的曼妙梵音就是通往极乐世界的声音？为什么民间百姓在生老病死的各个阶段都会用歌哭唱跳来寻找慰藉？……这固然和音乐本身的魅力有关，但更与中国传统文化的世界观、生命观和自然观相关。传统文化的基因决定了中医音乐治疗区别于现代西方音乐治疗的本土文化特征，也决定了中医音乐治疗的理论体系、思维方法、价值理念和临床运用。值得一提的是，中国文化长期以来具有鲜明的儒道杂糅现象，如《易经》可视为儒道文化的源头，道家著作《淮南子》中出现儒家礼乐健康观念，杂家文献《吕氏春秋》中亦兼收儒道音乐养生思想。本书不囿于以著作为单位划分儒道思想，而以儒道的"文化语境"为背景，整理归纳历史文献中反映儒道不同文化语境下的音乐治疗观念，揭示传统文化思想对中医音乐治疗的影响。

1 "阴阳""五行"音乐治疗观

　　从先秦时代开始就出现了"自然乐论"倾向的阴阳五行音乐治疗观，主要着眼于人与自然的关系，探讨音乐美的物理性准则，在生理和心理层面调节人体功能，追求人和宇宙的和谐。《左传·昭公二十五年》子产的言论中阐述了音乐与"六气""五行"的关系："则天之明，因地之性，生其六气，用其五行。气为五味，发为五色，章为五声，淫则昏乱，民失其性。"[1]这里的"六气"可以理解为天地阴

---

　　① 郭丹，程小青，李彬源译注. 左传［M］. 北京：中华书局，2019：1967

阳之气,阴阳运行而生出代表天地万物有序运行的五行概念。《国语·周语下》记载周景王二十三年伶州鸠论乐:"于是乎气无滞阴,亦无散阳,阴阳序次,风雨时至,嘉生繁祉,人民和利,物备而乐成,上下不罢,故曰乐正。"①强调音乐自身的秩序性以及具有调节其他自然现象秩序的功能,《左传·昭公元年》医和认为五声不调则疾病生的理论就是建立在"五行""六气"基础上的。"阴阳""五行"的音乐治疗观往上可追溯到上古农耕时代的自然观和殷商时期的五方观念,向后则影响了儒道两家音乐治疗的观念、理论和实践。儒家发展了节制中和的理性主义思想,用音乐修身养德,保持人与社会关系的和谐;道家继承了天人合一的自然观,用音乐养性悟道,追求人体内"小宇宙"和人体外"大宇宙"(自然)的协调。

1.1 象数思维的音乐理论

1.1.1 音乐起源思想

关于音乐起源的思想中有大量与"数"相关的论述,《管子·五行》:"昔黄帝以其缓急作五声,以政五钟。令其五钟,一曰青钟,大音。二曰赤钟,重心。三曰黄钟,洒光。四曰景钟,昧其明。五曰黑钟,隐其常。五声既调,然后作立五行,以正天时,五官以正人位。人与天调,然后天地之美生。"②音乐的美源自与自然的共振和谐,五声之音能促进宇宙和谐,通过五声、五行、五官的互相调和,使得"人与天调"。《左传·昭公二十年》记载晏子的言论:"声亦如味。一气、二体、三类、四物、五声、六律、七音、八风、九歌,以相成也。"③这一思想是源于"易"文化的象数思维模式的体现,《易传》记载有"天地之数""大衍之数""乾坤策数"等,其中"天地之数"为:"天一,地二,天三,地四,天五,地六,天七,地八,天九,地十。天数五,地数五,五位相得而各有合。天数二十有五,地数三十,凡天地之数五十有五,此所以成变化而行鬼神也。"④《易经》认为天为奇数、阳数,即一、三、五、七、九,地为偶数、阴数,即二、四、六、八、十,天数五个数相加为二十五,地数五个数相加为三十,数字不仅与自然现象相关,通过数字还能把色、味、声、时等天地人事联系对应起来,如"一"为太极,本源为"气";"二"为天地,即"阴阳";"三"为三才,即"天地人";"四"为四时、四象;"五"为五行,引申为五方、五

---

① (战国)左丘明著,(三国吴)韦昭注,胡文波校点.国语[M].上海:上海古籍出版社,2015:84
② (唐)房玄龄注,(明)刘绩补注,刘晓艺校点.管子[M].上海:上海古籍出版社,2015:300
③ 郭丹,程小青,李彬源译注.左传[M].北京:中华书局,2019:1092
④ (魏)王弼注,(晋)韩康伯注,(唐)孔颖达疏,(唐)陆德明音义.周易注疏[M].北京:中央编译出版社,2013:367

声、五色;"六"为六节、阴爻,引申为六律、六气;"七"为七星、七音;"八"为八卦,引申为八风、八音、八方;"九"为阳爻,引申为九歌、九州、九宫。张介宾《类经·脉色类·三部九候》也论述了这种象数思维的衍生方式:"以天而言岁,则一岁统四季,一季统九十日,是天数之九也;以地而言为位,则戴九履一、左三右七、二四为肩、六八为足、五居中宫,是洛书之九也;以人而言事,则黄钟之数起于九,九而九之,是九九八十一分,以为万事之本,是人事之九也。"①

1.1.2 音乐实践活动

在音乐实践活动中也运用一系列数字规定了音乐表演的规模和结构,《左传·隐公五年》记载了鲁隐公在为其庶母而建的庙宇落成之时准备上演乐舞《万》的时候,就乐舞的规模结构一事询问众仲,答曰:"天子用八、诸侯用六、大夫四、士二。夫舞所以节八音而行八风,故自八以下。"②这里的数字"八""六""四""二"指的是乐舞的行列,即八佾(八八六十四人)、六佾(六八四十八)、四佾(四八三十二人)、二佾(二八一十六人)。"八音"表示八种不同材料制成的乐器:"土曰埙,竹曰管,皮曰鼓,匏曰笙,丝曰弦,石曰磬,金曰钟,木曰柷敔,此谓八音也。"③"八风"原指自然八方之风,这里的"行八风"是说音乐可以调节自然之风,也就是可以调节阴阳、调和自然节气,也有把"八风"引申为"八音"之演奏,如《左传·襄公二十九年》记载吴国季札对周代乐舞的评论,其中有:"五声和,八风平,节有度,守有序,盛德之所同也。"④"八音"作为制造乐器的基本材质又和八卦相联系,所谓"法易八卦"也,"埙,坎音也;管,艮音也;鼓,震音也;弦,离音也;钟,兑音也;柷敔,乾音也"⑤。这里没有记载"笙""磬"对应的卦象,马国翰《御函山房辑佚书》在《乐记》亡佚之《乐器》篇中道:"原脱笙、磬二音,坤、巽二卦,当有'笙,坤音也;磬,巽音也'二句。"⑥

1.1.3 音乐律制

古代的声学和音乐律制理论更是直接体现了象数思维的天人合一的宇宙观,《淮南子·天文训》:"律历之数,天地之道也。"⑦周代已有了七声音阶和十二律,一个律就是一个半音,十二律就是十二个半音。十二律,也可看作测试音高

① (明)张介宾撰,郭教礼、张西相等主编.类经[M].西安:陕西科学技术出版社,1996:129
② 郭丹、程小青、李彬源译注.左传[M].北京:中华书局,2019:49
③ (清)陈立撰.吴则虞点校.白虎通疏证[M].北京:中华书局,1997:121
④ 郭丹、程小青、李彬源译注.左传[M].北京:中华书局,2019:1470
⑤ (清)陈立撰.吴则虞点校.白虎通疏证[M].北京:中华书局,1997:121
⑥ (清)马国翰.御函山房辑佚书[M].上海:上海古籍出版社,1990:66
⑦ 陈一平.淮南子校注译[M].广州:广东人民出版社,1994:135

的十二根长短不同的竹管，根据音高排列分别名为：黄钟、大吕、太簇、夹钟、姑洗、仲吕、蕤宾、林钟、夷则、南吕、无射、应钟。《吕氏春秋·仲夏纪·古乐》记载了十二律管的制作："昔黄帝令伶伦作为律。伶伦自大夏之西，乃之阮隃之阴，取竹于嶰溪之谷，以生空窍厚钧者，断两节间，其长三寸九分，而吹之以为黄钟之宫。吹曰舍少。次制十二筒。以之阮隃之下，听凤凰之鸣，以别十二律。其雄鸣为六，雌鸣亦六，以比黄钟之宫适合。"①除了律管，宫廷雅乐、钟磬之乐等都按照这一律制规范作乐，《国语·周语下》记载了伶州鸠回答周景王关于铸造大钟的律制问题："律所以立均出度也。古之神瞽考中声而量之以制，度律均钟，百官轨仪，纪之以三，平之以六，成于十二，天之道也。"②这里的"十二"就是"十二律"，"六"指以阴阳为基础的"六气"，"十二律"根据阴阳之别又可分为"六律六吕"，单数律名为"六气"之阳称"六律"，即黄钟、太簇、姑洗、蕤宾、夷则、无射，双数律名为"六气"之阴称"六吕"，即大吕、夹钟、仲吕、林钟、南吕、应钟，合称"六律六吕"。"十二律吕"源于六气，即为"天之道"，因此可以与自然之气，与天地、人事相通，"凡人神以数合之，以声昭之，数合声和，然后可同也"③。在古代社会农事活动极度依赖气候变化的特点下，为了进一步体现音乐与自然的关系及音乐调节自然的能力，十二律进而与十二月相配列，《吕氏春秋·音律》记载："大圣至理之世，天地之气，合而生风，日至则月钟其风，以生十二律。仲冬日短至则生黄钟，季冬生大吕，孟春生太簇，仲春生夹钟，季春生姑洗，孟夏生仲吕；仲夏日长至则生蕤宾，季夏生林钟，孟秋生夷则，仲秋生南吕，季秋生无射，孟冬生应钟。天地之风气正，则十二律定矣。"④《淮南子·天文训》进一步发展了《吕氏春秋》的宇宙图式，以五音六律配十日十二辰："音自倍而为日，律自倍而为辰，故日十而辰十二。""一律而生五音，十二律而为六十音，因而六之，六六三十六，故三百六十音以当一岁之日。"⑤数的结构更为紧密复杂，音乐与自然的关系更为密切，天人感应的色彩更加浓厚。

1.1.4 音乐与健康

在五行、六气、律吕、自然、人事、乐事等对应关系下，首次提出了音乐与情绪、音乐与健康关系的是先秦时期的医和与子产，奠定了阴阳五行学说下的音乐治疗观和养生观。《左传·昭公元年》记载医和的言论："天有六气，降生五味，

---

① 许维遹，梁运华.吕氏春秋集释[M].北京：中华书局，2018：119-122
② 陈桐生译注.国语[M].北京：中华书局，2015：141
③ 陈桐生译注.国语[M].北京：中华书局，2015：145
④ 许维遹，梁运华.吕氏春秋集释[M].北京：中华书局，2018：136
⑤ 陈一平.淮南子校注译[M].广州：广东人民出版社，1994：135

发为五色,征为五声,淫生六疾。六气曰阴、阳、风、雨、晦、明也。分为四时,序为五节,过则为灾。"①《左传·昭公二十五年》记载郑国子大叔应用子产的言论:"民有好、恶、喜、怒、哀、乐,生于六气。是故审则宜类,以制六志。哀有哭泣,乐有歌舞,喜有施舍,怒有战斗。……哀乐不失,乃能协于天地之性,是以长久。"②医和把不符合"天之道"的"淫声"归结为导致灾害和致病的因素之一,子产论述了"六气"即情绪和健康的利害关系,只有"哀乐不失",才能一方面保持个人身体健康长寿,另一方面也使社会长治久安、民心和顺。《周礼·天官》:"疾医,掌养万民之疾病。……以五味、五谷、五药养其病,以五气、五声、五色视其死生。"③在规定的"疾医"的职责中就包括通过对声音的监测来诊断疾病。董仲舒的《春秋繁露·五行五事》虽未直接论述五音与健康的关系,但通过取象比类的推演方式描述了五音与五行的关系:"王者与臣无礼,貌不肃敬,则木不曲直,而夏多暴风,风者,木之气也,其音角也,故应之以暴风;王者言不从,则金不从革,而秋多霹雳,霹雳者,金气也,其音商也,故应之以霹雳;王者视不明,则火不炎上,而秋多电,电者,火气也,其音徵也,故应之以电;王者听不聪,则水不润下,而春夏多暴雨,雨者,水气也,其音羽也,故应之以暴雨;王者心不能容,则稼穑不成,而秋多雷,雷者,土气也,其音宫也,故应之以雷。"④从"王者"的貌、言、视、听、心的不同状态比附气候、五行、五音的变化,为五音与五脏的关系划下了间接的等号,《黄帝内经》将"五音"与"五脏"的气化现象结合起来,用以测知、调理人的生理、病理变化:"肝木在音为角,心火在音为徵,脾土在音为宫,肺金在音为商,肾水在音为羽。"⑤《史记·乐书》将五行、五音、五脏比附对应在一起,意在强调音乐对人的身心和德行的影响作用:"故宫动脾而和正圣,商动肺而和正义,角动肝而和正仁,徵动心而和正礼,羽动肾而和正智。"⑥

从历史的发展看,"阴阳""五行"的概念内涵经历了一个从实体到抽象、从一般到哲学的转变,从早期用"背阴朝阳"解释阴阳,用五种实在物体解释五行,慢慢转变为阴阳二气的辩证关系,五种不同事物的属性变化,再逐渐抽象为元气论和五行象数思维模式,"阴阳"是宇宙万物生成的变化之源,"五行"则是复杂

---

① 郭丹,程小青,李彬源译注.左传[M].北京:中华书局,2019:1575
② 郭丹,程小青,李彬源译注.左传[M].北京:中华书局,2019:1967
③ 林尹.周礼今注今译[M].北京:中国建筑工业出版社,1985:46-47
④ (汉)董仲舒撰,(清)凌曙注.春秋繁露(全三册)[M].北京:中华书局,1975:487-491
⑤ 山东省中医研究所研究班编.黄帝内经素问白话解[M].北京:人民卫生出版社,1958:32-34
⑥ (汉)司马迁撰.韩兆琦评注.史记[M].长沙:岳麓书社,2012:323

现象背后的联系和规律。"阴阳""五行"的音乐治疗观，不是简单机械的对应与比附，是传统哲学语境下的自然观、宇宙观在音乐与健康关系中的体现。下文附五音、五行、十二律与自然、人事、乐事之间的关系表，见表2-1。

表2-1　五音、五行、十二律与自然、人事、乐事关系表

五行	五时	五脏	五音	十二律	十二月	自然	农事	乐事
木	春	肝	角	太簇	孟春（正月）	阳气始生，东风解冻，蛰虫始振	行籍田礼，修封疆，令农发土，无或失时	命乐正入学习舞
				夹钟	仲春（二月）	雷乃发生，始雨水	无以大事以妨农功，宽裕和平，行德去刑	上丁，命乐正入舞舍采，天子率三公九卿诸侯往视之
				姑洗	季春（三月）	阳气发泄，生者毕出，甘雨至	修利堤防，导达沟渎，劝蚕事	是月之末，择吉日，大合乐，天子率三公九卿诸侯大夫亲往视之
火	夏	心	徵	仲吕	孟夏（四月）	物类继长增高	劳农劝民，无或失时，农乃升麦，蚕事即毕	乃命乐师习合礼乐，天子饮酎，用礼乐
				蕤宾	仲夏（五月）	日长至，阴阳争，生死分，蝉始鸣	农乃登黍，身欲静无躁，止声色，薄滋味，退嗜欲	命乐师修鞀鞞鼓，均琴瑟管箫，执干戚戈羽，调笙竽埙篪，饬钟鼓柷敔，大雩帝，用盛乐
				林钟	季夏（六月）	凉风始至，土润溽夏，大雨时行，阴将始刑	无举大事以摇荡于气，无发令而干时以妨神农之事	
土	长夏	脾	宫	黄钟之宫	中央			
金	秋	肺	商	夷则	孟秋（七月）	凉风至，白露降，寒蝉鸣	始用刑戮，农乃升谷，始收敛	
				南吕	仲秋（八月）	凉风生，雷乃始收声，阳气日衰，水始涸	趣民收敛，劝种麦	天子乃傩，御佐疾，以通秋气
				无射	季秋（九月）	候雁来，菊有黄华，霜始降，草木黄落	百官贵贱无不务入，农事备收	上丁，入学习吹

续表

五行	五时	五脏	五音	十二律	十二月	自然	农事	乐事
水	冬	肾	羽	应钟	孟冬（十月）	水始冰，地始冻，阴阳不通，闭而为冬	劳农夫以休息之，令百官谨盖藏	
				黄钟	仲冬（十一月）	日短至，阴阳争，诸生荡，阳气且泄	去省色，禁嗜欲，安形性，事欲静，以待阴阳之所定	
				大吕	季冬（十二月）	雁北乡，冰方盛，数将几终，岁将更始	专于农民，无有所使，以待来岁之宜	命乐师大合吹而罢

1.2　沟通天人的古琴音律

古琴在传统文化中有着特殊的地位，是一种文化符号的象征，《宋史·卷一百四十二·乐志》："赜天地之和者莫如乐，畅乐之趣者莫如琴。八音以丝为君，丝以琴为君。众器之中，琴德最优。《白虎通》曰：'琴者，禁止于邪，以正人心也。'宜众乐皆为琴之臣妾。然八音之中，金、石、竹、匏、土、木六者，皆有一定之声……惟丝声备五声，而其变无穷。"[①]在所有的古代乐器中，古琴不仅代表着高尚的品德志趣，在音乐的表现力上也比其他乐器更丰富，这里的"五声"指宫、商、角、徵、羽，"其变无穷"指其在十二律吕的结构下具有丰富的调式色彩，并能灵活进行转调的变化，所以有"左琴右书""君子无故不撤琴瑟"之说。自古文人入仕则操琴修身、齐家治国，出仕则以琴养生、遨游太和，即所谓"达则兼善天下，穷则独善其身"，儒家聚焦琴乐所代表的理性、道德对人的塑造，道家关注琴声沟通天地、使人得"道"得"寿"，无论是儒家还是道家，都重视古琴对人的外在形态、精神气质与平和情绪的影响，甚至在同一首古琴曲中出现分别包含着儒道两家的养生思想，如《流水》一方面表现为儒家"以物比德"的养生思想，"知者乐水，仁者乐山，知者乐，仁者寿"，另一方面则是表现道家"天人合一"的自然观和宇宙观。

1.2.1　器物层面的天人合一

古琴从起源、制作、律制、声学等器物层面上就被赋予了表现阴阳、五行、八

---

① （元）脱脱等. 宋史（点校本）· 第十册 [M]. 北京：中华书局，1975：3341

卦等天人合一思想。桓谭《新论·琴道》："昔神农氏继宓羲而王天下,亦上观法于天,下取法于地,近取诸身,远取诸物,于是始削桐为琴,绳丝为弦,以通神明之德,合天地之和焉。琴长三尺六寸有六分,象期之数;厚寸有八,象三六数;广六寸,象六律。上圆而敛,法天;下方而平,法地;上广下狭,法尊卑之礼。琴隐长四寸五分,隐以前长八分。五弦,第一弦为宫,其次商、角、徵、羽。文王武王各加一弦,以为少宫、少商。下徵七弦,总会枢要,足以通万物而考治乱也。"①这是关于古琴起源和构造的重要描述,不仅精确记录了古琴的形制,还表现了古琴器物文化的象数思维特点,之后的文献都延续认可甚至直接引用了桓谭的这段文字。古琴弹奏的基本技法"散音""按音""泛音",也象征着"天地人",高濂《遵生八笺·燕闲鉴赏笺》道:"泛声应徵取音,不假按抑,得自然之声,法天之音,音之清者也;散声以律吕应于地,弦以律调次第,是法地之音,音之浊者也;按声抑扬于人,人声清浊兼有,故按声为人之音,清浊兼备者也。"②这一"近取诸身,远取诸物"思想显然是来自《周易》,与中医意象思维模式不谋而合,古琴文化中的"天人合一""天人感应"观念也是古琴被认为能修身养性的重要因素。

1.2.2　演奏状态的天人合一

古琴演奏的环境、姿态、心境等方面的要求是"天人合一"养生思想的外化表现。最理想的古琴演奏环境一定是风清月朗、宁静致远、三两知己,并能与自然宇宙产生共鸣的场域,如"露下弹琴""对月弹琴""焚香弹琴""对花弹琴""弹琴舞鹤""临水弹琴",并强调"清""静"之境,即使是焚香对花,也要选择香味清淡而少烟者,若是对着浓香妖艳的气味色彩便破坏了弹琴的淡雅旨趣,临水弹琴也不能临着瀑布急流,潺湲小溪、澄静池沼、微风游鱼才能体会到琴音与天地合一的境界。"凡鼓琴必择净室高堂,或升层楼之上,或于林石之间,或登山巅,或游水湄,值二气高明之时,清风明月之夜,焚香净坐,心不外驰,气血和平,方可于神灵和,与道和妙。不遇知音则不弹也;如无知音,宁对清风明月、苍松怪石、颠猿老鹤而鼓耳。是为自得其乐也。"③这段朱厚爝《风宣玄品·鼓琴训论》的文字后被《红楼梦》引用,不仅描述了古琴演奏的姿态,要端坐才能静心,摇头晃体、张口踞足、笑谈作势便无法进入演奏的虚静境界,更不能起到养生的效果;弹琴的环境要"净",甚至要求在弹奏之前洗手、更衣、扫室,在窗明几净的环境下演奏才能心情平和,有益健康;弹

---

① (汉)桓谭.新论[M].上海:上海人民出版社,1977:63
② (明)高濂.雅尚斋遵生八笺·卷十五[M].1591(明万历十九年)刻本
③ 中国艺术研究院音乐研究所,北京古琴研究会编.琴曲集成第二册·风宣玄品[M].北京:中华书局,2012:15

琴须有知音,这就阐明了音乐的"表达""沟通"功能,但是知音难遇,与其对牛弹琴,不如对清风明月、苍松怪石、颠猿老鹤而弹,其实质就是与自己的内心"沟通",将内心深处的情绪宣泄给"天地",与"天地"对话而进入天人合一、自得其乐的境界。蔡仲德先生在《中国音乐美学史》里说:"中国古代文人大多得意时主张礼乐治国,失意时以琴养生,以琴自娱。"①道出了中国文人古琴养生的特点——内外兼顾、儒道兼修,即注重协调人体自身的生理和心理健康,也关注人与自然的和谐,以及人与人、人与社会的关系,体现了现代医学模式和生态医学模式的理念。

1.2.3 从古琴律学到五行音乐疗法

由于古琴的形制特点决定了古琴音域宽广、音色丰富,仅弹奏散音就齐备"宫商角徵羽"五个音,并且能在五个调式中自由转调,即所谓"丝声备五声,而其变无穷",所以古琴的律制在中国古代律学中占有非常重要的地位,再加上阴阳五行思想将天文、音律、四时、五行、五音等连接成一张关系网,音律的变化就可以用来解释自然万物和人体内部的变化,《内经》的五音疗疾理论就和音律学关系密切。根据《乐记》记载:"天下大定,然后正六律,和五声,弦歌《诗》《颂》。"②可见律与五声之间的关系,是先定律,在规定了律吕的基础上,才能和五声。中国最早提出音乐与医学关系思想的春秋时期的医和,就是从音律的视角展开论述的,元代律学家陈敏子在《琴律发微》中具体阐释道:《春秋左氏传》述医和之言,谓先王之乐有五节,迟速本末以相及,中声以降,五降之后不容弹矣。于是有烦手淫声,慆堙心耳,乃亡平和,君子弗听也。是数言者,实作乐之条贯。乐主和,发而皆中节,谓之和,故乐有五节。五节者,十二律之中又以五声为之节也。五者之相应,有迟有速有本有末,盖未有不相及者,要必皆中乎节,然后乐之声始和。黄钟为中声,十二律之声皆起于黄钟,故皆得为中声。还宫之法,十二律皆可为宫。黄钟为宫,三分损一为林钟,为徵;林钟三分益一为太簇,为商;太簇又损一为南吕,为羽;南吕又益一为姑洗,为角;此五节相生之先后也。至于五节所处之定位,则自黄钟而太簇,太簇而姑洗,姑洗而林钟,林钟而南吕,为宫商角徵羽。太簇之律短于黄钟,姑洗又短于太簇,林钟又短于姑洗,南吕又短于林钟,此所谓五降也。他律之为宫可以类推。古乐所用不出于五降之

---

① 蔡仲德.中国音乐美学史[M].北京:人民音乐出版社,2005:619
② 王文锦.礼记译解[M].北京:中华书局,2017:493

中。"①使人健康的音乐一定具有"和"的特征，音乐的"和"可以表现为"五节"，"五节"就是在十二律的律制之下由"五声"的相应相和决定的，所以这里的"五节"可以理解为"五声"，即"宫商角徵羽"。十二律又以黄钟为中声，陈敏子根据三分损益律的方法算出"五节"相生的顺序，又得出"五降"的规律，医和说的"先王之乐"就在这"五节""五降"之中，"五降"之后的音乐，就属于"烦手淫声"、有害健康的音乐了。值得注意的是，"十二律皆可为宫"和"他律之为宫可以类推"这两句，就说明了"宫商角徵羽"只是相对音高，而不是绝对音高，只有规定了律吕的五声，才是具有绝对音高的旋律。见表2-2十二律皆可为宫的具体图表，左侧第一列为十二律律名，第一行为五声名，从黄钟律开始，黄钟为宫的话，太簇就为商，姑洗就为角，林钟则为徵，南吕则为羽。换另一个律为宫的话，便以此类推。

表2-2　十二律皆可为宫

十二律	五声				
	宫	商	角	徵	羽
黄钟	黄钟为宫	太簇之商	姑洗之角	林钟之徵	南吕之羽
大吕	大吕为宫	夹钟之商	仲吕之角	夷则之徵	无射之羽
太簇	太簇为宫	姑洗之商	蕤宾之角	南吕之徵	应钟之羽
夹钟	夹钟为宫	仲吕之商	林钟之角	无射之徵	黄钟之羽
姑洗	姑洗为宫	蕤宾之商	夷则之角	应钟之徵	大吕之羽
仲吕	仲吕为宫	林钟之商	南吕之角	黄钟之徵	太簇之羽
蕤宾	蕤宾为宫	夷则之商	无射之角	大吕之徵	夹钟之羽
林钟	林钟为宫	南吕之商	应钟之角	太簇之徵	姑洗之羽
夷则	夷则为宫	无射之商	黄钟之角	夹钟之徵	仲吕之羽
南吕	南吕为宫	应钟之商	大吕之角	姑洗之徵	蕤宾之羽
无射	无射为宫	黄钟之商	太簇之角	仲吕之徵	林钟之羽
应钟	应钟为宫	大吕之商	夹钟之角	蕤宾之徵	夷则之羽

这就不由得让人对《内经》"五音疗疾"和"五音配五脏"的理论产生疑惑，如《素问·金匮真言论》："入通于肝，藏精于肝，其音角；入通于心，藏精于心，其音徵；入通于脾，藏精于脾，其音宫；入通于肺，藏精于肺，其音商；入通于肾，藏精于

---

① 中国艺术研究院音乐研究所，北京古琴研究会编.琴曲集成第五册·琴书大全[M].北京：中华书局，2012：75

肾,其音羽。"①仅就"宫商角徵羽"五个音来说,在不同的律吕上具有不同的音高,即不同的振动频率,如何对应五脏呢? 既然"五音"不是绝对音高,又如何用五行生克规律进行中医的辨证施治呢?

作为一门具有跨学科性质的研究,本书尝试运用交叉学科的视野和方法,从中医学、音乐学和文化人类学角度对"五音疗疾"的内涵展开多层次、多维度的解读,回归该理论的传统文化语境,挖掘其现代医学价值。

1.3   五行音乐疗法的多层思维

首先从微观层看,"宫商角徵羽"是五行这张囊括了天文、地理、自然、人事等复杂网络的有机组成部分,也是中医学阴阳五行理论的组成部分,这一层次的"五音"在中医五行系统中不仅对应"五脏",还对应"五志"即"喜怒思悲恐"和"五声"即"呼笑歌哭呻"等,当然这一层次的"五音"并没有上升到音乐作品的层面,但却是五音五行理论的物质基础。从音乐音律学的角度来说,中国历朝历代都会更改历法、度量衡和音律的标准,不同的朝代规定了严格的音与音之间的比例和度量关系,因此在"五行"理论中"五音"这一符号体系才具有和谐、秩序、比例和关系等象征意义,而这个象征意义就是"五音疗疾"的方法论基础。

其次从中观层看,"五音"指若干个音按照一定的音程关系组织在一起的有机体,即五种调式,为宫调式、商调式、角调式、徵调式、羽调式,这五种调式在联觉和通感的作用下可以抽象为五种不同的音乐色彩。中医学中"五音疗疾"的理论和实践,更接近于对音乐调式色彩的描述,如施发《察病指南》提出五音的表情色彩性质:角声应肝"悲而和雅",徵声应心"雄而清明",宫声应脾"慢而缓大",商声应肺"促而清泠",羽声应肾"沉而细长",并将这一理论运用到判断五脏病机的转变和六腑疾病的虚实上②;《类经附翼》从琴弦的长度和音乐色彩的角度对五音进行描述:宫为"极长极下极浊",徵为"次短次高次清",商为"次长次下次浊",羽为"极短极高极清",角为"长短高下清浊之间"③。

从音乐学角度分析,由于每个调式存在不同的音程结构,因此听觉上就具有明亮刚健、暗淡柔和的色彩差异,如宫色彩,明亮而刚健;羽色彩,暗淡而柔和;徵色彩,介于宫色彩与羽色彩之间。茅原教授把中国传统五声调式的色彩归纳为

①   山东省中医研究所研究班编. 黄帝内经素问白话解[M]. 北京:人民卫生出版社,1958:25-26
②   (宋)施发. 察病指南[M]. 上海:上海卫生出版社,1957:55-56
③   (明)张介宾. 类经图翼[M]. 北京:人民卫生出版社,1958:252

"宫色彩""徵色彩""羽色彩"三种①，其依据是把宫音固定在某一个律上，即宫音不变的情况下，构成"宫商角徵羽"五种调式，将这五种调式的音列以三个音为一组，显示出三种不同的排列：第一，下方大二度加大二度，为宫色彩，类似自然大调式，明亮而刚健；第二，下方小三度加大二度，为羽色彩，类似自然小调式，暗淡而柔和；第三，下方大二度加小三度，为徵色彩，介于宫色彩与羽色彩之间。每一种调式分别具有两种不同的调式色彩，这就决定了中国五声调式音乐具有色彩的丰富性和多层次的复杂性，如以 C 为宫的调式为例，宫调式的下方三音列为宫色彩，上方三音列为徵色彩；商调式的下方三音列为徵色彩，上方三音列为羽色彩；角调式的下方三音列为羽色彩，上方三音列为宫色彩；徵调式的下方三音列为徵色彩，上方三音列也为徵色彩；羽调式的下方三音列为羽色彩，上方三音列也为羽色彩。按照下方音列比上方音列更重要的原则，可以将"宫商角徵羽"五个调式作一个色彩明暗程度的排列，从明亮到暗淡依次为：宫调式——角调式——徵调式——商调式——羽调式。见谱例 2-1。

谱例 2-1　五声调式色彩

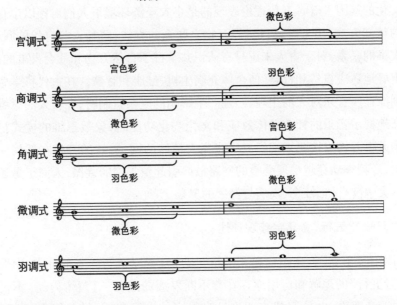

这五种调式色彩的变化，也比较符合古代文献中对五音的描述，"如宫商角徵羽五调不转弦，但宫调则和而且平，商调清凉而韵短，角徵二调则缓而颇有伤

---

① 茅原.五声性调式的辨识与思维[J].南京艺术学院学报(音乐与表演版),1990(4)：21-35

叹之意,羽调则声怨,皆得其体"①。《史记·刺客列传》记载荆轲刺秦之前的歌声,也提到了调式色彩的变化,并把这种变化与情绪的戏剧性变化相联系,揭示了五音五声的表情性特征,这里的"羽声慷慨"可以理解为极暗淡的色彩和悲壮的情绪:"太子及宾客知其事者,皆白衣冠以送之。至易水之上,既祖,取道,高渐离击筑,荆轲和而歌,为变徵之声,士皆垂泪涕泣。又前而为歌曰:'风萧萧兮易水寒,壮士一去兮不复还!'复为羽声慷慨,士皆瞋目,发尽上指冠。"②"宫商角徵羽"所代表的五种明暗程度不同的音乐色彩,通过艺术的"联觉"感知和中医"意象"思维的作用,不仅在传统文化阴阳五行的网络上连接共振,而且明暗刚柔的音乐属性亦对人产生心理和生理影响,即所谓"同声相应,同气相求"。

最后从宏观层次看,"五音疗疾"体现了中国传统哲学的思维方式。阴阳五行思想是中医"五音疗疾"赖以形成的物质和理论基础,但是其理论的模糊性、无法实证性,只强调共性不强调特殊性等特点,也使该理论不断受到抨击和诘难。五音五行理论受到《周易》文化影响,在思维方法上是象数思维模式,在认识论上是整体认知方法,具有天人合一的价值观和自然观特征,代表着中华优秀传统文化的基因。五音五行理论表现的是小农经济环境下人们对赖以生存的大自然的认知方式,用来解释自然界万物之联系的方法,解释人与自然的联系、自然与人事的联系,对于古人来说只有认识并掌握了自然万物和社会人事的规律,才能更好地适应自然和社会,使个体充满生机、健康和智慧。在古代科学暂时还达不到能证实音乐对人的生理、心理产生影响的复杂机制时,在古人的思维还不能清晰地揭示音乐的社会群体效应和文化濡化功能时,象数思维的模式把音乐和周围万事万物连接起来编织成一张庞大精妙的网,美妙的音乐在任何一个角落奏响,音频震动穿越层层叠叠的网路最终引起整张网的共振,人们正是通过这些共振去解读自然、社会、疾病与健康的奥秘。

1.4   "阴阳""五行"音乐治疗观评述

"阴阳""五行"音乐治疗和音乐养生观是中医学五行体系的分支,中医学对于"五音五行"的理解和运用亦存在着不断发展的过程。《黄帝内经》不仅最早阐述了五音理论,也是记载该理论最为丰富的中医典籍,虽然提出了"五脏相音""五音建运""五音闻诊"的理论,但其具体内涵和临床运用方法并不明朗,后

---

①   范煜梅.历代琴学资料选[M].成都:四川教育出版社,2013:98
②   (汉)司马迁撰.韩兆琦评注.史记[M].长沙:岳麓书社,2012:1206

世医家注解和非经类医书，对此都有进一步的阐发，并显示出越来越注重临床应用的倾向，如《备急千金要方》在五音、五声、五志对应的基础上，加入了五种乐器的对应："角音人者，主肝声也，肝声呼，其音琴，其志怒……徵音人者，主心声也，心声笑，其音竽，其志喜……宫音人者，主脾声也，脾声歌，其音鼓，其志愁……商音人者，主肺声也，肺声哭，其音磬，其志乐……羽音人者，主肾声也，肾声呻，其音瑟，其志恐。"①施发在《察病指南》中根据"五脏相音，可以意会"这一理论提出五音的表情性质，在这一基础上总结出各个脏器的病理状态："声悲是肝病""声雄是心病""声慢是脾病""声促是肺病""声沉是肾病"，并将这一理论运用到判断五脏病机的转变和六腑疾病的虚实上。②《类经附翼》从琴弦的长度和音乐色彩的角度对五音进行描述③；当代医家干祖望发展了五音闻诊理论，干老的五音理论，既不是五个音，也不是五个调，而是抽象成不同的声音属性，从音色音调音高音域角度查看病理状态："音调属足厥阴，凭高低以衡肝气之刚怯；音量属于太阴，别大小以权肺之强弱；音色属足少阴，察润枯以测肾之盛衰；音域属足太阴，析宽窄以蠡脾之盈亏。肝刚、肾盛、脾盈，则丹田之气沛然而金鸣高亢矣。"④

　　从文化人类学的文化相对论和文化多元论来看，阴阳五行的音乐治疗观正是使中医音乐治疗区别于其他文化的音乐治疗的特征，是中医音乐治疗本土文化价值的体现，也是医疗民族音乐学的内容。对待阴阳五行音乐治疗观的态度，应该秉持客观理性，不过分夸大盲目自信，更不应该由于现阶段遇到科学无法解释的问题就轻易抛弃或否定。中医阴阳五行不是还原论的机械运动，不能把五音五脏还原为一一对应的机械关系，认为某一个音治疗某个脏器，某一首乐曲就能治疗某种病症，这恰恰违背了中医辨证思维的方法。阴阳五行音乐治疗观强调的是有机的气化运行，应该从更高的哲学的层次上去认识这种普遍联系的意象思维方法。文化是相对的、多元的，音乐治疗的科学性固然需要循证医学式的精密临床数据，更需要具有历史文献的解读和文化语境的剖析，需要哲学层面的阐释和文化人类学的视野。

　　从哲学思维上，阴阳五行音乐治疗观强调各个部分之间的功能关系，对每个部分的认识都应该放入与其他部分的联系和变化中去考查，而不能简单地把整

---

① （唐）孙思邈撰，鲁兆麟等点校.备急千金要方［M］.沈阳：辽宁科学技术出版社，1997：171-285
② （宋）施发.察病指南［M］.上海：上海卫生出版社，1957：55-56
③ （明）张介宾.类经图翼［M］.北京：人民卫生出版社，1958：252
④ 严道南，干祖望."五音"与五脏［J］.中医药学报，1988（1）：1-2

体还原割裂为部分,比如仅仅把"五音疗疾"理解为用某个音、某个调式去配对或去治疗某个脏器,这是机械的还原论思维,违背了中医辨证思维的准则。五行理论把握的不是物质实体,而是这个实体表征后面的抽象功能。五行音乐治疗观念属于取象比类的整体思维,其抓取的"象"不仅是外表的"象",还是类别的"象",更是比类推衍的"象",《周易·系辞上》:"圣人立象以尽意,设卦以尽情伪,系辞焉以尽其言,变而通之以尽利,鼓之舞之以尽神。"①中国文化认为具有整体认知特征的意象、直觉式的思维方式比语言文字更能把握对象的本质,这一思想直接影响了儒家"以物比德"的养生观,如"仁者乐山,智者乐水,仁者寿,智者乐",以及道家的"无声之乐""无弦之琴"的音乐养生思想。

从中国传统文化的语境下看,阴阳五行观念是中医音乐治疗与音乐养生的重要的理论基础和临床运用指导,没有这一理论,中正平和、清微淡远的养生观念无从提起,更谈不上用音乐调节自然、社会、身心的中国文化核心的价值观——天人合一。正如张介宾所言:"律乃天地之正气,人之中声也……知律吕声音之道者,可以行天地人事也。律吕相感而声音生,天地万物之情,见于此矣。"②阴阳五行音乐治疗观是中华民族特有的宇宙自然、生命人事的哲学思维方法,体现了中国艺术追求"气韵生动""弦外之音"的精神内涵和美学倾向,是中国优秀传统文化的精髓,也是使中医音乐治疗区别于"他文化"音乐治疗的重要特征,把这一音乐治疗观念运用到当代中医音乐治疗的实践中,就必须回归阴阳五行音乐治疗观的传统文化语境,用文化人类学的视野理解这一文化的独特性和历史意义,从中挖掘出现代医学价值。

2 儒家文化语境下的音乐治疗观

2.1 礼乐养生观

儒家的礼乐思想为实现人的理想修养和社会秩序的良好运行规定了一系列的制度,"乐"依附于"礼",其终极目标是"礼"的实现,但"乐"与"礼"的并用正

---

① (魏)王弼注,(晋)韩康伯注,(唐)孔颖达疏,(唐)陆德明音义.周易注疏[M].北京:中央编译出版社,2013:372
② (明)张介宾.类经图翼[M].北京:人民卫生出版社,1980:407

是因为古人意识到音乐的社会功能、音乐对行为的控制、音乐影响人的心理机制和生理机制的作用。在礼乐思想发展的历史过程中，音乐作为艺术的本质特点和音乐与其他学科之间的联系被逐渐揭示，如音乐与社会的关系、音乐的生理快感和心理美感、音乐审美的功能、音乐与身心健康等。

礼乐养生的思想由来已久，《左传·昭公元年》记载春秋时期的医和以乐疗病的言论："先王之乐所以节百事也，故有五节，迟速本末以相及。中声以降，五降之后不容弹矣。于是有烦手淫声，慆堙心耳，乃忘平和，君子弗听也。物亦如之，至于烦，乃舍也已，无以生疾。君子之近琴瑟，以仪节也，非以慆心也。"①这里提到的"先王之乐"即"礼乐"，礼乐具有"节制""中和"特点，作为医者的医和把礼乐的这一特点与健康和致病因素结合起来，在阴阳五行学说的基础上，更强调了"节制"的重要性，不节制的音乐即"烦手淫声"，会使人心烦意乱，失去平和的心情，进而滋生疾病。此外还描述了具有节制中和特点的音乐的形态，"故有五节，迟速本末以相及"，就是指宫、商、角、徵、羽这五音各自遵守律吕的规范，不逾矩，音乐的速度、节奏、旋律都要适度有分寸，过度繁复激越的音乐就是"烦手淫声"，古琴音乐之所以被君子亲近，不是因为能感染情绪，而是因为其中和节制的特点符合礼仪规范，因此，医和音乐养生观的核心思想是"中"，因"中"而"和"，这与道家音乐养生的因"淡"而"和"的"淡和"思想有明显的区别。

乐教是儒家教育思想和实践的重要内容，儒家文化认为礼乐对贵族子弟的道德、身心、行为和仪态方面有重要的塑造作用，《礼记·文王世子》："凡三王教世子，必以礼乐。乐所以修内也，礼所以修外也。礼乐交错于中，发形于外，是故其成也怿，恭敬而温文。"②并作出一系列的规定，《礼记·内则》："十有三年学乐，诵《诗》，舞《勺》。成童舞《象》，学射御。二十而冠，始学礼，可以衣裘帛，舞《大夏》。"③礼乐的学习和实践几乎贯穿贵族教育的始终，其目的是培养内外兼修、身心健康、儒雅宽厚的品德，《礼记·经解》："其为人也，温柔敦厚而不愚，则深于《诗》者也；疏通知远而不诬，则深于《书》者也；广博易良而不奢，则深于《乐》者也。"④礼乐的教育价值核心就是节制与中庸，强调过犹不及，保持文质彬彬，庄重威严，《礼记·乐记》："礼乐不可斯须去身。致乐以治心，则易直子

---

① 杨伯峻.春秋左传注[M].北京：中华书局，1995：1221-1222
② 王文锦.礼记译解[M].北京：中华书局，2017：247
③ 王文锦.礼记译解[M].北京：中华书局，2017：357
④ 王文锦.礼记译解[M].北京：中华书局，2017：650

谅之心油然而生矣。易直子谅之心生则乐,乐则安,安则久,久则天,天则神。天则不言而信,神则不怒而威,致乐以治心者也。致礼以治躬则庄敬,庄敬则严威。"①由于重视音乐的教育功能、音乐对人的影响,儒家文化自然更进一步关注到了音乐与情绪、健康的关系。荀子"乐者乐也",首先肯定了音乐的功能之一是情绪的感染和精神的充实,但是音乐如果不节制,不仅道德会出问题,健康也会出问题,因此孔子赞《关雎》"乐而不淫,哀而不伤"(《论语·八佾》),不仅讲的是音乐的美学问题,也是个人修养和健康问题,要节制情绪,就先要节制音乐,所谓《诗》者中声之所止也(《荀子·劝学》)。后明末清初王夫之在《四书训义·论语》中将此明确解读为具有养生功能:"其唯《关雎》也,琴瑟钟鼓之乐、寤寐反侧之哀,为君子宫中之治言也,非男女之情也。故用之而为弦歌,其声和也,则无曼衍之音,其声幽也,则无凄惨之响。于以养人心之和,而辅之于正。美哉!无以加矣!先王以之移风易俗,学者以之调养心气,舍此其谁与归!"②虽然孔子与荀子没有直接表达礼乐对于健康的影响,但《汉书·艺文志》在此基础上将其表述为:"先王之作乐,所以节百事也。乐而有节,则和平寿考。及迷者弗顾,以生疾而殒性命。"③可以看作是与医和音乐治疗观念一脉相承的理论。

宋代司马光在《答景仁论养生及乐书》中明确提出礼乐除了政治教化功能外,还具有养生功用,"夫乐之用不过于和,礼之用不过于顺,二者非徒宜于治民,乃兼所以养生也……致乐以和其内,致礼以顺其外,内和则疾疢不生,外顺则灾患不至,疾疢不生则乐,灾患不至则安,既乐且安,志气平泰,精神清明,畅乎四支,浃乎百体,如此,则功何以不若伶伦、师旷,寿何以不若召康、卫武?医经、病原皆可焚,周髀汉斛皆可销矣。"④司马光认为"中和节制"的礼乐是通过内外兼修达到养生的目的,其越出礼乐的政治教化意义而关注礼乐对人的情绪和健康的积极作用,具有人文主义的光辉,但也不乏过于夸大了音乐治疗功能的言论,而这一夸大不妨看作是对"礼乐"的褒扬和儒家坚持以"礼"治家、治国、治天下的决心。与司马光不同,朱熹在其理学思想中,强调了"天理"和"人欲"的对立,相同的是两人都论述了礼乐的"养性"功能,不同的是司马光更多关注了音乐对身体健康的影响,朱熹强调了音乐对道德塑造的功效,《晦庵

---

① 王文锦.礼记译解[M].北京:中华书局,2017:499

② (明)王夫之.船山全书·四书训义[M].长沙:岳麓书社,1998:356

③ (汉)班固.汉书·卷三十[M].北京:中华书局,1999:1397

④ (宋)司马光.温国文正公文集·卷六十二[M]//四部丛刊初编·第804册,景常熟瞿氏铁琴铜剑楼藏宋绍兴刊本

集·卷六十五》："盖所以荡涤邪秽，斟酌饱满，动荡血脉，流通精神，养其中和之德，而救其气质之偏者也。……圣人作乐以养性情，育人材，事神祇，和上下，其体用功效广大深切如此。"①总的来说，儒家礼乐养生思想没有跳出"礼"的束缚，是理性主义美学思想在音乐治疗观念中的体现。

2.2　美善相"和"

儒家不仅把"和"的思想运用于伦理政治，还直接联系到养生健康，董仲舒《春秋繁露·循天之道》曰："能以中和养其身者，其寿极命。……此中和常在乎其身，谓之得天地泰。得天地泰者，其寿引而长。不得天地泰者，其寿伤而短。"②儒家音乐养生思想的"和"，既是音乐的结构要素，也是音乐的功能要素。儒家提倡的"美""善"范畴正是通过"和"的要素合而为一，"兴于诗，立于礼，成于乐"（《论语·泰伯》），尽善尽美的人生最高境界就是用音乐之"和"实现的。

早在春秋战国时期就有了对音乐属性、音乐结构的"和"的探讨，《国语·郑语》记载了史伯的一段言论："夫和实生物，同则不继。以他平他谓之和，故能丰长而物归之；若以同裨同，尽乃弃矣。故先王以土与金、木、水、火杂，以成百物。是以和五味以调口，刚四支以卫体，和六律以聪耳，正七体以役心，平八索以成人……声一无听，物一无文，味一无果，物一不讲。"③这虽是一段关于周朝即将衰败的议论，但从中见出"和而不同"的美学思想，"和"是音乐赖以存在的物理基础，"声一无听"，单一的声调不能成为音乐，音乐和五行、五味、万事万物一样，需"以他平他"才能"丰长而物归"，音乐有了五声、六律才能组成悦耳的曲调。贾谊《新书·卷八·六术》用律吕的度量关系解释了音乐的本源及其与天、地、人之间的关系："六律和五声之调，以发阴阳天地人之清声，而内合六行六法之道。是故五声：宫、商、角、徵、羽，唱和相应而调和，调和而成理谓之音。"④不同的音律由于"唱和相应""调和成理"，才成为美妙的音乐，才能与宇宙相合，与天地人相呼应。

晏婴把音乐的"和同"问题与养心养德联系起来，《左传·昭公二十年》："先

---

①　（宋）朱熹.晦庵集·卷六十五[M]//景印文渊阁四库全书·集部·第1145册，台北：台湾商务印书馆，1986

②　（汉）董仲舒.春秋繁露·卷十六[M]//景印文渊阁四库全书·经部·第181册，台北：台湾商务印书馆，1986

③　（战国）左丘明著，（三国吴）韦昭注，胡文波校点.国语[M].上海：上海古籍出版社，2015：347

④　（汉）贾谊著，于智荣译注.贾谊新书译注[M].哈尔滨：黑龙江人民出版社，2003：242

王之济五味、和五声也,以平其心,成其政也。声亦如味,一气、二体、三类、四物、五声、六律、七音、八风、九歌,以相成也,清浊、大小、短长、疾徐、哀乐、刚柔、迟速、高下、出入、周疏,以相济也。君子听之,以平其心,心平德和。故《诗》曰'德音不瑕'……若琴瑟之专壹,谁能听之? 同之不可也如是。"①晏婴从音乐的起源问题谈起,又列举了音乐的具体表现形态,诸如音高、音强、速度、节奏、情绪、音色、表情等,都是需要不同要素的"相成相济"才得以存在,其中更深刻的思想是提出诸如"清浊、大小、短长、疾徐、哀乐、刚柔、迟速"这些对立的因素经过音乐创作技法的丰富与高超最终到达统一,成为"心平德和"的音乐,探讨了音乐的形式美对音乐治疗的影响和作用。伶州鸠专门从音乐的度量问题谈"和",《国语·周语下》记载伶州鸠与周景王讨论铸大钟的对话:"臣闻之,琴瑟尚宫,钟尚羽,石尚角,匏竹利制,大不逾宫,细不过羽。夫宫,音之主也,第以及羽。圣人保乐而爱财,财以备器,乐以殖财。故乐器重者从细,轻者从大。是以金尚羽,石尚角,瓦丝尚宫,匏竹尚议,革木一声。夫政象乐,乐从和,和从平。"②伶州鸠把政治比作音乐,政治要像音乐一样和谐,即认为音乐是万事万物中最能体现"和"的事物,"大不逾宫,细不过羽",是从律吕关系和调式结构上规定了音乐的"和谐"特征。《吕氏春秋·适音》进一步深入阐述了音乐的度量之"和"与个体健康的关系:"胜理以治身则生全以,生全则寿长矣。……夫音亦有适。太钜则志荡,以荡听钜则耳不容,不容则横塞,横塞则振;太小则志嫌,以嫌听小则耳不充,不充则不詹,不詹则窕;太清则志危,以危听清则耳溪极,溪极则不鉴,不鉴则竭;太浊则志下,以下听浊则耳不收,不收则不抟,不抟则怒,故太钜、太小、太清、太浊皆非适也。"③这里的"胜理以治身"的"理",可以理解为音乐的"和"与"适",适合的不偏不倚的音乐,才能修养身体,使人健康长寿,太大的声音耳朵无法承受,心情也会不平和;太小的声音听不见而使人心生疑惑,内心不充实;音区太高的声音太刺耳,耳朵受到刺激则心绪不宁;音区太低的声音浑浊不清,不仅听不见而且没有美感,心生愤怒。

就音乐本体结构要素的"和"来说,它既是音乐振动频率的物理之"和",也是五音十二律的度量之"和",既是调式调性的音律之"和",也是张弛有序的结构之"和",儒家文化已经认识到这些"和"的要素能对人的心理、生理产生影响,

①　杨伯峻. 春秋左传注[M]. 北京:中华书局,1995:1402
②　(战国)左丘明著,(三国吴)韦昭注,胡文波校点. 国语[M]. 上海:上海古籍出版社,2015:83-84
③　许维遹,梁运华. 吕氏春秋集释[M]. 北京:中华书局,2018:116

进而引申出音乐具有的社会功能之和,《礼记·乐记》:"乐在宗庙之中,君臣上下同听之则莫不和敬;在族长乡里之中,长幼同听之则莫不和顺;在闺门之内,父子兄弟同听之则莫不和亲。故乐者,审一以定和,比物以饰节,节奏合以成文,所以合和父子君臣、附亲万民也。是先王立乐之方也。"①音乐的社会功能体现在"和敬""和顺""和亲",且使用的范围和场合非常广泛,不同的受众和不同的场合产生不同的效果,但其核心功效就是"和"。孟子的与民同乐思想从另一个角度揭示了音乐之"和"具有交流、表达、沟通的社会性特点,《孟子·梁惠王下》:"今王鼓乐于此,百姓闻王钟鼓之声、管籥之音,举疾首蹙额而相告曰:'吾王之好鼓乐,夫何使我至于此极也? 父子不相见,兄弟妻子离散。'今王田猎于此,百姓闻王车马之音,见羽旄之美,举疾首蹙额而相告曰:'吾王之好田猎,夫何使我至于此极也? 父子不相见,兄弟妻子离散。'此无他,不与民同乐也。今王鼓乐于此,百姓闻王钟鼓之声、管籥之音,举欣欣然有喜色而相告曰:'吾王庶几无疾病与,何以能鼓乐也?'今王田猎于此,百姓闻王车马之音,见羽旄之美,举欣欣然有喜色而相告曰:'吾王庶几无疾病与,何以能田猎也?'此无他,与民同乐也。"②孟子虽是借音乐来表达他的政治思想,但已经触及了音乐审美活动的社会性和审美认同的问题,人民只有认同了王是一位德才仁厚的明君,才会认同他的音乐行为,才会一起享受到音乐的美好与快乐,这虽是为了维护古代君王的统治而鼓励集体艺术活动,但其审美认同和人格认同的观念对当代音乐治疗中如何建立音乐治疗师和患者之间的信任关系有借鉴意义。《国语·周语下》记载了单穆公从反面论述音乐之和与社会之和:"若视听不和,而有震眩,则味入不精,不精则气佚,气佚则不和。于是乎有狂悖之言,有眩惑之明,有转易之名,有过慝之度。出令不信,刑政放纷,动不顺时,民无据依,不知所力,各有离心。上失其民,作则不济,求则不获,其何以能乐?"③认为不和的音乐会使人耗散元气,口出狂妄之语,以至于民心离乱、社会动荡,这个古老的音乐健康观与现代医学模式的"生理—心理—社会"模式如出一辙。

2.3 仁义道德观

"大乐与天地同和,大礼与天地同节"(《礼记·乐记》),通过音乐的"和",

---

① 王文锦.礼记译解[M].北京:中华书局,2017:502
② (战国)孟子,牧语译注.孟子[M].南昌:江西人民出版社,2017:23-24
③ (战国)左丘明著,(三国吴)韦昭注,胡文波校点.国语[M].上海:上海古籍出版社,2015:82

儒家把艺术的"美"和道德的"善""仁""义"融合到一起,孔子曰:"人而不仁,如礼何? 人而不仁,如乐何。"(《论语·八佾》)提出音乐与仁德、美与善的关系命题,孟子进一步发展了这个观点,《孟子·离娄上》:"仁之实,事亲是也;义之实,从兄是也;智之实,知斯二者弗去是也;礼之实,节文斯二者是也;乐之实,乐斯二者,乐则生矣;生则恶可已也,恶可已,则不知足之蹈之手之舞之。"[①]音乐的本质是表现仁和义,但孟子的前提是音乐在表现难以抑制的喜乐之情,因此音乐表现的仁和义,也是喜乐之情之下的仁和义。《史记·乐书》:"故闻宫音,使人温舒而广大;闻商音,使人方正而好义;闻角音,使人恻隐而爱人;闻徵音,使人乐善而好施;闻羽音,使人整齐而好礼。"[②]用五行、五音的观念阐释了音乐的美善相合,音乐能使人达到的道德境界。《史记·孔子世家》记载孔子被困于陈蔡之间:"不得行,绝粮。从者病,莫能兴,孔子讲诵弦歌不衰。"[③]危难之时,用音乐慰藉心灵,不仅是一种道德境界,更是一种人生境界和生命哲学,这一记载亦分别见于《庄子》的《山木》与《让王》。《礼记·檀弓》记载孔子死前犹有泰山、梁木之歌:"孔子蚤作,负手曳杖,消摇于门,歌曰:'泰山其颓乎! 梁木其坏乎! 哲人其萎乎!'即歌而入,当户而坐。……盖寝疾七日而没。"[④]面对死亡用音乐的美和善选择了一个更有意味的生命仪式,这些面对生的哲学与面对死亡的洒脱,可以看作是临终音乐治疗,对今天的临终医学有极大的借鉴意义。《论语·先进》:"莫春者,春服既成,冠者五六人,童子六七人,浴乎沂,风乎舞雩,咏而归。"[⑤]这就是儒家"大乐与天地同和"的人生境界、道德境界、艺术境界的融合,也是中国本土哲学语境下的自然观与生命观的体现。

"天与气""和与同""中与淫""哀与乐""音与心""礼与乐""美与善"等概念是儒家音乐思想中的重要范畴,直接影响了中医音乐治疗的理论构成和临床实践。

3　道家文化语境下的音乐治疗观

道家音乐治疗和音乐养生思想着眼于人的内部关系和外部关系调节,对内

① (战国)孟子,牧语译注.孟子[M].南昌:江西人民出版社,2017:173
② (汉)司马迁撰,韩兆琦评注.史记[M].长沙:岳麓书社,2012:323-324
③ (汉)司马迁撰,韩兆琦评注.史记[M].长沙:岳麓书社,2012:767
④ 王文锦.礼记译解[M].北京:中华书局,2017:75
⑤ 张燕婴译注.论语[M].北京:中华书局,2007:166

体现为身心关系，对外则是人与自然、人与宇宙天地的关系。道家音乐治疗和音乐养生有"动"与"静"，"有声"与"无声"的区别，"动"与"有声"是对人体内部关系的调节，"静"与"无声"是追求人与自然宇宙的沟通。虽然道家提倡无声之乐，但并不否定人对音乐的自然需求、音乐的娱乐作用及有声之乐对健康的积极意义，道教在追求形体强健长生不老的过程中，在原始巫舞的基础上结合特定的健身姿势形成以强健体魄为目的的"导引"术。如果说儒家音乐养生思想是通过"美善"合一、中和节制来修身养性达到身心健康的目的，那么道家就是通过"法天""任自然"来求"真"得"道"，达到长生不老的境界，儒家用"中和"之乐修身，道家用"淡和"之音养生。

3.1　"有声之乐"的动态养生

3.1.1　游戏与自娱

　　庄子有很多关于"有声之乐"的论述，《让王》有则寓言："孔子谓颜回曰：'回，来！家贫居卑，胡不仕乎？'颜回对曰：'不愿仕。回有郭外之田五十亩，足以给饘粥；郭内之田十亩，足以为丝麻；鼓琴足以自娱，所学夫子之道者足以自乐也。回不愿仕。'"①庄子肯定了音乐的娱乐功能、宣泄功能，把"鼓琴"当作抒发个人情感的审美活动，以取得自娱、自乐、自足的心境，这与儒家"鼓琴"以"仪节"的性质完全不同。在《秋水》等篇中的"弦歌不惙""鼓盆而歌"等，都是面对悲喜哀乐从内心自然发出的有声之乐。《至乐》篇中庄子提到了对身体健康有害的有声音乐："夫天下之所尊者，富贵寿善也；所乐者，身安厚味美服好色音声也；所下者，贫贱夭恶也；所苦者，身不得安逸，口不得厚味，形不得美服，目不得好色，耳不得音声；若不得者，则大忧以惧，其为形也，亦愚哉！"②世人们为了得到富贵长寿以及美食与动听的音乐冒死强求，一旦得不到这些东西，就大为忧愁和担心，这种追求音乐的方式对身体极为不利，因此是对身体有害的音乐，可以见出庄子反对的不是所有的"有声之乐"，而是反对对身体无利又违背了自然本性的"有声之乐"。徐复观先生认为按照《广雅·释诂三》解释"游，戏也"，可引申为"嬉游""游戏"，"逍遥游"的"游"字贯穿于《庄子》一书中③。从庄子的美学思想来看，正是通过得到美的享受达到追求精神解放的"游"的境界，因此庄子是肯定音乐

---

① 陈鼓应.庄子今注今译(全两册)[M].北京：商务印书馆,2007：874-875
② 陈鼓应.庄子今注今译(全两册)[M].北京：商务印书馆,2007：519
③ 徐复观.中国艺术精神[M].沈阳：辽宁人民出版社,2019：59-61

的娱乐性和游戏性的，这也是和儒家用音乐来修身正德不同的地方。

在道家音乐娱乐养生观的影响下，大量文人隐士用音乐表现生活情趣、宣泄内心愤懑，通过自娱自乐达到养生祛病的目的。嵇康在《声无哀乐论》中认为音乐具有"欢放而欲惬"①的功能，就是肯定了音乐的娱乐作用和美感作用，《琴赋·序》："余少好音声，长而玩之。以为物有盛衰，而此无变；滋味有厌，而此不倦。可以导养神气，宣和情志。处穷独而不闷者，莫近于音声也。"②进一步说明音乐给人带来的快感和美感可养神养气，疏导情绪，所以才会谈到自己的志趣，《与山巨源绝交书》："今但愿守陋巷，教养子孙，时与亲旧叙阔，浊酒一杯，弹琴一曲，志愿毕矣。"③这当然也和嵇康不愿与当权者同流合污、不愿受礼法束缚有关。陶渊明将音乐作为他隐逸生活中不可或缺的娱乐伴侣，一方面是生活情趣所致，另一方面也是养生娱乐的意愿，《扇上画赞》："至矣于陵，养气浩然；……美哉周子，称疾闲居；寄心清商，悠然自娱。翳翳衡门，洋洋泌流；曰琴曰书，顾盼有俦。"④与嵇康相比，陶渊明更多了一些接近庄子的隐逸文人的洒脱与飘逸，如"清琴横床，浊酒半壶"（陶渊明《时运》），"今日天气佳，清吹与鸣弹。……清歌散新声，绿酒开芳颜"（陶渊明《诸人共游周家墓柏下》）；也有与嵇康相同的，如以音乐排遣寂寞，消解忧愁，如"清悦亲戚之情话，乐琴书以消忧"（陶渊明《归去来兮辞》）；更有表达了音乐对人生愁苦的慰藉："悲晨曦之易夕，感人生之长勤。同一尽于百年，何欢寡而愁殷！褰朱帏而正坐，泛清瑟以自欣。"（陶渊明《闲情赋》）

陶渊明的音乐养生观念对唐宋及以后的音乐美学思想和文人养生行为有很大的影响。白居易的音乐养生思想虽然兼具道家和佛家特点，但在《味道》一诗中表述出来的养生行为和闲适随性的观念却主要是道家的："叩齿晨兴秋院静，焚香冥坐晚窗深。七篇真诰论仙事，一卷檀经说佛心。此日尽知前境妄，多生曾被外尘侵。自嫌习性犹残处，爱咏闲诗好听琴。"（白居易《味道》）苏轼亦好弹琴，善歌舞，其词大都能入乐，其作品中不乏关于音乐与健康关系的言论，《琴酒》描绘了因听音乐而心情舒畅悠然自得的情形："耳根得听琴初畅，心地忘机

---

① （三国魏）嵇康.嵇中散集·卷五[M]//景印文渊阁四库全书·集部·第1063册,台北:台湾商务印书馆,1986：362

② （三国魏）嵇康.嵇中散集·卷二[M]//景印文渊阁四库全书·集部·第1063册,台北:台湾商务印书馆,1986：339

③ （三国魏）嵇康.嵇中散集·卷二[M]//景印文渊阁四库全书·集部·第1063册,台北:台湾商务印书馆,1986：344

④ 蔡仲德.中国音乐美学史资料注译[M].北京：人民音乐出版社,2007：539-540

酒半酣。若使启期兼解醉,应言四乐不言三。"(苏轼《琴酒》)欧阳修《三琴记》:"余自少不喜郑卫,独爱琴声,尤爱《小流水》曲。平生患难,南北奔驰,琴曲率皆废忘,独《流水》一曲,梦寐不忘。今老矣,犹时时能作之,其他不过数小调弄,足以自娱。"①音乐活动几乎伴随了欧阳修的一生,虽然欧阳修不喜郑卫之音,而独爱德优之古琴是儒家礼乐思想的体现,但用音乐追求自娱自乐、自释自得、无拘无束的洒脱境界,又是与庄子和陶渊明一脉相承的,如《夜坐弹琴有感二首呈圣俞》:"吾爱陶靖节,有琴常自随。无弦人莫听,此乐有谁知? 君子笃自信,众人喜随时。其中苟有得,外物竟何为? 寄谢伯牙子,何须锺子期?"②欧阳修对琴乐的特殊情感正是因为切身感受到了音乐对身心健康的功用,在《送杨置序》中论述了于友人孙道滋处学琴后,治好了自己的"幽忧之疾",并将自己的古琴送给好友杨置以供他修身养性远离疾病:"南方少医药,风俗饮食异宜。以多疾之体,有不平之心,居异宜之俗,其能郁郁以久乎? 然欲平其心以养其疾,于琴亦将有得焉。故予作琴说以赠其行,且邀道滋酌酒进琴以为别。"③

3.1.2　长啸放情

除了用演奏乐器和欣赏器乐作品来自娱解忧,道家"有声"的"动态"音乐养生内容还包括道教养生的啸、歌(咒语)、舞(导引术、巫舞)等。道教咒语与民间巫舞在第一章已有涉及,此处仅就"啸"展开论述。王维有诗云:"独坐幽篁里,弹琴复长啸。"(王维《竹里馆》)其典故来自魏晋孙登的"苏门长啸",《晋书·阮籍列传》记载:"籍尝于苏门山遇孙登,与商略终古及栖神导气之术,登皆不应,籍因长啸而退。至半岭,闻有声若鸾凤之音,响乎岩谷,乃登之啸也。"④这里一方面写孙登游逸山林、长啸放情的潇洒名士风度,另一方面也表现出魏晋时期道家就有用"啸"来调养气息,抒情泄愤,属于兼顾身心的养生长寿方法。

《说文》:"啸,吹声也。从口,肃声。"⑤郑康成认为"啸,蹙口而出声也"⑥,即双唇向前努起,由气流从舌尖发出,许慎和郑康成的解释认为啸是类似今天的"口哨"。东晋王嘉在《拾遗记·卷五》中描述:"人舌尖处倒向喉内,亦曰两舌重

① (宋)欧阳修.欧阳文忠公集·卷六十三[M].1462(明天顺六年)程宗刻本
② (宋)欧阳修.欧阳文忠公集·卷八[M].1462(明天顺六年)程宗刻本
③ (宋)欧阳修.欧阳修集[M].北京:中国戏剧出版社,2002:270-271
④ (唐)房玄龄等.晋书·卷四十九[M]//景印文渊阁四库全书·史部·第255册,台北:台湾商务印书馆,1986
⑤ (汉)许慎著,李伯钦注释.说文解字[M].北京:九州出版社,2014:135
⑥ 夏滟洲."啸"释[J].黄钟·武汉音乐学院学报,1992(4):97-101.

脊,以爪徐刮之,则啸声逾远。"①称"啸"必须借助手指的作用,结合一定的嘴形、舌位,才能发出清远之声。结合历史文献,本书认为"啸"是一种撮口运气而发出长而清越的人声,不仅是"口哨"声,而且是有具体的音高音律,并且与乐器演奏、吟诵诗歌配合出现。古人道"丝不如竹,竹不如肉","丝"即弦乐器,"竹"即竹子做的笛、箫,泛指吹管乐器,"肉"即人的本真的嗓音,说的就是弦乐器不如由人体之"气"发声吹管乐器感动人,而吹管乐器又远远不及人的声音能达到的抒情程度,所以"啸"相比器乐音乐更多了几分直抒胸臆的畅快。《世说新语·栖逸》:"阮步兵啸闻数百步。苏门山中忽有真人,樵伐者咸共传说。阮籍往观,见其人拥膝岩侧,籍登岭就之,箕踞相对。籍商略终古,上陈黄、农玄寂之道,下考三代盛德之美以问之,仡然不应。复叙有为之教,栖神导气之术以观之,彼犹如前,凝瞩不转。籍因对之长啸。良久,乃笑曰:'可更作。'籍复啸。意尽,退还半岭许,闻上遒然有声如数部鼓吹,林谷传响,顾看,乃向人啸也。"②这里描述了"啸"的物理传声效果,阮籍之"啸"能传百步,孙登之"啸"有如一个鼓吹乐队的音量,响彻整个山谷,"数部鼓吹,林谷传响",虽然有些艺术夸张的成分,但是可见出"啸"与歌唱的方法一样,需要运用丹田之气,填充肺部推动声带振动,再配合口唇形状,利用身体各部位的共鸣将传声效果发挥到极致,其中的一呼一吸,吐浊纳新,畅快淋漓,皆能起到调气养生的作用。

"啸"虽也属人声,但与歌有区别,不拘泥于歌词,超越了语言的局限,因此较之"歌"更能表达无穷无尽的情趣,更接近于复杂微妙的内心,这对现代音乐治疗的"即兴音乐治疗"或称"再创造式音乐治疗"有启发意义。西晋成公绥作《啸赋》较为完整地描述了"啸"的声学特征和对情绪产生的影响:"逸群公子,体奇好异。傲世忘荣,绝弃人事。睎高慕古,长想远思。将登箕山以抗节,浮沧海以游志。于是延友生,集同好。精性命之至机,研道德之玄奥。愍流俗之未悟,独超然而先觉。狭世路之厄僻,仰天衢而高蹈。邈娇俗而遗身,乃慷慨而长啸。……发妙声于丹唇,激哀音于皓齿。响抑扬而潜转,气冲郁而熛起。……是故声不假器,用不借物。近取诸身,役心御气。动唇有曲,发口成音。触类感物,因歌随吟。……时幽散而将绝,中矫厉而慨慷。徐婉约而优游,纷繁鹜而激扬。情既思而能反,心虽哀而不伤。……舒蓄思之悱愤,奋久结之缠绵。心涤荡而无

---

① (晋)王嘉.拾遗记·卷五[M]//景印文渊阁四库全书·史部·第1042册,台北:台湾商务印书馆,1986:337

② (南朝宋)刘义庆著,李伟,阳璐译注.世说新语[M].重庆:重庆出版社,2007:467

累，志离俗而飘然。……发徵则隆冬熙蒸，骋羽则严霜夏凋。动商则秋霖春降，奏角则谷风鸣条。音均不恒，曲无定制。"①可见"啸"的发声必须具备"役心""御气""动唇""发口"等动作条件，有旋律音调"徵""羽""商""角"，因此是随歌而吟，"曲无定制"说明"啸"的随心所欲随感而发的即兴创作特点，"舒蓄思之悱愤，奋久结之缠绵。心涤荡而无累，志离俗而飘然"，就是"啸"的疏导情绪作用，并且表现道家"越名教而任自然"的超然物外的飘逸与潇洒，"徐婉约而优游"更是与庄子《逍遥游》中"游"的精神所向如出一辙。

3.2　"无声之乐"的静观养生

3.2.1　"大音希声"的养生内涵

老子的"五音令人耳聋"及"大音希声"等言论对于道家音乐养生思想有很大的影响，历来学者们对此就有不同的看法。蔡仲德先生认为，"大音希声"就是符合"道"的音乐，"道生万物"，道是一切有声之乐的本源，这种音乐"听之不闻而蕴涵至和"，是一种无为自然、朴素虚静、至善至美、绝对的永恒的音乐美，因此"大音希声"是排除了一切有人为痕迹的有声之乐的无声之乐，即"至乐无声"。此外，蔡仲德还提出道家的"大音希声"与儒家的"无声之乐"既有相似之处，也有区别，相同之处即同样视之为有声之乐的本源，不同之处在于儒家并不否定无声之乐，而是把无声之乐当作君子推恩于民的心志，道家提出"大音希声"是为了否定有声之乐，强调自然、无为的理想之乐。②钱锺书先生把"大音希声"理解为"此时无声胜有声"："白居易《琵琶行》'此时无声胜有声'，其庶几乎。聆乐时每有听于无声之境。……寂之于音，或为先声，或为遗响，当声之无，有声之用。……静故曰：'希声。'虽'希声'而酝响酿响，是谓'大音'。《琵琶行》'此时'二字最宜着眼，上文亦曰'声暂歇'，正谓声与声之间隔必暂而非永，能蓄孕'大音'也。"③在后世的琴学思想中多以"大音希声"来描绘演奏古琴的理想境界，具体可表现为"恬淡虚无""得意忘言"等艺术意境层面的表述，道家音乐养生观念主要就是基于对"大音希声"的这一角度的理解。

3.2.2　养生之乐的"音""心"关系

陶渊明弹无弦琴的典故，可以说是"大音希声"思想在音乐养生实践中的体

---

① （晋）成公绥.成公子安集・一卷［M］//丛书集成三编・第三十六册，台北：台湾新文丰出版公司，1997：729

② 蔡仲德.中国音乐美学史［M］.北京：人民音乐出版社，2005：146

③ 钱锺书.管锥编・第二册［M］.北京：中华书局，1979：449-450

现。《晋书·陶潜传》:"(陶潜)性不解音,蓄素琴一张,弦徽不具,每朋酒之会,则抚而和之,曰:'但识琴中趣,何劳弦上声。'"①"抚无弦之琴而和之"的音乐并非无声之乐,而是无弦之古琴与歌唱或吟诵相合,陶渊明并非不会演奏古琴或不精通音乐,而是将其随心所欲的个性与得意忘言的艺术旨趣通过这种无弦之琴传达出来,《敬斋古今黈·逸文二》评论道:"陶渊明读书不求甚解,又蓄素琴一张,弦索不具……俗子不知,便谓渊明真不着意,此亦何足与语!……今观其平生诗文,概可见矣:《答庞参军》云'衡门之下,有琴有书。载弹载咏,爰得我娱。岂无它好,乐我幽居'……使果不求深解,不取弦上之声,则何为载弹载咏以自娱邪?何为乐以消其忧邪?"②可见陶渊明并不否定有声之乐,更不是不解音乐,苏轼更是认为无弦之琴的出现,是恰好有琴弦损坏,《渊明无弦琴》曰:"渊明自云'和以七弦',岂得不知音,当是有琴而弦弊坏,不复更张,但抚弄以寄意,如此为得其真。"③陶渊明便以此抚琴表达无拘无束的内心,是人生哲学上的求"真"和艺术上"弦外之音"的意境,即"此中有真意,欲辨已忘言"的人生境界。

与儒家相比,道家音乐养生观念更注重听乐或奏乐者的主体心理状态和主观能动性,强调主体只有保持"虚静""淡和"的状态,才能奏出平和悦心的音乐,《吕氏春秋·情欲》:"古人得道者,生以寿长,声色滋味,能久乐之。"④这里的"道"指的就是保持平和宁静的心境,主体得"道"而能节制欲望和情绪,才能健康长寿享受音乐之美,不能节制欲望者将"身尽府种,筋骨沉滞,血脉壅塞",因此认为听乐或奏乐的主体保持平和状态,音乐才会表现出平和,《吕氏春秋·适音》:"欲之者,耳目鼻口也。乐之弗乐者,心也。心必和平然后乐,心必乐,然后耳目鼻口有以欲之,故乐之务在于和心,和心在于行适。"⑤道家在主客关系、音心关系的范畴上,更注重主体和心,曹植《辩道论》论述了关于主体内心静观养生的重要性:"《乐记》云:文帝得魏文侯乐人窦公,年百八十,两目盲。帝奇而问之'何所施行',对曰'臣年十三而失明,父母哀其不及事,教臣鼓琴,臣不能导引,不知寿得何力'。君山论之曰:颇得少盲,专一内视,精不外鉴之助也。"⑥盲

---

① (唐)房玄龄.晋书·卷九十四[M]//景印文渊阁四库全书.史部·第255册.台北:台湾商务印书馆,1986

② (元)李冶撰,刘德权点校.敬斋古今黈[M].北京:中华书局,2006:173-174

③ (宋)苏轼,孔凡礼点校.苏轼文集·第五册·卷六十五[M].北京:中华书局,1986:2043

④ 许维遹,梁运华.吕氏春秋集释[M].北京:中华书局,2018:45

⑤ 许维遹,梁运华.吕氏春秋集释[M].北京:中华书局,2018:114

⑥ (明)张溥.汉魏六朝百三家集·卷二十六·曹植集题词[M]//景印文渊阁四库全书·集部·第1412册,台北:台湾商务印书馆,1986:675

人琴师因为目盲，反而能不受外界干扰，专一于内修琴乐之中，王褒《洞箫赋》解释为"寡所舒其思虑兮"，不能导引，便只能静而少动，久而久之，内修与清静成了琴师长寿的主要因素。《管子·内业》："止怒莫若诗，去忧莫若乐，节乐莫若礼，守礼莫若敬，守敬莫若静。内静外敬，能反其性，性将大定。"①这段论述显示出音心关系和主客关系的调和，也是儒道思想的调和，其崇礼乐是儒家，求"内静"无疑是道家"心斋""坐忘"的审美心理追求。道家在音乐审美与养生中重视主体作用，强调审美心理对审美对象产生的影响，对今天的音乐心理治疗和音乐引导想象治疗有启示作用和借鉴意义。

3.2.3 "平和""淡和"之乐养生

受道家"无声""大音""虚静"等思想影响最大的音乐养生观就是"平和""淡和"思想。《太平经·诸乐古文是非诀》："古者圣贤调乐，所以感物类，和阴阳，定四时五行。阴阳调，则其声易听；阴阳不和、乖逆错乱，则音声难听。弦又当调，宜以九九，次其丝弦，大小声相得，思之不伤人藏精神也。不调则舞乱，无正声音，不可听，伤人藏精神也。"②道家用阴阳五行说解释音乐的本源，并认为符合"道"的音乐，能让人精神平和身体安康，不符合"道"的音乐，就是"不和""错乱""不调""无正声"的音乐，则对人健康不利，进而提出"以乐治身守形，顺念致思却灾"③，认为符合"道"的音乐不仅对身体形态有协调作用，还能安抚精神和情绪，甚至能灭去灾祸。"元气乐即生大昌，自然乐则物强，天乐则三光明，地乐则有五常，五行乐则不相伤，四时乐则所生王，王者乐则天下无病……故乐者，天地之善气精为之，以致神明。故静以生光明，光明所以候神也。"④这里认为音乐是能感应天地自然、祛灾除病的，因此音乐能与神明相通，而要与神明相通，就得保持"静"的状态，所以用音乐追求"静"是道家音乐养生的实践目标之一，这就使得道家音乐美学普遍表现出一种淡和、清远的气氛。阮籍《乐论》曰："乾坤易简，故雅乐不烦；道德平淡，故五声无味。"⑤这里的"乾坤""道德"都是指自然天地，就是"道"，而音乐就应该效仿自然之"道"，"易简""平淡"，因此音乐也应该在风格上是平淡无味的，在结构上是简单明了的。

稽康的《声无哀乐论》反对"他律论"的音乐表现感情说，提出"躁静者，声之

---

① （唐）房玄龄注，（明）刘绩补注，刘晓艺校点.管子[M].上海：上海古籍出版社，2015：334
② 罗炽.太平经注译[M].重庆：西南师范大学出版社，1996：294-295
③ 罗炽.太平经注译[M].重庆：西南师范大学出版社，1996：26
④ 罗炽.太平经注译[M].重庆：西南师范大学出版社，1996：26-27
⑤ （三国魏）阮籍著，陈伯君校注.阮籍集校注[M].北京：中华书局，2012：81

功""声音以平和为体"①，就是说声音并不能唤起人民喜怒哀乐的感情，而是声音本身具有"舒""疾""躁""静"的特质，人听到这些不同的音乐，自然会产生不同的反应，只有让人平静和顺的音乐，才是美的、符合自然、符合"道"的音乐，即"使心与理相顺，气与声相应，合乎会通，以济其美"。嵇康在《琴赋》中直接阐明了他的音乐养生观，认为平和的音乐才能使人气血平和、精神得养、健康长寿："守之以一，养之以和，和理日济，同乎大顺……绥以五弦，无为自得，体妙心玄……若此以往，庶可与羡门比寿，王乔争年。"②

　　道家追求的"平和""淡和"是在自然的恬淡中找到人与自然的和谐，在人体自身的平静中体会身心合一的境界，历代诗词歌赋中对此多有描述，说明这一音乐养生思想不仅是道家养生理论，也是历代文人养生实践和艺术生活的一部分。从白居易的诗中可以见出他平和恬淡的审美情趣："蜀桐木性实，楚丝音韵清。调慢弹且缓，夜深十数声。入耳澹无味，惬心潜有情。自弄还自罢，亦不要人听。"（白居易《夜琴》）夜晚弹琴不仅突出了环境音响的静，也渲染了内心的安静，内外皆静，音调清缓，才能入耳获得愉悦的感受，"自弄"一方面表现出诗人通过古琴享受自娱自乐、自由自在的旨趣，另一方面也是从诗人独自抚琴刻画出无人打扰的静谧之境。"本性好丝桐，尘机闻即空。一声来耳里，万事离心中。清畅堪销疾，恬和好养蒙。尤宜听三乐，安慰白头翁。"（白居易《好听琴》）更是表达了诗人用恬淡的古琴音乐祛病养生的愿望。"小亭门向月斜开，满地凉风满地苔。此院好弹秋思处，终须一夜抱琴来。"（白居易《杨家南亭》）描绘了诗人或在幽静的深林中，或在月下小亭里，独自一人或弹琴，或长啸，用音乐抒发个体的思绪，通过音乐的"静"与"和"将个人、天地融为一体，用艺术观照生命、观照自然和宇宙。

3.3　"非礼""求真"与超越生死的生命观

3.3.1　从"非礼"到"求真"

　　道家音乐养生还有一种与"宁静""淡和"截然不同的表现，如"临尸而歌""鼓盆而歌""借酒佯狂"等，这些音乐行为突破了传统礼教的美学要求而具有独

---

① （三国魏）嵇康.嵇中散集·卷五[M]//景印文渊阁四库全书·集部·第1063册.台北:台湾商务印书馆，1986

② （三国魏）嵇康.嵇中散集·卷二[M]//景印文渊阁四库全书·集部·第1063册.台北:台湾商务印书馆，1986

特的养生意义，其源于道家崇尚自然，追求自由，在真善美的价值取向中张扬"真"的一面，"越名教而任自然"，是内心的呐喊与宣泄，是对主流文化的反叛，是对礼乐思想的否定，即"非礼"思想。这一思想对现代音乐治疗起到积极的作用，如鼓圈疗法、情志相胜疗法都与道家这一音乐养生思想有关，历史上有记载的中医音乐治疗临床案例中（本书在下一章节具体阐述此类临床医案），"宣泄""呐喊"型的音乐疗法多于"淡和"型音乐治疗，说明了这种音乐养生观念对健康的实际功效。

《庄子·外篇·天道》："通乎道，合乎德，退仁义，宾礼乐，至人之心有所定矣。"①鲜明地提出了反对礼乐的思想，认为"克己复礼"的礼乐是对人性的束缚，礼乐追求"尽善尽美"却忽略了音乐最本质的"真"，音乐应该是符合"道"的，是"法天贵真"的体现，音乐应该顺应人性，张扬人性，而礼乐却是在扭曲人性。《庄子·外篇·马蹄》："同乎无知，其德不离；同乎无欲，是谓素朴；素朴而民性得矣。及至圣人，蹩躠为仁，踶跂为义，而天下始疑矣；澶漫为乐，摘僻为礼，而天下始分矣。故纯朴不残，孰为牺尊？白玉不毁，孰为珪璋？道德不废，安取仁义？性情不离，安用礼乐？五色不乱，孰为文采？五声不乱，孰应六律？夫残朴以为器，工匠之罪也；毁道德以为仁义，圣人之过也。"②庄子认为人性本是无欲善良，正是礼乐的束缚才让人性不和，那么只有抛弃礼乐重新回归自然无为之乐，才能使人人心顺畅，社会平和。之后嵇康的《声无哀乐论》正是发展了这一观点，对儒家的礼乐思想进一步批判。从"非礼"到"求真"，道家音乐养生思想倾向于肯定人的真情实感，人有七情六欲，这都是自然所致，所以认为悲伤的音乐也是美的，当心中有不平的时候音乐就可以用来宣泄这种不平，这种音乐必然是起伏较大情绪热烈，被儒家称为有害健康的"淫乐"，但道家则认为正是这样的音乐使人"泄愤""消忧"，人才能重新获得平和的精神。蔡邕《瞽师赋》用文学性的语言描述了这类音乐引起的生理感受和审美感受："抚长笛以摅愤兮，气轰锽而横飞。咏新诗之悲歌兮，舒滞积而宣郁。何此声之悲痛兮，怆然泪以憯恻，类离鹍之孤鸣兮，似杞妇之哭泣。"③不平则鸣，其歌定是悲凉的，但忧郁和不平之情也能因此被驱散，钱锺书先生在《管锥篇》说："觉胸隐然痛，心怦然跳，背如冷水浇，眶有热泪滋等

---

① 陈鼓应.庄子今注今译(全两册)[M].北京：商务印书馆,2007：412
② 陈鼓应.庄子今注今译(全两册)[M].北京：商务印书馆,2007：290
③ (清)严可均校辑.全后汉文·卷六十九[M].清刻本

种种反应。"①其中"胸痛""心跳""背冷""泪滋",都是听完悲乐的生理反应,"奏乐以生悲为善音,听乐以能悲为知音,汉魏六朝,风尚如斯"②,钱锺书肯定了悲乐是美的,能欣赏悲乐的人便能从中获得审美感受。阮籍奏《酒狂》以泄愤,苏轼称弹琴能"散我不平心,洗我不和气",李贽强调用音乐"诉心中之不平",反对"淡和",张扬个性,都是对"中正平和"之礼乐提出的挑战。

蔡邕在《琴操》中提出"修身理性,反其天真"③,是把道家"法天贵真"的思想运用到古琴理论中,认为琴不是儒家说的"君子守以自禁也"④的器物,而应该是顺应自然人伦天性的乐器。王弼在注《老子·十二章》中也提出音乐要顺应天性、顺应自然,才能有利于养生:"夫耳、目、口、心皆顺其性也。不以顺性命,反义伤自然,故曰盲、聋、爽、狂也。"⑤把生病的原因归结为不"顺其性",也是道家要求释放天性、反对礼乐思想的束缚。宋代真德秀《送萧道士序》描述了萧道士以弹琴吟诗时的自然寡欲不造作,来追求健康养生的境界:"琴以养吾之心而吾本无心,虽终日弹而曰未尝弹可也;诗以畅吾之情而吾本无情,虽终日吟而曰未尝吟可也。琴未尝弹,与无琴同;诗未尝吟,与无诗同。"⑥真德秀延续了道家思想的精髓,认为无为才是自然、顺天性,是无害的,人之有为就是有害的,"吾本无心"就是无为自然、清心寡欲,是真而不造作,因此弹琴才可以养心养生。

李贽著名的"童心"说是以儿童的"真"来对抗道学(即新儒学)的"假",继承发展了老子和庄子的思想,"常德不离,复归于婴儿"(《老子·二十八章》),"卫生之经……能婴儿乎"(《庄子·庚桑楚》),"婴儿""赤子"是世上最自然最朴素的,充满了一切人性最自然、最真诚、最美好的品质,因此李贽《焚书·童心说》曰:"夫童心者,绝假纯真,最初一念之本心也。若失却童心,便失却真心,失却真心,便失却真人。人而非真,全不复有初矣……然则六经、《语》、《孟》乃道学之口实,假人之渊薮也,断断乎其不可以语于童心之言明矣。"⑦李贽认为六经、《语》、《孟》只是史官臣子的赞美褒崇之词,或是懵懂弟子对圣人之语的断片残忆,不见得就是真的圣人之言,当下的艺术如说唱、传奇、杂剧、戏曲才是反映

① 钱锺书.管锥编·第三册[M].北京:中华书局,1979:949
② 钱锺书.管锥编·第三册[M].北京:中华书局,1979:946
③ (汉)蔡邕.琴操[M]//(清)顾修辑.读书斋丛书,1799(清嘉庆四年)桐川顾氏刻本
④ (汉)桓谭.新论[M].上海:上海人民出版社,1977:63
⑤ (春秋)李耳撰,(三国魏)王弼注.老子道德经[M].清乾隆四十年(1775)北京武英殿聚珍本
⑥ (宋)真德秀撰,(明)杨鹤重修,(明)丁辛重校.西山先生真文忠公集·卷二十八[M].明刻清康熙补刻本
⑦ (明)李贽.李氏焚书·卷三[M].明刻本

时代精神风貌的"真"艺术。而"真"就是"自然"，由此李贽提出了"以自然之为美"的音乐思想，《焚书·读律肤说》曰："拘于律则为律所制，是诗奴也，其失也卑，而五音不克谐；不受律则不成律，是诗魔也，其失也亢，而五音相夺伦……盖声色之来，发于情性，由乎自然，是可以牵合矫强而致乎……故性格清彻者音调自然宣畅，性格舒徐者音调自然舒缓，旷达者自然浩荡，雄迈者自然壮烈，沉郁者自然悲酸，古怪者自然奇绝。有是格便有是调，皆情性自然之谓也。"①李贽的"自然"并不是完全无拘无束，而是有分寸的、辩证的，"拘于律则为律所制""不受律则不成律"，是一种不牵强附会的顺性自然，承认人的复杂性和音乐的多样性，反对一律以"淡和"或"中和"作为音乐美的准则，强调每一种情感和每一种性情都应该得到抒发与宣泄。明代戏曲家李开先肯定郑卫之音，赞美民间音乐的真情实感，认为这样的音乐才是能抒发喜怒哀乐的人之常情，他在搜集民间市井小调的基础上撰《市井艳词》道："直出肝肺，不加雕刻，俱男女相与之情，虽君臣友朋，亦多有托此者，以其情尤足感人也。故风出谣口，真诗只在民间。"②清代张琦在《曲谱辨》中说："按谱而唱和之，期畅血气心知之性，而发喜怒哀乐之常。"③唱乐谱，有利于气血流畅、抒发真情实感，这都是道家"求真"思想在音乐观念中的体现。肯定音乐表现情感的多样性，肯定人的气质禀性和情绪的复杂化，随心所欲不逾矩，任由情感无拘无束地在音乐中得到宣泄，道家"非礼""求真"的音乐养生观对今天的音乐治疗实践有很大的启发意义。

3.3.2　超越生死的生命观

徐复观先生认为："从《庄子》全书看，忘死生与忘知、忘是非，不仅居于同样重要的地位，而且似为其究极的目的之所在。"④他提出庄子的"忘死生"分为这样三个方面：一是处于无可奈何的境地，即"安时而处顺"（《养生主》）；二是表现出精神不灭的观念，即"薪尽而火传"（《养生主》）；三是"物化"的观念，如庄周梦蝶，物化是因为"忘"，化为蝴蝶就是忘却庄周，化为庄周就是忘却蝴蝶，死就是忘却曾经生，所以才有"以死生为一条"（《德充符》）、"死生存亡之一体者"（《大宗师》）之言。庄子通过艺术来表现物我一体的境界，这正是道家音乐养生的独特之处。《至乐》："庄子妻死，惠子吊之，庄子则方箕踞鼓盆而歌。惠子曰：

---

① （明）李贽.李氏焚书.卷四[M].明刻本
② （明）李开先著，卜键笺校.李开先全集[M].北京：文化艺术出版社，2004：469
③ （明）张琦.衡曲麈谭[M]//（明）张旭初辑.白雪斋选订乐府吴骚合编，张师龄明崇祯十年（1637）刻本
④ 徐复观.中国艺术精神[M].沈阳：辽宁人民出版社，2019：106

'与人居，长子老身，死不哭，亦足矣，又鼓盆而歌，不亦甚乎！'庄子曰：'不然。是其始死也，我独何能无概！然察其始而本无生，非徒无生也而本无形，非徒无形也而本无气。杂乎芒芴之间，变而有气，气变而有形，形变而有生，今又变而之死，是相与为春秋冬夏四时行也。人且偃然寝于巨室，而我嗷嗷然随而哭之，自以为不通乎命，故止也。'"①人的生死无非是气的聚合，源于自然，最终又复归自然，庄子鼓盆而歌，歌唱妻子终究复归自然，这是一种超越生死的生命哲学，没有回避死亡，而是将死亡物化成别的形态。佛家追求来世的幸福生活，道家追求的是此生此世的永生，死亡只是躯体的转化，精神可以在寥远之处永存。《大宗师》也表现出类似的观点："无古今，而后能入于不死不生。杀生者不死，生生者不生。……孟孙氏不知所以生，不知所以死；不知就先，不知就后；若化为物，以待其所不知之化已乎！"②得"道"者就可以进入无生无死的永恒境界，没有生也就没有死，但留恋于生也就不存在生，因此可以面对尸骸颜色不变地"临尸而歌"（《大宗师》），面对抓捕围攻"弦歌不辍"（《秋水》），借助这些音乐行为实现了逍遥"游"于天地之间、宇宙之际，实现了物我一体。宇宙是我，我即是宇宙，生即是死，死即是生，无生无死，也就获得了永生。

"临尸而歌""鼓盆而歌"并不是对死亡的不敬，而是坦然地接受死亡，接受死亡转变为另一种生命的形式，是一种"游方之外"、游于天地之间的境界。嵇康亦非常向往这一境界，有诗曰"目送归鸿，手挥五弦。俯仰自得，游心太玄"（嵇康《兄秀才公穆入军赠诗十九首·之十四》），"遗物弃鄙累，逍遥游太和。结友集灵岳，弹琴登清歌"（嵇康《答二郭诗三首·之二》），"操缦清商，游心大象"（嵇康《酒会诗七首·之四》），"归鸿""太玄""太和""灵岳""大象"，都是远离世俗纷扰的自然仙境，而嵇康认为能让他到达这逍遥境界的就是音乐，即"挥五弦""登清歌""操清商"，只有音乐才能摆脱现实的苦难，获得精神的自由与永生，所以嵇康在生命的最后一刻面对杀戮神色不变，用一曲慷慨激昂的《广陵散》作为人生的终止曲："嵇中散临刑东市，神气不变，索琴弹之，奏《广陵散》。曲终，曰：'袁孝尼尝请学此散，吾靳固不与，广陵散于今绝矣！'"③音乐伴随嵇康走完了最后的人生道路，音乐给了嵇康最后的名士尊严，千古流芳。嵇康最终实现了自己在《琴赋》中所歌颂的境界："齐万物兮超自得，委性命兮任去留。激清

---

① 陈鼓应注译.庄子今注今译[M].北京：商务印书馆,2007：524
② 陈鼓应注译.庄子今注今译[M].北京：商务印书馆,2007：217-233
③ （南朝宋）刘义庆著,李伟、阳璐译注.世说新语[M].重庆：重庆出版社,2007：237

响兮赴会,何弦歌之绸缪。"①道家超越生死的生命哲学虽然不像道教钻研炼丹、导引吐纳等为中医药发展作出实际的贡献,但是其对于死亡的态度和面对死亡时进行的音乐活动,可以为音乐治疗在临终医学里的运用带来很大的启发。面对死亡的恐惧,音乐慰藉的对象既是病人也是家属,音乐治疗所发生的时间既是在死亡之前也是在死亡之后。音乐之美可以在生理上带来快感、心理上带来美感、情绪上带来温暖,缓解死亡到来的窒息与恐惧,音乐哲学更能让人超越生死的痛苦,接受死亡,热爱生命。

4　小结

先秦时代就出现了"自然乐论"倾向的"阴阳""五行"音乐治疗观,具体表现为在音乐起源理论中和音乐实践活动中的象数思维模式。古代声学和音律学中天人合一的宇宙观,着眼于人与自然的关系,探讨音乐美的物理性准则,在生理和心理层面调节人体功能,追求人和宇宙的和谐。最能代表中国传统文化精神的乐器——古琴,更是从器物层面、演奏状态、音律特点和音乐风格上体现出沟通天人的思想观念。"阴阳""五行"的音乐治疗观,不是简单机械的对应与比附,而是传统哲学语境下的自然观、宇宙观在音乐与健康关系中的体现,没有这一理论,中正平和、清微淡远的养生观念无从提起,更谈不上用音乐调节自然、社会、身心的中国文化核心的价值观——天人合一。"阴阳""五行"音乐治疗观是中医音乐治疗中"五音疗疾"的理论基础,从文化人类学的文化相对论和文化多元论来看,建立在阴阳五行理论基础上的"五音疗疾",正是使中医音乐治疗区别于其他文化的音乐治疗的特征,是中医音乐治疗本土文化价值的体现,也是医疗民族音乐学的内容。用交叉学科的视野和方法,从中医学、音乐学和文化人类学角度对"五音疗疾"的内涵展开多层次、多维度的解读,回归该理论的传统文化语境,才能挖掘其现代医学价值。

"阴阳""五行"的音乐治疗观往上可追溯到上古农耕时代的自然观和殷商时期的五方观念,向后则影响了儒道两家音乐治疗的观念、理论和实践。儒家发展了"节制中和"的理性主义思想,用音乐修身养德,保持人与社会关系的和谐,具

---

① （三国魏）嵇康.嵇中散集·卷二[M]//景印文渊阁四库全书·集部·第1063册.台北:台湾商务印书馆, 1986

体表现在礼乐养生观、美善相和的理念与仁义道德观;道家继承了"天人合一"的自然观,用音乐养性悟道,追求人体内"小宇宙"和人体外"大宇宙"(自然)的协调,具体表现为"有声之乐"的动态养生、"无声之乐"的静观养生,以及超越生死的生命观。传统文化的基因决定了中医音乐治疗区别于现代西方音乐治疗的本土文化特征,也决定了中医音乐治疗的理论体系、思维方法、价值理念和临床运用。

第三部分　审美与健康：
美学语境下的中医音乐治疗

中医音乐治疗是横跨医学和音乐两个领域的学科,医学范畴的理论研究、机制研究和临床研究,是从医学角度探讨挖掘音乐治疗的具体方法、手段,研究音乐治疗的生理、心理机制,根据临床实践和反馈探索音乐治疗的具体疗效和运用法则。但若仅从医学的场域出发,就有可能会变成只把音乐当作一味"药"的药理实验和临床研究,只关注音乐的物理"药"性对人的影响。音乐是人类文明史上最古老的艺术,音乐活动从远古时代起就伴随着人类生、老、病、死的每一个生命阶段,音乐承载着一个民族的历史文化,体现了人类的智慧和无穷的创造性,表现出特定的时代精神和价值观,在漫长的人类历史中音乐所表现出的身心"治愈"功效绝不仅仅是物理振动的作用。作为一门把艺术介入人类身心治疗的综合学科,音乐的文化特征和艺术特征在治疗中具体发挥什么作用,音乐"美"为什么具有治疗功能,其具体内容又是什么,除了生理作用和心理作用之外,音乐"美"还通过什么途径实现治疗作用,具体的音乐作品究竟表现出什么样的"美"从而可以影响人的身心健康,要回答这些问题就需要从音乐美学的角度进行哲学思考和分析。

1　中医音乐治疗与音乐美学

1.1　音乐美学的相关概念

美学(Aesthetic)是哲学的分支,研究艺术美的哲学问题就是美学。1750年德国哲学家鲍姆加登(Alexander Gottlieb Baumgarten, 1714—1762)出版了著作《美学》,标志着美学作为一门独立的学科出现,美学的发展始终受到哲学思潮的影响。鲍姆加登认为人类全部的精神活动应该包括"知、情、意"三个领域,逻辑学通过理性思考研究认知,追求"真";伦理学研究人的意志,追求"善";而只有情感,即人的感性能力对"美"的感受,还没有相应的科学进行研究,鲍姆加登认为对艺术的认识主要就靠感性和想象,所以他提出了一门研究形象思维和感性认识的学科 Aesthetic,即美学,也称感性学。美学虽然具有感性思维的模糊性特征,但也有明确的清晰的理性特点,鲍姆加登把美学称为广义的逻辑学,也就是专门研究艺术美的形式和规律的科学,因此美学既有科学理性主义的特征,又有艺术感性思维的特点,是一门用理性思考来研究艺术的学科。

音乐美学,就是用哲学的方法从具体的音乐现象中抽象出音乐的美,并对这种音乐的美进行本质和规律的研究。音乐美学的研究不能脱离音乐本体,音乐史学、音乐形态学、音乐心理学都是音乐美学的研究基础;音乐美学的研究也离不开哲学的理性思辨,需要从纷繁多变的音乐现象中一方面归纳出音乐美的艺术特殊性,另一方面也指向音乐美的艺术普遍性。因此音乐美学具有音乐学与美学的双重属性,但绝不是简单的相加,茅原教授这样总结音乐美学这门学科中音乐与美学的关系:"这美学是从音乐现象中抽象出来的美学,这音乐是在美学眼光中审视的音乐。"[1]

中国早在先秦时期就开始了对于音乐"美"相关概念的探讨,如《论语·八佾》:"子谓《韶》:'尽美矣,又尽善也。'谓《武》:'尽美矣,未尽善也。'"[2]提出了音乐作品中内容美的重要性和"美""善"关系的问题。《论语·雍也》:"质胜文则野,文胜质则史,文质彬彬,然后君子。"[3]强调音乐形式与表现内容的平衡关系,体现出理性主义美学和"礼乐"思想,是平和、节制的音乐养生思想的基础。道家提出"大音希声""无声之中独闻和"的自然乐论着眼于探索音乐与宇宙的关系,奠定了音乐淡和养生与宁静致远的生命观和宇宙观。《吕氏春秋》的五音十二律配五行十二月的宇宙图式标志着阴阳五行音乐思想的成熟,与《内经》"五脏相音""五音疗疾"的理论相呼应。两汉时期儒道两家思想在原有的基础上进一步发展,道家以《淮南子》和《白虎通》为代表,从自然乐论走入了谶纬神学的音乐美学思想;集儒家思想大成的《乐论》,进一步深入探讨音乐的本源和特征,提出"乐者,心之动""声者,乐之象""乐者,德之华"等命题,强调了音乐的社会功能及伦理道德和政治功用,但是忽略了音乐艺术性特征的重要性,使音乐

---

① 茅原. 未完成音乐美学[M]. 上海:上海人民出版社,2016:2
② 张燕婴译注. 论语[M]. 北京:中华书局,2007:38
③ 张燕婴译注. 论语[M]. 北京:中华书局,2007:78

成为"礼"的附庸。魏晋隋唐时期由于"名士风度""三教合流""民族融合"的影响，音乐美学的探讨逐渐摆脱经学的束缚，从关注音乐与社会及音乐的政治道德功用，转而重视探索音乐自身的规律和音乐美的特殊性，如嵇康的《声无哀乐论》通过审美主体和客体关系的探讨，提出音乐的本质是乐音的运动与和谐，因而不具有感情特征，从而否定礼乐思想，张扬人的审美需求和自由精神。宋元明清时期，一方面宋明理学融合儒道思想提出"淡和""平和"的音乐审美观，如周敦颐主张音乐须"淡而不伤，和而不淫"，主要体现在追求"清""微""淡""远"之意境的古琴养生美学和实践活动中；另一方面随着民间说唱音乐和戏曲的兴起，道家思想反映在民间艺术中就是求真和自由精神，以李贽为代表的"童心"说主张音乐应该是"发乎性情，由乎自然"的纯真的艺术，反对把音乐当作礼教和束缚人性的工具，强调音乐"诉心中之不平"的自由抒情功能。蔡仲德先生认为中国音乐美学的特点之一是"早熟而后期发展缓慢，我国音乐美学早在春秋时期已提出众多基本范畴和命题，在战国时期已出现各立学派、互相争鸣的局面，其思想之丰富深刻可与古希腊媲美，且有过之而无不及"[1]。中国传统音乐美学中涉及中医音乐治疗的内容包括：音乐的本源问题，音乐美的构成，音乐与自然的关系，音乐与社会的关系，音乐的审美准则，古琴音乐美学等。

　　西方音乐美学的源头可以追溯到古希腊时期，毕达哥拉斯学派的"音乐宇宙和谐论"提出了音乐美的物理机制，亚里士多德的"音乐净化论"探讨了音乐的社会功能，是西方音乐治疗的理论基础。中世纪神学统治的音乐美学虽然抛弃了音乐技法和色彩上的丰富多变，否定世俗音乐的感情表现，但其强调音乐内容的"善"，通过音乐实现内心的平静和神圣的庄严，尤其是宗教圣咏的影响，对于音乐治疗的发展有很大的影响。文艺复兴以后西方音乐美学大致可以分为理性主义美学、感情表现美学、形式主义美学三类。理性主义美学的观念大致出现在文艺复兴到法国大革命前后，表现出那个时代特有的人文主义内容，即追求真理、平等、自由、博爱，强调理性控制感情的分寸，始终保持音乐形式和音乐表现内容之间的精妙平衡。感情表现美学也称"浪漫主义音乐美学"，出现在19世纪初到20世纪初，法国大革命的失败使欧洲进入了一个苦闷和反思的时代，绝望和无助使人们走向了理性的另一端去争取自由和平等，即抛弃理性转而求助于感情的宣泄，这时的音乐强调揭示内心世界的丰富、微妙和复杂，音乐作品表现出现实世界的冷酷、贫乏与想象世界的丰富、炽热间的反差，因而具有强烈的

---

[1]　蔡仲德. 中国音乐美学史[M]. 北京：人民音乐出版社，2005：19

戏剧性。形式主义美学的出现以 20 世纪初音乐家借用画家莫奈等人的绘画风格名称为标志,即"印象派",印象派的音乐美学强调音乐的形式美和艺术美,强调主观直觉、静观和通感的重要作用,以至于认为"印象"是音乐欣赏活动中最高的境界,要求音乐能表现味道、足迹,甚至意象的世界,其哲学基础类似胡塞尔的现象学,但更接近叔本华的"世界就是我的表象"一说。虽然形式主义音乐美学的口号是"为艺术而艺术",一定程度上割裂了艺术与生活的联系,但是其强调在音乐欣赏中主观直觉、联想的重要性,对"音乐引导想象治疗"和"音乐心理治疗"的运用产生了很大的影响。

当代音乐美学研究的内容更加丰富,具体为:音乐的价值取向,音乐美学的历史源流,音乐的功能,音乐作品的存在方式,音乐的语言,音乐的形式,音乐的体裁,音乐的题材,音乐的内容,音乐的风格,音乐与社会,音乐与时代,音乐的意境,音乐的表现对象,音乐的音响结构等。这些研究涉及更广阔的美学范畴,如:音乐内容与形式的关系,音乐的时间性与空间性,音乐音响的物理美,音乐的自然性与社会性,音乐美的时代特征,音乐的确定性与不确定性,音乐的联想与想象,音乐的自律与他律,音乐的思维,音乐的形象,音乐的主客体关系,音乐与情绪,音乐的感性表象与理性内涵等。在这些研究范畴中有很多都与人的健康、情绪相关,因此在美学语境中展开对音乐功能、音乐结构、音乐语言等本质规律的研究,有助于揭示音乐的治疗功能和医疗价值。

音乐美学的研究包括基础理论研究和应用研究,基础理论研究建立在研究和发现该学科的基本原理和规律的目的上,应用研究则着眼于解决该学科在实践中的各种应用问题,如:音乐表演美学探讨在"二度创作"中的美学原则与规律,音乐作品分析和音乐评论运用音乐美学的理论研究成果对音乐作品进行美学判断,音乐欣赏需要了解音乐美的表现方式,本书研究的主题"中医音乐治疗"需要运用音乐美学的理论和方法揭示音乐"美"的治疗功能等,都是属于音乐美学的应用研究。

1.2　美学语境研究的必要性

中医音乐治疗的学科性质决定了其需要音乐美学的思考和理论支持。美学既有确定性和理性思维的特征,又有模糊性和感性认识的特点,所以美学的研究既是科学又是艺术。这与中医学的学科属性非常相似,中医学是一门兼有科学精神和人文精神的学科,数千年来中医的智慧守护着中华儿女的生息繁衍和生命健康,其明确的临床疗效和严密的理论体系充分说明了中医的科学性,另外中医的理论基础和思维方法都是建立在传统文化和传统哲学基础上,体现出中国传统文化特有的价值观、自然观和生命观,具有鲜明的人文属性,中医学运用的独特的思维方法"直觉""意象",正与音乐美学研究音乐表现范畴的"通感""联觉"相似。在中医音乐治疗的研究中,医学角度的研究是体,注重治疗机制的探索,关注实际疗效,并着眼于实证研究和量化研究,彰显出科学的理性精神;音乐角度的研究是用,聚焦于音乐语言、音乐结构、音乐意境对生理、心理和精神世界的影响,重视艺术的感性体验。美学可以成为连接医学与音乐的桥梁,美学是哲学的分支,其理性思辨的一面可以从哲学抽象的角度研究中医音乐治疗的认识论、方法论和价值观,美学的研究对象是艺术的美,其感性直观的一面有助于从音乐音响本体的角度解开音乐治愈功效的奥秘。

　　在中医音乐治疗的研究中,有历史文献的分析,有古代医案的挖掘,有文化背景和哲学意蕴的探讨,有理论体系的梳理,有临床试验的研究,但缺少音乐"美"的治疗功能和音乐治疗的美学机制的探索,音乐治疗中使用的音乐应该遵循什么美学原则也没有上升到学理性的思考。艺术品的物质材料、构成方法和美学倾向,决定着该艺术具有什么样的社会功能和审美功能,以及怎样表达、沟通并反映现实世界。音乐美学语境的研究可以解决音乐治疗中的四个问题,第一,音乐"美"的具体内容中,对人的健康有影响作用的是哪些,为什么音乐"美"在治疗中会起作用? 第二,音乐"美"的治疗功能是早于音乐的审美功能出现的,如原始时期的巫医选择音乐作为治疗仪式中必不可少的环节,在音乐审美功能出现之后,音乐美的治疗功能与审美功能的关系如何? 第三,音乐治疗除了生物机制、生理机制,其独有的"美"的治疗机制是什么? 音乐"美"如何通过反映社会现实、沟通人与人、表达情绪、结合延展的时间性与特定的空间性、引导想象、重塑特定场景或记忆等方式起到治疗的作用。第四,音乐治疗需要遵循什么样的美学原则? 治疗是带有明确目的性的医学行为,在对病人进行全方位评估之后,需要根据一定的美学原则作出音乐的选择和运用。

　　一个学科要站在科学的高峰,就要有理论思维和批判精神,一个学科想要在历史的洪流中不迷失方向,就要有哲学思考。中医有中医哲学,不断反思其方法论、价值观,追问医学的现代人文价值;音乐有音乐美学,探索音乐美的本质和规律,反思音乐存在方式的独特影响。那么中医音乐治疗也要有自己的理论思维。中医哲学层面的思考决定了中医音乐治疗的思维方法、价值构成和技术手段,明确了中医音乐治疗的性质,是中医的音乐治疗,而不是别的音乐治疗;音乐哲学(即音乐美学)层面的思考揭示了音乐"美"的治疗机制,如通过形象的音乐语言、精妙的音乐结构、无穷的音乐想象、悠远的音乐意境等反映现实、表达自我,是一种更关注精神世界、更生态的治疗方法的反思。兼具哲学思考和美学思考的中医音乐治疗,才能具有独特的方法论和鲜明的本土文化特性,才能在临床实践中根据本土文化的特点更有效地运用于"文化中"的治疗对象,才能更具创新性地发挥音乐的治疗功能,才能在当代医学面临的困境中回归人文医学的温暖,才能真正找到未来发展方向。音乐"美"的文化独特性,使中医音乐治疗在全球化浪潮中保持着医疗文化的本土特征而不迷失方向,音乐"美"的文化普适性、音乐语言的跨文化特征和可通约性特点,又使中医音乐治疗文化具有"现代化"与"国际化"的潜能,无论是对于中医音乐治疗更广泛的具体运用对象、对于中医音乐治疗的当代创新性发展,还是对于中医音乐治疗的跨文化传播,音乐美学语境的思考无疑有决定性的作用。

1.3　音乐美学在中医音乐治疗中的运用

对于音乐起源与音乐功能的观念、音乐美的态度、音乐的价值判断以及对音乐本质规律的思考,规定了音乐治疗在音乐运用范畴中的理论基础、思维方法和临床实践。音乐美的普适性原则决定了音乐治疗对象的放之四海而皆准,由于不同的价值判断造成的音乐美的特殊性、音乐语言的抽象性以及音乐反映世界的不确定性,又决定了面对治疗对象选择音乐作品和音乐活动的复杂性。就中医音乐治疗而言,具有东方美学特征的音乐思想、作品和实践,表现了中国文化独特的价值观、审美观,不仅具有重要的治疗文化意义,而且对在华夏大地生息繁衍代代相传的中华民族而言,也兼具文化人类学角度的治疗价值。

中国传统哲学是中医学理论和传统音乐美学思想的源泉,基于共同的文化基因,传统音乐美学思想与中医音乐治疗理论、观念密切相关。阴阳五行自然乐论,一方面开启了音乐治疗的声学研究,是音乐治疗的物理属性探索,也涉及对生理影响的探究,如五行五音与五脏的共振关系、五行五音与情志的生克制约关系;另一方面,阴阳五行自然乐论所蕴含的文化和哲学内容,构建了中医音乐治疗独特的宇宙观、自然观和生命观,"大乐与天地同和",认为音乐可以通过表现的悠远历史感和浩渺的空间感,体现人的意识与宇宙的时空交融。儒家的"礼乐"思想体现了用音乐调节人与人、人与社会的关系,即"移风易俗莫于乐",强调了音乐的反映与被反映的关系，这一音乐反映生活的美学思想，是中医音乐治疗的社会生态观的体现，也是现代医学"生理—心理—社会"模式的体现。儒道合流的"淡和""中和"审美观，既决定了中医音乐治疗不同于其他文化音乐治疗的特色，也是中医"恬淡虚无""和于阴阳"等养生观念在音乐治疗中的具体表现。传统音乐美学特别是古琴美学对于艺术"意境"的追求，使得中医音乐治疗超越了生理、心理的治疗范畴，而进入到更高层面的精神领域。

音乐的语言、音乐的结构、音乐的风格和音乐表现方式的特殊性，决定了中医音乐治疗中的思维方法和临床实践的运用。音乐的语言不同于普通的生活语言，尽管可以说音乐的语言来源于生活，但又是从生活的语言中抽象出来的，音乐的语言是形象性的，既抽象又具象，既确定又不确定，这就与中医的意象思维方法类似，"具有形象、感性和直观的色彩和象征、多义、不确定性等属性"[1]。这要求在音乐治疗中充分考虑治疗对象的主观体验，发挥治疗对象的主体作用，如欧阳修弹奏古琴治疗"幽忧之疾"，他在《送杨置序》中道出了自己弹奏古琴时体验到的音乐形象："操弦骤作，忽然变之，急者凄然以促，缓者舒然以和，如崩崖裂石、高山出泉，而风雨夜至也。如怨夫寡妇之叹息，雌雄雍雍之相鸣也。其忧深思远，则舜与文王、孔子之遗音也；悲愁感愤，则伯奇孤子、屈原忠臣之所叹也。喜怒哀乐，动人必深。而纯古淡泊，与夫尧舜三代之言语、孔子之文章、《易》之忧患、《诗》之怨刺无以异。其能听之以耳，应之以手，取其和者，道其湮郁，写其幽思，则感人之际，亦有至者焉。"[2]若是没有主体自身丰富的情感体验和深厚的文化底蕴，又如何能对音乐作品作出如此深刻的领悟和想象？更谈不上用音乐"和其心之所不平"而达到"忘疾"的疗效了。

唐代吕温的《乐出虚赋》论述了音乐之象，极具美学意义："圣人取象于物，观民以风，辟嗜欲之由塞，决形神之未通。欲使和气潜作，玄关暗空，与吹万而皆唱，起生三而尽同……于是淡以无倪，留而不滞，有非象之象，生无际之际。是故实其想而道升，窒其空而声蔽。"[3]先讲音乐的起源是圣人取象比类，用音乐查知民间风气，再谈了音乐的功能可以使形神相通、万物相合，吹奏歌唱人民其乐融融，最后提出了音乐的形象问题和音乐的存在方式问题，恬淡平和、静而不止的

<hr>

① 张宗明.奇迹、问题与反思——中医方法论研究[M].上海：上海中医药大学出版社，2004：101
② （宋）欧阳修.欧阳修集[M].北京：中国戏剧出版社，2002：270-271.
③ （唐）吕温.乐出虚赋[M]//景印文渊阁四库全书·集部·御定历代赋汇·卷九十一·第1421册.台北：台湾商务印书馆，1986：40

音乐,表现出一种既抽象又具象的"非象之象",存在于"无际之际",只有"实其想"即展开丰富的想象和联想,才能把握音乐之"象"。

音乐中的意象思维或称想象思维,在心理学上就是"联觉",音乐的语言通过联觉这个中项反映一定的现实世界的物象特征,再用取象比类的思维将物象特征转化为健康养生的观念或途径。如古琴曲《高山》《流水》用稳健的节奏、雄浑的音色和庄严的气势表现高山的险峻巍峨,用灵动的韵律、秀丽的音色和深邃的意境表现流水的气象万千,这是第一步,用联觉、想象将音乐语言转化为物象特征,具有感性思维色彩;第二步就运用"以物比德"的取象比类方法,以高山的庄重象征仁厚的品质,流水的灵动代表聪颖的智慧,即"仁者寿,智者乐",在音乐中不仅获得"仁"和"乐"的品质,还表现了"天籁""地籁""人籁"的"天人合一"文化追求,最终实现身心健康、养生养心的目的,是理性逻辑的思维。

中医音乐治疗临床实践中一些非常重要的宜忌问题,需要配合音乐美学角度的分析与研究。同一个人对不同的音乐作品有不同的感性认知,与音乐作品本身的风格表现有关,也与听乐主体的审美旨趣和利害关系有关。《乐记》记载了魏文侯听不同音乐的感受:"魏文侯问于子夏曰:'吾端冕而听古乐,则唯恐卧;听郑卫之音,则不知倦。敢问古乐之如彼何也? 新乐之如此何也?'"[①]这里提到了"古乐"与"新乐"两个相对的范畴,其实就是宫廷雅乐和民间音乐的区别,宫廷雅乐为钟磬之乐,浑厚庄重、中庸平和,民间音乐即所谓的"郑卫之音",由于其情感表达的强烈炽烈、音乐语言的丰富多变,被冠以"淫声",然而从审美主体和审美对象的利害关系来看,魏文侯本应是端冕听雅乐而不该听"郑卫之音"的,但是在这里审美主体的个人艺术旨趣显然发挥了更大的影响力。此外,由于音乐语言的抽象性和音乐表达的不确定性,再加上不同主体对音乐的认知和审美价值判断的不同,同一首作品其疗效可能截然不同。《荀子·乐论》曰:"君子乐得其道,小人乐得其欲。以道制欲,则乐而不乱;以欲忘道,则惑而不乐。"[②]荀子特别强调的是主体的文化道德修养对音乐欣赏的影响,尽管其对于"得道"的褒扬和"得欲"的贬低具有历史局限性,但提出了生理快感和审美美感这一对范畴的区别,也触及了音乐作品理解的不确定性问题。在音乐治疗的临床实践中,无论是"得道"还是"得欲"、"生理快感"还是"审美美感",无疑都能起到愉悦身心、健康养生的作用,需要注意的是如果在一些特殊场合曾经发生过对主体产生情感

① 王文锦.礼记译解[M].北京:中华书局,2017:491-492
② 楼宇烈.荀子新注[M].北京:中华书局,2018:411

伤害的音乐，即使其再美妙动听也无法产生治疗作用。如日本民歌《樱花》旋律婉约，充满异国情调色彩，本该属于悦耳动听的音乐，但若给一位在侵华战争中亲人惨遭日军残害的对象听，那么主体的感受除了悲痛愤怒，还有就是对于这首音乐作品的厌恶之情。因此，在中医音乐治疗过程中制作音乐治疗曲目库，开出"音乐处方"，看似是高效便捷、一劳永逸的音乐治疗行为，实则必须慎重评估，音乐语言的抽象性决定了音乐作品的多样性解读，这"药性"究竟是有"效"还是有"毒"，还得依赖于主体对音乐语言的感性认识和音乐价值的评价问题。

2　音乐"美"的治疗价值论

2.1　音乐"美"的治疗价值

　　马克思《资本论》说："物的有用性使物成为使用价值……使用价值或财物具有价值，只是因为有抽象人类劳动体现或物化在里面。"[①]马克思研究的"价值"是经济学中商品的价值，可以借用这个概念来研究治疗音乐的治疗价值问题。"物的有用性"是指能否满足人的需要，音乐能满足人的生理和精神需要，满足社会族群的认同和沟通需要，这就是音乐的使用价值，其中以影响身心健康为目的的需要，就是音乐的治疗价值。"因为有抽象人类劳动体现或物化"具有的价值是指物的商品价值或交换价值，音乐的交换价值问题要分几个层面看，首先，个体生产和只供个体消费的音乐如民歌、文人古琴等，就只有使用价值而没有交换价值；其次，艺术家因为生存需要生产音乐作品并构成社会交换的行为，就使音乐有了商品价值和交换价值；就音乐治疗的层面来说，音乐治疗是一种医疗行为，构成了患者与医者、医疗机构之间的价值的交换，因此，用来治疗的音乐是具有交换价值的。

　　"如果一个使用价值不用劳动也能创造出来，它就不会有交换价值，虽然作为使用价值，它仍是具有它的自然的效用。但是，另一方面，如果一物没有使用价值，没有劳动的这样一个自然的承担者，它也就没有交换价值。"[②]马克思说明了使用价值不依赖于交换价值而存在，而交换价值必须依赖于使用价值而存在。

---

① （德）马克思.资本论·第一卷［M］.北京：人民出版社，1975：51
② （德）马克思.资本论·第三卷［M］.北京：人民出版社，1975：729

传统的音乐美学观念认为,单独的乐音或纯粹的物质声音只具有自然属性,不能满足人的精神需要,因此不具有使用价值,而由乐音构成的音乐作品承载了人的劳动价值才具有使用价值,具有满足人的精神需要的社会功能属性。然而从音乐治疗的角度看,单独的乐音也是有使用价值的,"共振原理""α波"以及"脑神经科学"等研究表明单独的乐音如晨钟暮鼓,即使不构成音乐作品也可以影响人的生理病理状态,这个使用价值体现了治疗音乐的自然属性,当这些单独的乐音治疗进入医疗系统构成医患之间的价值交换,就具有交换价值,体现了社会功能属性。很多自然界的物质都具有这种自然属性的使用价值,比如水能解渴,火能取暖,土能耕种,但与音乐的不同在于,水火土不能将人类的精神劳动物化,无法满足人的精神需要;单独的乐音却可以通过人的智慧和创造,编织成结构精妙、壮丽绝伦的音乐作品,满足表达、宣泄、沟通与认同的个体精神需求和集体社会需要,调和人的身心健康,具有社会功能属性。

因此,在治疗音乐中,单独的乐音具有使用价值,体现的是对人产生生理作用的自然属性,同时作为一种医疗行为也具有社会属性的交换价值;由乐音构成的治疗艺术作品具有同时作用于生理、心理和精神的使用价值,也具有社会功能属性的交换价值。所不同的是,单纯声音的音乐治疗,对于满足精神需求的治疗来说,不具有使用价值,只有承载了文化和精神创造的音乐作品用于治疗,才具有满足精神需求的社会功能属性,从这个角度来说,治疗音乐的价值又是依赖于其功能属性而存在的,就像商品离开了商品社会就不成其为商品一样,用于治疗的音乐作品,一旦离开生产它的社会,离开一定的文化语境,没有能认同这一音乐文化的主体(人),便失去了使用价值和交换价值,其功能属性同样也不能实现。这就是为什么巫术或萨满音乐治疗在某些文化看起来荒诞不经,但在拥有强烈文化认同的群体里却能获得实际疗效的原因。

治疗音乐的价值与艺术音乐的价值有区别也有雷同,弄清楚二者之间的差异,有助于在音乐治疗的临床实践中区分纯粹的音乐欣赏与带有治疗目的的音乐活动。艺术音乐是以满足人的精神需求为其有用性,纯粹的物质声音只能对人产生生理作用,具备自然属性,纯粹的物质声音不能满足人的精神需要,因而不具有社会功能属性,只有同时具备自然属性和功能属性的音乐现象才是艺术音乐,否则就只是单纯的声音。治疗音乐以满足人的生理、心理以及精神、社会需求为其有用性,具有自然属性的纯粹声音通过影响人的脑波、神经、内分泌和免疫系统实现其使用价值,纯粹声音通过调节生理现象改变心理和情绪状态、影响社会群体关系,实现其社会功能属性,因此运用于治疗的纯粹声音具有自然属性与社会功能属性的二重性。运用于治疗的音乐作品,同样具有自然属性与社会功能属性,不同的是音乐作品是人类的精神劳动创造的精神产品,天然带有强烈的人类文化烙印,除了通过自然属性即生理机制作用于生理健康外,可以更直接地用艺术的创造和人类的智慧(即音乐的美)影响人的情绪状态、满足人的精神需求,反过来又可以起到调整人的生理状态的作用。

　　用于治疗的音乐能满足人的健康需要,具有使用价值;构成医患之间的医疗行为,也具有交换价值。纯粹的声音用于治疗具有自然属性和社会功能属性的二重性,自然属性体现为生理层面的改变,社会功能属性表现为对心理、情绪的影响。由声音构成的音乐作品作用于治疗不仅通过生理机制起作用,更能通过音乐的"美"的机制满足人的精神需要,进而获得更好的社会生态。治疗音乐表现出的价值与功能,与现代医学模式强调的"生理—心理—社会"不谋而合,体现出了音乐治疗在当代医学发展中的独特价值。

2.2　具有治疗价值的音乐"美"

2.2.1　音乐"美"的探讨

　　这里的"美"加了引号,首先是为了强调这个"美"是广义的美,对于音乐来说不仅仅是好听悦耳,而且是古今中外对于音乐"美"的不同文化不同内涵的集合,例如可以是无声的美、不协和的美、刺耳的美、无序的美、荒诞的美、悲剧的美,甚至是以丑为美等等。其次加引号是为了特指,本书谈到的音乐"美"分为两个内容,一个是具有治疗价值和功能的音乐"美",另一个是作为艺术的音乐"美",二者既有差异也有相同,在文中为了论述方便,就把"作为艺术的音乐'美'"简略称为"音乐的'美'",把"具有治疗价值和功能的音乐'美'"简略称为"具有治疗价值的音乐'美'"。

　　关于什么是音乐的"美",古今中外有多层次、多角度的探讨,从哲学角度是自上而下、从抽象到具体的研究,从音乐角度是自下而上、从具体到抽象的研究。从哲学角度来说,首先,音乐的美在于形式比例的和谐,古希腊人认为"音乐是对立因素的和谐的统一,把杂多导致统一,把不协调导致协调"①,春秋战国时期的史伯提出"和实生物,同则不继""声一无听,物一无文"(《国语·郑语》)如出一辙,音乐的美不在于"同",而在于寓杂多于统一。其次,音乐的美在于"善",

---

① 茅原.铺路石:茅原音乐文集(二)[M].上海:上海音乐学院出版社,2007:66

亚里士多德说:"美是一种善,其所以引起快感正因为它是善。"①正如《乐记》云:"德者,性之端也;乐者,德之华也。"②再次,音乐的美在于"真",柏拉图认为美的本原要先于美和高于美,是一种永恒的、绝对的"理式",现实世界是"理式"世界的反映,艺术的世界又是现实世界的反映,所以艺术的终极目标就是对"理式"世界的描摹和表现,能真实反映"理式"世界的音乐就是美,中国道家思想"法天贵真"(《庄子·渔父》)、"朴素而天下莫能与之争美"(《庄子·天道》)也是对于自然、真实的美学追求的体现。此外,经验主义美学认为,美的存在有赖于审美主体的审美经验与审美感情,如休谟(D. Hume, 1711—1776)《审美趣味的标准》:"美不是事物本身的一种性质,它只存在于欣赏着的心里,每一个人见出一种不同的美。"③这一观点在音乐治疗中很重要,虽然并不注重主观反映与客体对象的关系,但强调了审美活动的主观性,主体的经验、态度和审美感知在治疗过程中不容忽视,有时甚至可纳入治疗宜忌范围。黑格尔认为"美是理念的感性显现"④,立普斯(Theodor Lipps, 1851—1914)的"移情说"认为美就是主体与客体的平衡呼应关系:"审美欣赏的原因就在我自己,或自我,也就是'看到''对立的'对象而感到欢乐或愉快的那个自我。"⑤主体与客体同声相应,主体在对象身上观照自身的存在,这个移情就是中国文化的"天人合一",是儒家文化的"以物比德",即"知者乐水,仁者乐山。知者动,仁者静。知者乐,仁者寿"(《论语·雍也篇》)。

从音乐实践角度出发,中西方文化大致表现出以下四种美学观。第一,理性主义的美学观,强调音乐的社会功能,音乐语言清晰易懂,音乐结构逻辑分明,表现出始终保持理智与感情的平衡,正如儒家的"中庸之道",强调"过犹不及",始终保持文质彬彬、温文尔雅的君子风度;第二,感情表现的美学观,为了彰显内心最真实的情感和想象的世界,极尽感情夸张之能事,为了淋漓尽致地表达音乐内容,甚至不惜突破传统的音乐技法与音乐思维,音乐的调式和声从和谐逐渐走向不和谐,音乐的曲式结构从层次分明走向复杂庞大;第三,形式主义美学观,即为艺术而艺术,把音乐当做一种纯粹的美,追求华丽的声音、精妙的结构和典雅的风格,比如民间音乐《老八板》,既不表现感情也不表现理性美,但从其特殊的节

---

①　伍蠡甫主编. 西方文论选·上卷[M]. 上海:上海译文出版社,1979:41

②　王文锦. 礼记译解[M]. 北京:中华书局,2017:487

③　茅原. 辅路石:茅原音乐文集(二)[M]. 上海:上海音乐学院出版社,2007:72

④　朱光潜. 西方美学史[M]. 北京:人民文学出版社,1999:477

⑤　(德)立普斯. 论移情作用[M]//西方文艺理论译丛·第8辑. 北京:人民文学出版社,1964:43

拍上来看显示出一种灵活有序、充满动感的形式美,全曲共八句,每句八拍,它不是单纯的两拍子,也不是单纯的三拍子结构,而是两拍子和三拍子的组合,即形成"一、二、三;一、二;一、二、三"的数列结构,类似民间锣鼓的"合八"结构,每句八拍,重复八次,就构成了《老八板》的精妙之处;第四,天人合一的美学观,音乐表现出虚无缥缈的意境,重视直觉、通感在音乐思维中的运用,强调音乐表现人与天地的共振、人与自然的和谐,体现出一种民族的宇宙意识。

2.2.2　具有治疗价值的音乐"美"的内容

音乐的"美"和具有治疗价值的音乐"美",既有区别也有联系。纯粹的乐音只有自然属性而没有社会属性,因此不具有艺术价值的音乐"美",但是对于治疗音乐来说,纯粹乐音的治疗功能使其具有自然属性和社会属性的二重性,从这个层次来说单纯的乐音,只要其实现了治疗功能,就是具有治疗价值的"美"。具体来说,治疗价值的音乐"美"包括物理美、形式美、内容美。

（1）物理美

物理属性是音乐的基本属性,音响结构是构成音乐的基本要素,音乐音响是声音在时间中的组织形式。声音的基本要素音高、音强、音色、音长,分别是由声波的四个物理特征决定的,即振动的频率、振动的幅度大小、发音体的材质结构、振动持续时间,这些物理特征的"美"就是黑格尔说的"感性材料的质量之美"。物理"美"的刺激会引起人体内的生理反应,诸如脉搏、呼吸、血压、脑电波、内分泌和免疫系统等的变化。音乐的"共振现象"很早就受到关注,《韩诗外传》:"古者,天子左五钟,将出,则撞黄钟,而右五钟皆应之……此言音乐相和,物类相感,同声相应之义也。"[①]韩婴论述了钟与钟的共振,进而推衍为音乐与天地自然的共振,从音乐声学的角度解释了《周易》"同声相应,同气相求"的内涵。《史记·乐书》称音乐能"动荡血脉",就是对音乐与人体共振现象的形象阐释。被诸多文献记载的唐代曹绍夔"锉磬治病"的故事,虽然不能算是严格的音乐治疗范畴,但也表现出声音振动的物理现象与人的身心利害关系:"洛阳有僧,房中有磬,日夜辄自鸣。僧以为怪,惧而成疾。求术士百方禁之,终不能已。绍夔与僧善,来问疾,僧俱以告,俄,击斋钟,磬复作声。绍夔笑曰:'明日可设盛馔,当为除之。'僧虽不信绍夔言,然冀其有效,乃具馔以待之。夔食讫,出怀中锉,锉磬数处,其声遂绝。僧苦问其所以,绍夔云:'此磬与钟律合,击彼此应。'僧大喜,

---

① （汉）韩婴.韩诗外传·卷一[M].1539(明嘉靖十八年)薛来芙蓉泉书屋刻本

其疾亦愈。"①有治疗价值的音乐物理美一般都具有和谐、适中、有序等特点，是一种被普遍认为"美"的声音。值得注意的是，不美的声音，即不和谐、不适中、无序的"丑"的声音，有时候也能起到治疗身心疾病的作用，所以这时候的"丑"就其有用性上来说便是一种"美"了。如《辽史·耶律敌鲁传》记载的一例用噪声治病的医案，体现了中医学"阴平阳秘""阳极而阴"的思维方法，噪音音响在这里就是调节阴阳的媒介，起到了宣泄情绪的作用。

（2）形式美

具有治疗价值的形式美，指的是音乐中具有治疗功能和价值的美学信息部分，也就是探讨在音乐治疗中究竟是什么样的音乐"美"在起作用。音乐的形式有广义和狭义之分，狭义的音乐形式指单纯的音乐结构即曲式学，广义的音乐形式则是包括曲式在内泛指音乐这精神产品的一切载体。②本书谈论的是音乐形式美的狭义范畴，黑格尔《美学》称之为"结构质量之美"，其中具有音乐治疗价值的有整齐一律、和谐、平衡对称。

整齐一律主要表现在音乐节拍的统一、有序和规律，既像人的呼吸、脉搏、步态、微循环，也似大自然的斗转星移、四季更替。音乐的律动绝不是钟表般精准的机械摆动，而是一种具有生命现象的张弛有度、收放自如，因此节奏平稳适中的音乐在改善血压和心率方面往往有意想不到的效果，一些特定的节奏可以用来改善阿尔兹海默症患者的步态。此外在鼓圈音乐治疗中，节奏更是交流、沟通和改善情绪的重要媒介。

和谐既可以是音乐旋律、和声、调式的审美特征，也可以体现为不同音乐素材之间互相渗透、相互融合的过程，表现出你中有我、我中有你的集中性和统一性，是最能体现中医"阴平阳秘""阴阳互根"思维的形式美。如莫扎特《第四十交响曲》第一乐章用奏鸣曲式写成，见图3-1，分为呈示部、展开部和再现部，其中呈示部包括主部主题 A 和副部主题 B，A 与 B 表现为两个性格不同形成对比反差的音乐形象，A 主题在压抑不安的背景上奏出急促的叹息音调，B 主题一改这种焦虑，转而变为一种温顺精致的安慰性的旋律，A 主题在主调上，B 主题在属调上，在呈示部中 A 与 B 形成一对矛盾的冲突；在展开部中 A 与 B 进一步对抗发展，象征矛盾的激化；到了再现部，A 与 B 两个主题都通过回到主调而获得统一。音乐形象的矛盾对立、激化、统一，其实就是人的情绪的矛盾、激化和统

---

① （宋）王谠. 唐语林·卷五·补遗[M]. 上海：上海古籍出版社，1978：162
② 茅原. 未完成音乐美学[M]. 上海：上海人民出版社，2016：103

一，莫扎特这首交响曲用 g 小调写成，加上压抑不安的 A 主题，本该是具有悲剧
色彩的，恰逢莫扎特写作这首交响曲的时候也是人生最艰难的时期，但是莫扎特
运用精妙而富有逻辑思维的音乐结构控制了痛苦情感宣泄的分寸，表明了他古
典主义的理性美学观，与孔子的"乐而不淫，哀而不伤"如出一辙。后来傅雷先
生对这首作品的评价为"含着眼泪的微笑"，正是对该音乐作品将理性与感情协
调至完美的赞誉。如果说奏鸣曲式的 A 主题与 B 主题是一对矛盾，那么不妨把
这对矛盾看作中医理论中的"阴阳"，阴阳既对立又相互依存、相互包容、相互消
长和转化，即所谓"阴中有阳，阳中有阴。孤阴不长，孤阳不成"。奏鸣曲式所展
示的内容是"对立面的相互渗透"，也就是阴阳对立、阴阳消长直至阴阳调和的
过程，而其中更重视和强调的是矛盾双方即阴阳的和谐与统一，这正是中医学保
持人体健康的核心思维，也是音乐结构层面的治疗价值的体现。

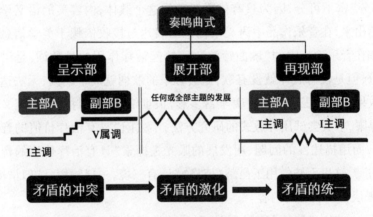

图 3-1　莫扎特《第四十交响曲》第一乐章结构图式

平衡对称表现在音乐结构中是不同的音乐素材有规律地交替出现，形成对
称的拱形结构，如捷克作曲家斯美塔那的《伏尔塔瓦河》，"伏尔塔瓦河的主题"
与"农民的婚礼主题""水仙女的主题""斯维特杨险滩的主题"不断交替，呈现出
ABACADA 的对称拱形结构，犹如一座有着精美结构的连廊建筑不断向远方伸
展。正因为平衡是人类最基本的心理需求，在音乐治疗中，通过紧张与松弛、强
烈与安静、狂放与内敛、偏离与回归，不断产生新的期待最终又能缓解期待的紧
张状态，审美快感就在这样的结构交替中出现，从而可以缓解心理上的不安与焦
虑。华萃康教授对和声色彩的研究发现，几乎所有优秀的音乐作品，无论是和声
的张力值还是色彩度，都呈现出从 0 开始到 0 结束的平衡趋势，其向两端变化的

量是基本相等的。茅原教授对《二泉映月》的研究表明该曲的旋律高点呈现出与费布纳奇数列的一致性①，全曲一共 88 小节，全曲有全曲的高潮（在全曲的黄金分割点上），局部有局部的高潮（在局部的黄金分割点上），大大小小不同层次的高点，基本出现在这一数列中，即 1、2、3、5、8、13、21……表面上看是不平衡，但从更高的层次看其实是一种发展中的动态平衡，就是不断打破平衡，又不断建立新的平衡，这就是"生命的螺旋形运动"。平衡对称的结构较之整齐一律，是一个更高层次上的、气息更悠长的呼吸，因此它调整的就不仅仅是脉搏和步态，而是更高一层的情绪、心理状态和精神面貌。

（3）内容美

具有治疗价值的内容美，指的是音乐中具有治疗功能和价值的语义学信息部分，也就是音乐治疗中非音乐部分所起的作用，但是这个"非音乐部分"又与"音乐部分"密不可分，因为只有依附于音乐这个载体，内容美的语义学信息才能被传达出来，在音乐作品中语义学信息的表达与接收依赖于美学信息的表达形式。如在音乐治疗中的"歌曲疗法"，直接起治疗作用的是歌词，是语义学信息的部分，但是没有旋律就没有歌，抛去音乐的歌词就成了朗读，无法达到音乐治疗的效果。音乐表现的内容美丰富多彩，很难给出一个封闭式的定义并划出明确的界限，本文尝试用开放式的研究方法，不去问"具有治疗价值的音乐内容是什么"，而用描述性的问题、用发展的眼光去探索"具有治疗价值的音乐内容是怎样的"？这里不妨借用王昌龄《诗格》"诗有三境，一曰物境，二曰情境，三曰意境"②来谈音乐表现的内容。

从第一个层次"物境"的层面看，音乐的内容能反映现实世界的客观特征，如表现具体的历史事件，并作出细节上的精心刻画，明末清初的王猷定在《汤琵琶传》里这样描述琵琶曲《十面埋伏》所表现的内容："当其两军决战时，声动天地，瓦屋若飞坠。徐而察之，有金声、鼓声、剑弩声、人马辟易声；俄而无声，久之，有怒而难明者为楚歌声；凄而壮者为项王悲歌慷慨之声；别姬声；陷大泽，有追骑声；至乌江有项王自刎声；余骑蹂践争项王声。使闻者始而奋，既而恐，终而涕泣之无从也。其感人如此。"③琵琶演奏家通过高超的演奏技艺，仅凭借四根琴弦，

---

① 茅原.《二泉映月》的启示——音乐美何处寻？纪念阿炳诞生一百周年[J].南京艺术学院学报（音乐与表演版），1993（4）：6-13

② 叶朗.中国美学史大纲[M].上海：上海人民出版社，2005：267

③ （清）王猷定.四照堂文集·卷四[M].1683（清康熙二十二年）刻本

就把人们带回到千年前肃杀的古战场，运用"弹、扫、轮、绞、滚、煞"等演奏技法，通过对声音的模拟、气氛的渲染，再现了战斗的激烈、历史的悲壮之情。从乐谱中类似章回小说的标题上也能看出音乐作品表现的意图："1. 列营；2. 吹打；3. 点将；4. 排阵；5. 走队；6. 埋伏；7. 鸡鸣山小战；8. 九里山大战；9. 项王败阵；10. 乌江自刎；11. 众军奏凯；12. 诸将争功；13. 得胜回营。"音乐内容表现物境的特点，使得在音乐治疗的过程中治疗师通过选择特定的音乐，或可将患者带入特定的情境之中，或可感受到被艺术的语言抽象化了的物质形态，如高山、流水、云烟、晚舟等。

第二个层次为"情境"，是音乐表现出喜怒哀乐的情感反映和人的精神面貌与气质品格。如蔡文姬所作琴歌《胡笳十八拍》表现了这位命运多舛的才女，在漂泊异邦十二年之后终于回归故土，却面临着必须抛弃两位亲生骨肉的痛苦，蔡文姬把常人难以体会的情感冲突和矛盾的抉择谱在了这首荡气回肠的音乐作品中。"胡笳"是匈奴的吹管乐器，"十八拍"就是有十八段。郭沫若先生评价《胡笳十八拍》："感情的沸腾、着想的大胆、措辞的强烈、形式的越轨，实在是一首自《离骚》以来最值得欣赏的长篇抒情诗。"① 其中情感表达最具有爆发力的是第八拍，作者对上天发出了掷地有声的质问："为天有眼兮何不见我独漂流？为神有灵兮何事处我天南海北头？我不负天兮天何配我殊匹？我不负神兮神何殛我越荒州？"② 被郭沫若称为"那象滚滚不尽的海涛，那象喷发着熔岩的活火山，那是用整个灵魂吐诉出来的绝叫"。除了语义学信息，这首作品的美学信息即音乐语言上也传达了哀怨、愤懑、屈辱、悲痛的情绪以及对和平的向往。如第一拍中旋律婉转向上，接着徐缓下行，具有古朴的吟诵风格，仿佛是悲戚的叹息，给人以深沉的哀怨之感，用叙述性的音调总述社会的动乱和文姬所受的屈辱；第二拍描写文姬被虏途中的感受，音域突然从高音区下坠两个八度到低音区，直线型的下行，仿佛一下跌落谷底，到达无尽痛苦的深渊，紧接着出现八度向上跳跃的唱腔，拔地而起，实为掩饰不住的内心的愤懑。这大起大落的旋律，把文姬内心的痛苦和愤怒淋漓尽致地表现了出来。第十二拍出现了全曲中唯一欢快喜悦的音调，渴望民族交往、战乱平息，音乐昂扬活泼。而唱到"嗟别稚子"时，音乐情绪陡然急转，一喜一悲，具有强烈的戏剧性，唱出了一个常人无法体验的极端人生矛盾，

---

① 郭沫若. 谈蔡文姬的《胡笳十八拍》[N]. 光明日报,1959-01-25

② 中国艺术研究院音乐研究所,北京古琴研究会编. 琴曲集成第七册·绿绮新声·卷三[M]. 北京：中华书局,2012：35-36

即渴望回归故里但又必须抛弃骨肉的痛苦。表现情绪的变化是音乐最擅长的，也是音乐治疗中运用最普遍的，在音乐表现情境中如果语义学信息所占比重更大，音乐治疗师就更容易引导患者进入明确的情感体验，如果美学信息所占比重大的话，患者的主观体验、生活阅历、艺术感知能力将发挥更大的作用。

　　第三个层次为意境。关于艺术的意境，宗白华先生在《中国艺术意境之诞生》中引用蔡小石《拜石山房词》中"情""气""格"的意境三层次说，进一步解释道："'情'是心灵对于印象的直接反映，'气'是'生气远出'的生命，'格'是映射着人格的高尚。"①茅原教授在此基础上结合了音乐表现的三个具体层面谈意境，"情胜"为第一层意境，反映的是欣赏音乐的主体与客体的统一，在艺术中就表现为一种情景交融，因为艺术作品表现真实所以能被主体所认识，这一层意境追求的是"真"；"气胜"为第二层意境，反映的是生命运动的激情奔放与理智明晰，在音乐中表现为内容与形式的统一，追求的是"美"；"格胜"为第三层意境，体现了自然性与社会性的统一，是在生命运动基础上提炼出来的宇宙意识和人格精神，追求的是"善"。这三个层次"由真入美""由美成善"，环环相扣，层层递进。②举例来说，前文提到的《十面埋伏》，首先通过多变的音色和丰富的演奏技法再现了真实激烈的战争场景，为第一层"情胜"；其次音乐结构张弛有度，在引子之后呈现为一个变化的回旋曲，犹如在时间的延展中叙事的章回小说，一气呵成、气势如虹，表现出对历史人物项羽这位悲剧英雄的无限感慨，同时也表现出我们这个民族非凡的智慧和艺术创造性，是为第二层"气胜"；最后，在前面两层意境中进一步抽象出第三层"格胜"，这如史诗般宏伟的篇章，表现出一种英雄气概和民族气质。再如琴曲《流水》，"洋洋兮若江河"便是第一层"情胜"；起承转合、偏离回归的音乐结构展现了潺潺溪水到江河湖海的融合归一，具有滔滔不绝、滚滚向前的生命气息，是为第二层"气胜"；"仁者乐山，智者乐水""天人合一"的哲学意象，表现了中华民族特有的宇宙意识与生命观，是为第三层"格胜"。宗白华先生称这第三层意境"格胜"为"禅境"，其追求的不仅是善与道德，是教育功能和净化功能，还是心灵深处最高的哲学境界和艺术境界，即"静穆的观照"和"飞跃的生命"。这正是《荀子·乐论》谈及的音乐终极功能："故乐行而志清，礼修而行成，耳目聪明，血气和平，移风易俗，天下皆宁，美善相乐。"③也是

---

① 宗白华.美学散步[M].上海：上海人民出版社.1997：75
② 茅原，费邓洪.从"意境三层次"说引发的思考[J].中国音乐学，1991（2）：113-119
③ 楼宇烈.荀子新注[M].北京：中华书局，2018：411

佛祖拈花微笑所蕴含的"美善相合"的微妙禅意。

2.3　治疗音乐的价值构成与价值评价

2.3.1　技术构成与价值构成

前文提到具有治疗价值的音乐"美"具体表现为：物理美，形式美，内容美。物理美和形式美是人类自然属性中具有普遍意义的美的原则，具有"普世价值"，这就决定了音乐治疗运用对象的广泛性，从男女老幼的不同人群，到生长壮老的不同阶段，再加上物理美和形式美的非语义性特点，甚至可以跨越文化与种族的藩篱。就中医音乐治疗的音乐"美"特征来说，其形式美固然有文化普遍意义上的美的准则，但也有中国文化的特殊旨趣，如西方古典音乐以规整严谨的结构表达理性美的精神，中国音乐多用无规整节奏的散板展现对无拘无束、神游天地的向往；西方音乐文化张扬对立与冲突，通过哲学式的分析和逻辑的推衍揭示矛盾的对立、转化与统一，中国音乐文化注重整体思维，通过起承转合结构的流线型叙述方式，体现你中有我、我中有你的天人合一境界。内容美承载着丰厚的历史文化因素，并与主体的认知能力、价值观念等密切相关，因此对于治疗对象来说，这部分的"美"具有相对性。

从信息论美学的理论来看，具有治疗价值的音乐作品（这里谈论音乐作品，就不包括纯粹声音的物理美）同时负载着形式美功能和内容美功能的信息，形式美即"美学信息"，内容美即"语义学信息"，"美学信息"与"语义学信息"之间构成的比重，就是"技术构成"。一首音乐作品的美学信息或是语义学信息满足了治疗的需求，就是"价值构成"，因此可以说，"技术构成"决定了"价值构成"，"价值构成"以"技术构成"为前提。在音乐治疗中，不论是治疗师还是治疗对象，都存在着接收语义学信息和美学信息不同比例的情况，这是由不同治疗方式的表现特点决定的。例如在歌曲治疗、音乐戏剧治疗、巫术咒语中，由于歌词的叙事性、语言的具体性和针对性，使得治疗对象接收到的语义学信息大于美学信息，其优点在于治疗手段的易解明了且具有针对性，从而可以获得鲜明的疗效；不足之处在于治疗的效果囿于语言的屏障之中，语义学内容的具体性阻碍了这种治疗方法运用对象的普遍性和广泛性，当然美学的信息在其中并非不起作用，而是治疗师和治疗对象把更多的注意力倾斜于语义学的信息上了。在鼓圈治疗、舞蹈治疗、巫舞活动中，节奏取代了唱词，韵律取代了叙事，治疗对象接收到的美学信息大于语义学信息，音乐语言的抽象性和模糊性，使得治疗师和治疗对象在治疗过程中拥有更多想象和创作的自由,所以这一类音乐治疗方法适用于群体性的治疗,这个群体即使有年龄的、语言的和文化的差异,也可以通过从具象的生活中抽象出来的音乐语言进行沟通和表达。

研究"价值构成"的意义在于,在音乐治疗过程中控制好音乐作品的"技术构成"分配,以便守住音乐治疗学科的边界,若语义学信息太多,就成了心理治疗,美学信息太多,就成了音乐欣赏。枚乘《七发》就是一个用语义学信息进行心理治疗的病案,吴客为了治疗太子的疾患,发表了长篇论说,其中涉及音乐、美食、美景,激发起治疗对象对美好生活的向往,从而建立自信、调理气机,达到祛除疾病的目的。其中有一段对音乐"美"的论述:"背秋涉冬,使琴挚斫斩以为琴,野茧之丝以为弦,孤子之钩以为隐,九寡之珥以为约。使师堂操《畅》,伯子牙为之歌。歌曰:'麦秀蕲兮雉朝飞,向虚壑兮背槁槐,依绝区兮临回溪。'飞鸟闻之,翕翼而不能去;野兽闻之,垂耳而不能行;蚑蟜蝼蚁闻之,拄喙而不能前。此亦天下之至悲也,太子能强起听之乎?"[①]吴客完全是靠语言对太子描绘出古琴的器物美、形式美和内容美,尽管这个治疗跟音乐有关,但完全没有运用音乐的表现形式,也就是说音乐的美学信息只是通过语义学信息的表述出现在想象中,因此从严格的意义上来讲,这是跟音乐有关的心理治疗。能够兼顾语义学信息和美学信息的"价值构成"的音乐治疗作品,当属古琴养生音乐。如琴曲《崆峒问道》,就其标题表现出的语义学信息,是《庄子·在宥》中记载广成子在崆峒山回答黄帝关于养生长寿之道的问题:"至道之精,窈窈冥冥;至道之极,昏昏默默。无视无听,抱神以静,形将自正。必清必静,无劳汝形,无摇汝精,乃可以长生。"[②]"崆峒问道"的典故构成了这首音乐作品关于"养生"的语义学信息,但是在古琴养生中起作用的还有操缦时将养生修道结合一体的情境,不仅要求姿态端庄、气息深远,更讲究守静定神、气血畅通,运用"吟、猱、绰、注、撞、唤、进、退"等演奏技巧表现"清""微""淡""远"令人浮想联翩的神游,散板的不规整的韵律又呈现了求仙问道、返璞归真的逍遥之境,这些养生功能就是美学信息这一侧面提供的。

2.3.2 价值评价与价值取向

"价值评价"是着眼于主体角度的一个概念,客体对主体是否具有价值,是不以主体的意志为转移的,是客观存在的,而主体判断客体对他是否具有价值,

---

① (南朝梁)萧统.文选[M].上海:上海古籍出版社,1986:1561-1563
② 陈鼓应.庄子今注今译(全两册)[M].北京:商务印书馆,2007:329

就是"价值评价"。由于主体的不同需求、文化的差异、价值观不同,对价值的评价就不可能有统一的标准,但总的来说,主体(人)与客体(音乐)之间可能构成的三种关系为:反映关系、利害关系和审美关系。反映关系表现为真与假的矛盾,利害关系表现为善与恶的矛盾,审美关系表现为美与丑的矛盾,所以,这里的"价值评价"就反映为治疗对象对治疗音乐是否具有"真""善""美"的判断。这三种关系具有相对的独立性,在音乐治疗中,可能需要同时具有这三种判断,也可以只聚焦于其中的一种便可获得疗效。比如琴曲《高山》《流水》,不同的人会选择不同的侧面与音乐作品构成不同的关系,有人从中获得"峨峨兮若高山""洋洋兮若江河"的认识体验,进入作品的物境层面实现情景交融,这是反映关系的体现;有人从中读取到中国文化"仁者乐山,智者乐水,仁者寿,智者乐"的语义学信息,将此观念运用于修身养性,是利害关系的体现;还有人从音乐的语言、结构、音色、意蕴中领悟到江河湖海与三山五岳的交融,悠远的历史与无限的未来的一体,小宇宙(人)与(大宇宙)的同声相应、同气相求,是审美关系的体现。

　　值得注意的是,这三种关系既相互独立又密切联系,甚至相互作用、相互影响。在音乐治疗中,人(主体)一旦与音乐(对象)发生联系,客观上已经存在了反映关系,人就会对音乐作出认知判断,即判断是"真"还是"假";如果人与音乐产生利害关系,即发生"善"与"恶"的判断,那么这种利害关系就将直接影响审美关系,如真挚热烈、绚丽奔放的民间音乐(郑卫之音)充满着生命力的美,但是上层统治者却认为其没有遵守等级规范、保持中庸庄严而斥之为"郑声淫""郑声之乱雅乐",甚至认为这种音乐对健康不利,即"烦手淫声""淫生六疾",因此民间音乐便是不美也不善的。同样的例子还有西方交响乐柴可夫斯基的《1812序曲》,其中引用了一段《马赛曲》,原本的《马赛曲》是法国大革命的象征,进行曲式的铿锵有力的节奏具有豪迈的英雄气概,但是在《1812序曲》中《马赛曲》成了一个符号象征,代表着拿破仑军队的入侵,最终俄国人民击退了拿破仑获得俄法战争的胜利,《马赛曲》成了侵略者荒诞无耻的符号,乐曲本身的美感便荡然无存了。因此,在音乐治疗中,如果忽略了人与音乐的利害关系很可能会取得适得其反的疗效。如"吾端冕而听古乐,则唯恐卧,听郑卫之音,则不知倦"(《礼记·乐记》),这里包含了魏文侯与音乐的认知关系、利害关系和审美关系,从认知关系角度看,魏文侯作出的判断是"郑卫之音"是"真",具有真情实感、质朴动人;从利害关系来讲,"古乐"即"宫廷雅乐"按照上层统治的价值观,本应该是有利于个人修身养性进而齐家治国平天下的,而"价值评价"是主体的判断,魏文侯认为"古乐"使人昏昏欲睡、精神萎靡,而"郑卫之音"却让人精神振奋、气血通畅;最后,审美关系中必定带着利害关系的结果,让人卧倒昏睡的音乐肯定感觉不到美,只有听起来昂扬活泼、充满生机的音乐才能使主体获得心理美感和生理快感。

在音乐治疗中考虑"价值评价"的相对性,有助于更好地处理音乐治疗临床实践中的"宜忌"问题。治疗师应当正确评估音乐作品对于患者的治疗价值,治疗价值可分为"正价值"和"负价值",一方面,音乐满足患者的需要为"正价值",音乐不能满足患者的需要为"负价值";另一方面,音乐满足患者需要并产生疗效为"正价值",音乐满足患者需要但却产生有害的结果,比如曾有患者接受音乐治疗后自杀,恰似"饮鸩止渴"一般是为"负价值"。

3   音乐"美"的治疗功能与治疗机制
——以阮籍的《乐论》与《酒狂》为例

在音乐治疗中,音乐似乎被当做一味"药",治疗是通过对音乐进行一系列的"药"性、"药"理分析,以及对患者的评估即诊断,从而实现对"症"下"药"(乐)的临床实践行为。从音乐美学的角度来看,因为音乐具有自然性和社会性的双重属性,决定了音乐这味"药"的药性和药理的复杂性,音乐"药"的功能与机制仅通过物理、化学分析得出的结果是不全面的。音乐对大脑神经影响的脑科学研究、音乐振动频率对人体器官影响的研究以及音乐与内分泌和免疫功能的研究,都是基于音乐自然属性的研究。音乐的社会属性不仅决定了音乐"药"具有文化相对性和多元性,也决定了用"药"对象的文化特殊性,这就要求用人类学和哲学的方法对音乐"药"进行文化分析。本节从这一视角出发,探讨音乐"美"及"美"的观念在促进人类身心健康、调节人与社会的关系中具体起到什么作用,以及如何起作用,即音乐"美"的治疗功能与治疗机制的问题。需要特别指出的是,这里提到的"治疗"是一个广义的概念,不仅是对"已病"的干预、对"未病"的预防,也是对身心的疗愈、对灵魂的慰藉,更是对社会的反映、对自然的共鸣,不仅符合现代医学"生理—心理—社会"模式,更体现了中医核心价值观"人本、自然、和谐"。

下面采用具体到一般的分析方法,选择魏晋时期具有代表性的人物阮籍的音乐美学观点和音乐实践,以其论著《乐论》和其创作的古琴曲《酒狂》为例进行美学分析和音乐本体分析,从音乐美学的现象中归纳出音乐"美"的治疗功能与治疗机制。

3.1　阮籍的《乐论》

3.1.1　《乐论》的成书时间

关于《乐论》的成书时间,诸家研究者主要有两种看法:一是陈伯君先生认为《乐论》约成书于甘露元年,即公元 256 年,阮籍 47 岁,并认为《乐论》的产生与高贵乡公曹髦与诸儒讲《礼记》这件事有关。"按《三国志·魏志·高贵乡公髦记》:'甘露元年夏四月丙辰,帝幸太学,问诸儒……于是覆命讲礼记。'疑此文是阮籍为高贵乡公散骑常侍时奉命讲《礼记》(《乐记》为《礼记》之一篇)或与诸儒辩论之作。"①二是丁冠之先生根据《三国志·魏书·刘劭传》和《三国志·魏书·高堂隆传》研究认为,大约是魏明帝末年(239—240)的作品,魏明帝是历史上有名的奢靡之君,耽于音乐,却不知音乐的教化作用,于是学者高堂隆、刘劭等著书立说,力陈音乐的教化作用,"阮籍《乐论》的主旨亦在强调乐的教化作用……与高堂隆有异曲同工之妙,讨论的问题也完全吻合。……《乐论》就是一篇有针对性的针砭时弊的文章,写于魏明帝末年是非常可能的"②。高晨阳先生将阮籍的《乐论》与刘劭的《乐论》、夏侯玄的《辨乐论》作了比较研究,认为阮籍的《乐论》"当在正始年间而晚于刘劭之论,但不能过晚"③,刘劭与阮籍相比,不仅年长很多,而且早在建安时期已进入仕途,所以阮籍的《乐论》不大可能在刘论之前。夏侯玄在他所著《辨乐论》中曾反对、批判阮籍在《乐论》中所提出的"律吕协则阴阳和,声音适则万物类"的天人感应观点,可见夏侯玄之文一定是晚于阮籍的,夏侯玄的《辨乐论》大概作于正始三年,即公元 242 年,所以高晨阳先生将《乐论》看作是正始元年至正始二年的作品,即公元 240 至 241 年,阮籍 31 至 32 岁。

　　本书倾向于丁冠之先生和高晨阳先生的看法,尽管《乐论》有可能与甘露元年(256 年)高贵乡公曹髦和诸儒讲《礼记》有关,此时司马昭早已是政治大权在握,阮籍不情愿不得已而做了司马氏的官,但他"终身履薄冰,谁知我心焦"(阮

①　(三国魏)阮籍著,陈伯君校注.阮籍集校注[M].北京:中华书局.2012:77
②　方立天,于首奎编.中国古代著名哲学家评传续编二[M].山东:齐鲁书社.1982:105—106
③　高晨阳.阮籍评传[M].南京:南京大学出版社.2011:69

籍《咏怀诗·第三十三》)。陷入理想与现实巨大矛盾的苦闷之中的阮籍,不太可能写出如此有"济世志"的调和儒道并带有浓郁政治色彩的《乐论》的,而这一时期的《大人先生传》和《达庄论》,倒是可以见出阮籍由早年儒家思想的"济世志"到晚期"好老庄"的道家思想的嬗变。写《乐论》的时候,阮籍还未步入仕途,甚至拒绝做曹魏的官,《晋书·阮籍传》记载:"太尉蒋济闻其有隽才而辟之,籍诣都亭奏记曰……初济恐籍不至,得记欣然,遣卒迎之,而籍已去。济大怒。于是乡亲共喻之,乃就吏。后谢病归。复为尚书郎,少时又以病免。及曹爽辅政,召为参军,籍固以疾辞,屏于田里。岁余而爽诛,时人服其远识。"①

　　阮籍为官,有着历史特殊的复杂性,阮籍人生的痛苦、矛盾也多半与之相关。早年的阮籍想做官,有"济世志",却拒做曹魏的官,后来的阮籍不想做官,却不得已做了司马氏的官。阮籍与其他名士的"竹林之游"大约从正始六年(245年)到正始九年(248年),此时正值曹爽执政,可见阮籍在曹魏政权时期正处于出仕或归隐状态,阮籍异常清醒地看出当时曹魏政权的摇摇欲坠,在山雨欲来之际,不愿与权倾一时的皇亲国戚、官僚政客为伍,正所谓"有道则仕,无道则隐",《咏怀诗·第八》"宁与燕雀翔,不随黄鹄飞"也表明了这种政治态度。249年发生了高平陵政变,司马氏由此掌握了大权,竹林七贤的小团体也各奔东西。嘉平三年(251年)阮籍任司马氏的从事中郎,高贵乡公即位以后,阮籍封关内侯,徙散骑常侍,还当过侍中,参与撰写《魏书》,司马昭继任大将军后,阮籍继续担任大将军从事中郎,晚岁迁步兵校尉。

　　阮籍并非誓死效忠曹魏的忠臣义士,也并未对司马氏深恶痛绝,更不是出卖曹魏而投靠司马氏集团的小人,虽然阮籍因一篇有争议的《为郑冲劝晋王笺》被后世认为是司马氏的同党,但也有"时率意独驾,不由径路,车迹所穷,辄恸哭而反"(《晋书·阮籍传》)的折磨和痛苦,有"文帝初欲为武帝求婚于籍,籍醉六十日,不得言而止"(《晋书·阮籍传》)的借酒佯狂拒不合作,有"嗟嗟涂上士,何用自保持"(《咏怀诗·第二十》)、"终身履薄冰,谁知我心焦"(《咏怀诗·第三十三》)的内心独白,更有"先生以为中区之在天下……游鉴观乐非世所见,徘徊无所终极"(《大人先生传》)的追求精神和生命的自由境界。阮籍虽然做了司马氏的官,但与司马氏的关系呈现出特殊的历史时期的复杂性和微妙性,正如孙明君先生言:"他(阮籍)与司马氏集团之间的关系是特殊时期政权与名士之间的特

---

① (唐)房玄龄.晋书·卷四十九[M]//景印文渊阁四库全书·史部·第255册,台北:台湾商务印书馆,1986

殊合作关系。这种合作对阮籍而言是被利用被强迫的，从而可以说是一种消极的合作关系。"①

不能因为《乐论》带有儒家的礼乐思想而《酒狂》带有慷慨放达的情绪，就断言《乐论》为当司马氏的官期间所作，而《酒狂》一定作于步入官场之前。不能说阮籍一做了司马氏的官就著书立说宣讲儒家正统礼乐思想，而做司马氏的官之前就纵酒豪饮放达山林。事实恰恰相反，阮籍在做司马氏的官之前"有济世志"，而做了司马氏的官之后反而"好老庄"。阮籍的一生，无论是做官前（拒做曹魏的官），还是做官后（勉强做司马氏的官），都充满着复杂的矛盾，放达真诚的生活方式与礼法现实之虚伪的矛盾，渴望入仕建功立业与厌恶政治腐败残忍的矛盾，追求生命的永恒与人生苦短的矛盾，追求理想的自由人生与现实桎梏的矛盾，并不局限于做官前和做官后截然不同的人生态度和政治信仰中。

3.1.2 调和儒道的理性主义

《乐论》②的核心是围绕"移风易俗莫善于乐"论述"礼"与"乐"的关系，从文义上可以分为十二段。第一段从"刘子问曰"到"天地合其德，则万物合其生，刑赏不用而民自安矣"；第二段从"乾坤易简，故雅乐不烦"到"气发于中，声入于耳，手足飞扬，不觉其骇"；第三段从"好勇则犯上，淫放则弃亲"到"入于心，沦于气，心气和洽，则风俗齐一"；第四段从"圣人之为进退顀仰之容也"到"比其文，扶其夭，助其寿，使去风俗之偏习，归圣王之大化"；第五段从"先王之为乐也，将以定万物之情"到"身不是好而淫乱愈甚者，礼不设也"；第六段从"刑教一体，礼乐外内也"到"礼治其外，乐化其内，礼乐正而天下平"；第七段从"昔卫人求繁缨曲县，而孔子叹息"到"是以君子恶《大凌》之歌，憎《北里》之舞也"；第八段从"昔先王制乐"到"此淫声之所以薄，正乐之所以贵也"；第九段从"然礼与变俱，乐与时化"到"好音之声者不足与论律也"；第十段从"舜命夔与典乐，教胄子以中和之德也"到"以此观之，知圣人之乐和而已矣"；第十一段从"自西陵、青阳之乐，皆取之竹，听凤凰之鸣"到"君臣之职未废，而一人怀万心也"；第十二段从"当夏后之末，兴女万人"到"呜呼，君子可不鉴之哉"。

第一段以提问形式引出对于礼乐思想的论述，首先从音乐本原方面强调了音乐与自然的关系："夫乐者，天地之体，万物之性也。合其体，得其性，则和；离

---

① 孙明君.阮籍与司马氏集团之关系辨析[J].北京大学学报(哲学社会科学版),2002(1)：83
② (三国魏)阮籍著,陈伯君校注.阮籍集校注[M].北京：中华书局,2012：76-102

其体，失其性，则乖。"这里的"和"是《乐论》全篇最关键的思想，也是立论的基础。"昔者圣人之作乐也，将以顺天地之性，体万物之生也。故定天地八方之音，以迎阴阳八风之声；均黄钟中和之律，开群生万物之情气。"阮籍强调了在天人关系中顺应自然，并用"天地之体、万物之性"把"礼"与"乐"联系起来，直接画上等号："故律吕协则阴阳和，音声适而万物类，男女不易其所，君臣不犯其位，四海同齐观，九州一其节。"这里体现出的"阴阳五行""天人合一"与"礼乐"思想的发端都可以追溯到孔子前，如季札的"五声和，八风平，节有度，守有序，盛德之所同也"（《左传·襄公二十九年》），子产的"气为五味，发为五色，章为五声，淫则昏乱，民失其性。是故为礼以奉之：……为九歌、八风、七音、六律，以奉五声"（《左传·昭公二十五年》）。在思想上阮籍并没有创新，无论是其中的"自然乐论"还是"礼乐思想"，最终都是用来统治人民的政治权术，"天地合其德，则万物合其生，刑赏不用而民自安矣"，在开篇中阮籍就明确了他的"济世志"。下面各段就从各个方面论述"礼""乐"关系。

第二段到第四段，阮籍从正反两面举例说明什么样的音乐才是能"移风易俗"的，并提出了这样几个标准："和""淡""度"，否定了"勇""淫""残"之风。

第五段到第八段，正式出现了"正乐"一词，论述了"正乐"的功效，说明废除"正乐"的结果为"淫声起"，列举了"礼坏乐崩"之例，强调"正乐"的重要性，明确了礼乐与"治天下"的关系、礼乐与刑教的关系。通过讲"昔先王制乐"，阮籍再三强调了音乐与政治的关系。

第九段，解释了礼乐的变化，承认礼乐可根据时势的变化而变化，但前提有二，其一是百姓不可将其变，必须是"后王"变之；其二，只能变"名目"和"歌咏"，"乐声"不可变。一些学者据此认为阮籍反对"自由作乐"，而自己却创作了《酒狂》，就得出阮籍的"音乐理论"与"音乐实践"自相矛盾的推论。其实阮籍反对的"自由作乐"的"乐"是"礼乐"，核心是"礼"，阮籍不是反对自由作"乐"而是反对自由作"礼"。《乐论》第四段"其物系天地之象，故不可妄造；其凡似远物之音，故不可妄易"，就是阮籍反对"自由作乐"的原因，是为了维护"天地之象"和"远物之音"，其实质还是维护"礼"。礼乐之变，变的是内容，即"然但改其名目，变造歌咏"，不变的是形式，即"至于乐声，平和自若""黄钟之宫不易改"。"黄钟之宫"，就是"正乐"，是"礼"，是万万不可变的，而改变的"名目""歌咏"，只是具体内容上因为时代的需要作出的小变通。所以在第四段阮籍大力强调形式美，如"有常处，故其器贵重；有常数，故其制不妄"，"节会有数,故曲折不乱;周旋有度,故頫仰不惑",这种音乐形式的和谐有度,恰恰是"礼"的要求所致,是政治统治的辅助手段,"歌咏有主,故言语不悖。导之以善,绥之以和,守之以衷,持之以久……归圣王之大化"。故阮籍与孔子一样,都表现出对于"礼坏乐崩"的政治现状的痛心疾首,都渴望能通过"正乐""礼乐""雅乐"来"复礼",实现自己的政治理想。

第十段与第十一段,引经据典,出处有《尚书》《左传》《论语》,通过"先王造乐"与"后世之乐"的比较,再次强调了音乐的政治教化功能。

第十二段,看似话锋一转,从谈亡国之音开始,引出对于"悲乐"和"以悲为美"的否定,其实这里阮籍是混淆了日常感情与审美感情。通过例举迷恋"悲乐"和"以悲为美"的下场,其最终目的还是宣扬了"正乐",肯定"礼乐"的政治功用。

在《乐论》中,"和"表现了阮籍的理性主义美学观,是调和儒道的切入点,以儒道共同推崇的以和为美(包括平和、淡和、中和、和谐等)的音乐思想为核心内容,如"乾坤易简,故雅乐不烦。道德平淡,故五声无味。不烦则阴阳自通,无味则百物自乐……此自然之道,乐之所始也"。《乐论》中的"和",更是贯穿于音乐本源、音乐的形式与内容、音乐的教化功能等动态过程中。如"夫乐者,天地之体,万物之性也。合其体,得其性,则和;离其体,失其性,则乖",阮籍认为"和"是一切音乐的基本标准,更是"圣人""先王"之乐的标准。在音乐的形式与内容中,阮籍以理性主义美学从三个层面论述了"平和之声",一是物境层面,即音乐的外部载体与音乐的形式结构的和谐有条理,如"故八音有本体,五声有自然,其同物者以大小相君……若夫空桑之琴,云和之瑟,孤竹之管,泗滨之磬,其物皆调和淳均者,声相宜也,故必有常处……《雅》《颂》有分,故人神不杂;节会有数,故曲折不乱;周旋有度,故頫仰不惑……";二是情境层面,即音乐表现的情感内容适度节制、无恣意宣泄,如"好勇则犯上,淫放则弃亲。……故圣人立调适之音,建平和之声,制便事之节,定顺从之容,使天下之为乐者莫不仪焉";三是意境层面,即对人生、社会、自然的终极关怀,如"昔先王制乐……必通天地之气,静万物之神也;固上下之位,定性命之真也"。音乐的教化功能即"移风易俗"的政治功能,是全篇强调的核心,阮籍认为平和调适的理性主义原则才能实现音乐的教化功能,如"故律吕协则阴阳和,音声适而万物类,男女不易其所,君臣不犯其位""歌咏诗曲,将以宣平和、著不逮也。钟鼓所以节耳,羽旄所以制目。听之者不倾,视之者不衰。耳目不倾不衰,则风俗移易,故移风易俗莫善于乐也"。

3.2　阮籍的《酒狂》

《酒狂》现存古谱共有六种:一、《神奇秘谱》(1425 年),为四段体;二、《风宣玄品》(1539 年),为五段体;三、《重修真转》(1585 年),为六段体,有歌词,每段有小标题;四、杨抡《太古遗音》(1609 年),七段,有歌词,有解题;五、《理性元雅》(1618 年),七段,有歌词,每段有小标题并有序言;六、《西麓堂琴统》(1549 年),曲名《流觞》,八段,前五段与《酒狂》一致,因此也可视之为传谱之一。《神奇秘谱》对《酒狂》的解题曰:"藉叹道之不行,与时不合,故忘世虑于形骸之外,托兴于酗酒以乐终身之志,其趣也若是。岂真嗜于酒耶? 有道存焉! 妙妙于其中,故不为俗子道,达者得之。"

《酒狂》历来被认为是借酒佯狂的慷慨泄愤之作,从音乐语言上来看,《酒狂》的确是阮籍一定程度上内心的冲突痛苦、痛恶环境、蔑视现实、要求解脱以及不甘心逆来顺受的体现。三拍子音乐独特的节奏和旋律音区的上下大跳,仿佛是阮籍酒醉之后跟跟跄跄寻找光明的步态;每一句乐句的停顿,似乎是阮籍苦闷烦躁、进退皆难的写照;每小节顽强出现的低音持续音,亦是阮籍愤懑情绪的积聚和人生执着的追求。表面上看《酒狂》的音乐形象狂放不羁、荒诞不经,但若透过这些表象,通过音乐分析,可以见出《酒狂》的理性主义思维和艺术反映生活的美学特征。

3.2.1　音乐结构的规整

这里我们分析所采用的乐谱,是由姚丙炎先生打谱,许建先生记谱。[①] F 宫,6/8 拍,全曲共 58 小节,可分 A 乐段、A1 乐段、B 乐段、A2 乐段、尾声。按照中国传统音乐的特点是典型的起、承、转、合结构,除了尾声和连接句,全部都是 4 小节一句,音乐结构见图 3-2。

A	A1	B	A2	连接句	尾声
a a b c	a1 b c	d e c	a e1 c1 d1 e1 c1 b c		
4+4+4+4	4+4+4	4+4+4	4+4+4+4+4+4+4+4	3+3	3+3+3

图 3-2　《酒狂》音乐结构

① 杨荫浏. 中国古代音乐史稿上册[M]. 北京:人民音乐出版社,2005:154-155

A 段(1—10 小节)由 a、a、b、c 四个乐句组成,a 乐句反复一次,形成一个段落层次上的起承转合结构。A1 段(11—20 小节)由 a1、b、c 三个乐句组成,没有出现新的材料,a1 句的变奏使得悲愤的感情色彩加浓,音乐有所发展,b 乐句和 c 乐句的再现使得 A1 段与 A 段获得统一。B 段(21—26 小节)由 d、e、c 三个乐句组成,新材料 d 句和 e 句在情绪上和乐思上都体现出"转"的性质,情绪的强烈、内心的痛苦都是前所未有的,但这个"转"似乎还没有完全展开,便再一次回归到 c 乐句。A2 段(27—46 小节)虽是具有"合"的性质的段落,但扩充的篇幅、材料的丰富、乐思的发展、情绪的迸发、气势的恢宏,都显示出该段才是全曲集大成的高潮部分。标记为 a、e1、c1、d1、e1、c1、b、c 八个乐句,每句仍然是 4 小节。全曲五种材料都在这一段出现了,以毫无规律的方式拼凑在一起,看上去杂乱无序,仿佛是酒后的混沌癫狂,失去理性,其实这五个材料并不是新东西,而是前面出现过的乐句的变化和发展,看似让人捉摸不透的如同酒后踉跄步态的乐句拼凑,其实核心的乐句还是 a+b+c,只是在 a 句与 b 句之间插入了一个充分展开的乐段,即(e1+c1+d1+e1+c1),所以说即使是在全曲的高潮部分,乐思的充分发展使作者愤懑情绪得到尽情宣泄的部分,仍然有张无形的网使混沌趋向有序,将狂放平复至理性。

3.2.2 乐思材料的统一

全曲只用了 a、b、c、d、e 五个乐句及其变奏即 a1、c1、d1、e1 组成。开头两小节为《酒狂》的核心音调,所有的音乐材料都在其核心音调上发展变化而来,后两小节是核心音调的模进,这四小节构成了 a 句,见谱例 3-1。从横向来看,旋律线呈大跳并逐步增大的波浪式,第一小节先向上九度然后向下作五度进行,之后音程幅度加大,向上十度然后向下六度,第三小节进一步加大音程幅度,分别为向上十二度后向下八度和向上十三度后向下九度,仿佛是醉酒后愈演愈烈的踉跄步态,表现出一种无法抑制、越来越强的冲力。从纵向来看,在宫音和徵音持续音外,有一个隐藏的级进上行的旋律 G—A—C、C—D—F(见星号标识),表现出作者对现实的疑问或困惑。

谱例 3-1 《酒狂》a 乐句谱例

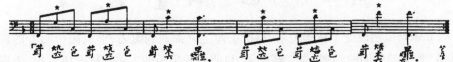

　　b 乐句是 a 乐句的逆向进行,从横向来看,旋律线呈大跳并逐步缩小的波浪式,从纵向来看,仍然保留了宫音和徵音的持续音,仿佛强调一种执着的追求,同时隐藏的级进下行旋律是 a 乐句的逆向进行,即 F—D—C、C—A—F(见星号标识),似乎是前句的回答,是一种无奈的不甘的屈从。a 句和 b 句使用的材料非常统一,并且结构对称均匀,似乎是阮籍在现实与理想中努力寻求平衡。见谱例 3-2。

谱例 3-2　《酒狂》b 乐句谱例

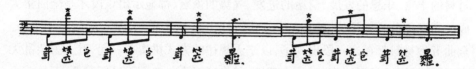

　　c 乐句是贯穿全曲的固定终止型乐句,由两个乐节反复一遍组成,即 2+2,其中每个乐节的第二小节仍然使用的是核心音调的节奏型,向上跳进五度之后的级进下行,与之前醉酒狂放的大跳旋律形成对比,仿佛是内心痛苦的悲悯、压抑和叹息。见谱例 3-3。

谱例 3-3　《酒狂》c 乐句谱例

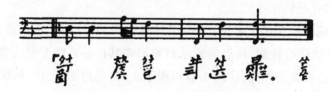

　　d 乐句仍然是核心音调的展开,旋律呈相隔八度的大跳,表现情绪的波动,似乎是呐喊、挣扎、酒醉之后的狂放。见谱例 3-4。

谱例 3-4　《酒狂》d 乐句谱例

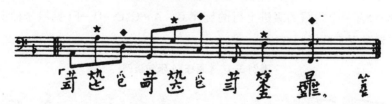

　　e 乐句虽然改变了音程关系,每次旋律上升都遇到阻力,形成曲折向上的旋律线,似乎是低回的呜咽,语气感极强,与前面的果断的大跳旋律形成对比,表现出作者痛苦的抉择,内心的纠结,充满疑问,不知该如何选择人生的道路,但是仍

保留了核心音调的节奏型。见谱例 3-5。

谱例 3-5　《酒狂》e 乐句谱例

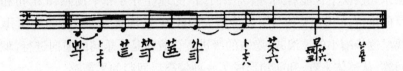

3.2.3　调式的统一

全曲自始至终强调宫音和徵音，每一乐段都以贯穿全曲的 c 乐句停留在宫音结束。A 段从 a 乐句的宫音和徵音持续音开始，b 乐句为 a 乐句的逆向进行，仍然保留了宫音和徵音的持续音，仿佛强调一种执着的追求。c 乐句向上跳进五度之后的级进下行停留在宫音。A1 段的 a1 句取消了徵音的持续音，但仍守住了宫音的持续音，增加了旋律的变化，使旋律的歌唱性增强，感情色彩加浓。在 a1 乐句愤愤不平的悲悯过后，b 乐句逆向进行，继续强调宫音和徵音，接着以贯穿全曲的 c 乐句停留在宫音，结束了 A1 段。B 段的 d 乐句虽然将前面一直坚守的某种理性即宫音和徵音持续音打破了，出现相隔八度的向上大跳旋律，但是该乐句里隐藏着两个下行的旋律，一个是 A—G—F（见谱例 3-4 星号标识），另一个是 D—C—F（见谱例 3-4 菱形标识），似气息宽广的无奈叹息，最后两个旋律都落在宫音，表面上看似强烈的呐喊和情绪的宣泄，其实最终仍然是回归于现实的无奈与内在的理性。e 乐句左手以"绰"的手法向上滑进，连续向上作三度的旋律进行 D—F—A—C（见谱例 3-5），在重重矛盾中挣扎着到达徵音，最终仍以贯穿全曲的 c 乐句落到宫音结束该乐段。A2 段充分展开前面所有的材料，旋律拉开显得更加开阔，情绪更为波澜起伏，但并没有改变宫音和徵音的支撑地位。连接部分为级进下行的旋律，再一次明确强调了徵音与宫音。尾声共三句，第一句围绕徵音走向宫音，第二句强调宫音，最后一句旋律迂回曲折，仿佛还在最后踌躇犹豫和挣扎，而最终别无选择无奈地回到宫音，仿佛逐步回归清醒与现实。

3.2.4　"偏离—回归"的生命现象

《酒狂》在音乐的各个层次上显示出"偏离—回归"的生命现象，我们不妨把"偏离"看作阮籍愤懑情绪的宣泄，把"回归"看作他在理想与现实中努力寻求平衡的理性与隐忍。

从乐曲的层次上看，A1 乐段是对 A 乐段的偏离，B 乐段是对 A 乐段和 A1

乐段的进一步偏离,A2乐段既是前面材料的充分发展,又是全曲的回归。从乐段层次上看,每个段落在前半部分都有发展或偏离,最后都以c句材料结束回归。从乐句层次上也能看到"偏离—回归"的理性分寸和平衡感,a乐句和b乐句呈反向进行,a乐句旋律线呈逐步增大的波浪式,隐藏级进上行的旋律,b乐句旋律线呈逐步缩小的波浪式,隐藏的级进下行旋律是a乐句的逆向进行,似是前句的回答,从整体来看,和前句形成了一种偏离后回归的平衡感。

A2段更是通过几个回合与几个层次的"偏离—回归"营造了全曲的高潮,标记为a、e1、c1、d1、e1、c1、b、c八个乐句,a句之后没有出现与之相对应的b句,而是出现旋律拉开显得更加开阔、情绪更为波澜起伏的e1句,这就是一次偏离,既让人有新鲜感同时又让人满怀期待地等待熟悉的b句出现,接下来的c1句这个贯穿全曲的固定终止型乐句虽以提高八度变化音区的形式出现,但它实现了乐句层次上的一次偏离之后的回归。

接下来出现的d1句是全曲旋律跨度最大的地方,向上十五度跳进至全曲最高音A后,紧接着向下十二度的跳跃,气势宏伟,情绪激烈,似乎是酒醉之后的癫狂、放浪形骸的呐喊,这是一次更大的偏离,形成全曲的高潮。接下来e1句和c1句又陈述了一遍,仿佛是在经历了更大的偏离后,c1句实现了再一次回归.

最后,在意料之外却又在情理之中,出现与a句相呼应的b乐句,似乎从A2段的a句陈述后开始,就一直在等待着与之相呼应和平衡的b句,其间出现的许多变化材料和情绪的进一步发展,可以看作一次次偏离,最终以b句对a句的回应预示着该段落的理性回归,以固定终止型乐句的原型c句结束,这就是乐段层次上的"偏离—回归"。

3.2.5　理性主义的生命哲学

从《酒狂》的整体来看,经历过愤懑踌躇、犹豫和挣扎,而最终情绪平复了,癫狂消散了,逐步回归清醒与现实。清醒之后的阮籍会选择怎样的道路呢?阮籍与嵇康都是那黑暗时局下少数清醒的人,但是清醒的人更加痛苦,嵇康最终把自己的骨骼捏碎,为维护精神的自由选择了毁灭肉体,理性的阮籍选择了将儒家式的理想、信念和价值观念小心翼翼地深潜于心底,而以"狂言""妄行"甚至是道教的"游仙"思想构成其外在的行为方式。正如高晨阳先生所说:"本质上由于儒家思想的强烈影响,初始凝结的儒家观念在心理底层仍然存在并发生作用,由此形成一个内外分裂的人格。"①《酒狂》中音乐形象的狂放与音乐结构的严

① 高晨阳.阮籍评传[M].南京:南京大学出版社,2011:220

谨,其实就是阮籍的"外人格"和"内人格"的表现。阮籍用严密且具有逻辑性的音乐结构将音乐表现的情感内容控制得恰到好处,所有的张扬和癫狂都被强大的结构张力所平衡着,阮籍用理性控制着感情的宣泄,这正是儒家思想"中庸""中和"的体现,也是阮籍在《乐论》中强调的"和"与"度"的标准,是"礼乐"思想的体现,更是阮籍所处的正始时期以"和"为美的美学原则的体现。

3.3　音乐"美"的治疗功能和治疗机制

本书以阮籍的论著和创作为个案,对具体的音乐观念和音乐作品进行分析,虽不免带有其历史文化语境下的特殊性,但从音乐现象的普适性特点中亦可总结归纳出具有普遍性的音乐"美"的治疗功能与治疗机制。

3.3.1　"共振刺激"治疗功能

从音乐的自然属性即"物理美"角度来说,音乐"美"的治疗功能表现为"共振刺激功能",音乐音响产生的振动频率与人体器官产生联系,进而影响该器官的生理、病理状态,如"琴弦振动能引起相应脏腑经脉的共谐振动,有促进相应脏腑经脉气血流通的作用……声源频率倍于某物体固有频率时能抑制该物原有的振动,乐音对有关脏腑经脉有抑制作用"[①],或音乐刺激大脑神经产生不同的脑电波,对生理心理及情绪状态产生影响,如古琴音乐促使大脑产生使人平静放松的 α 波,研究表明被试对象先用标准化评定后的负性音乐和负性图片诱发负性情绪,然后播放一段古琴音乐,"所有被试在评定开始后 400 ms 至 1 000 ms 之间,额区至中央后区的脑活动出现晚期正成分慢波(late positive potential, LPP),说明古琴音乐能引发所有被试对象产生情绪反应。听完古琴音乐后被试对象对负性图片和中性图片的效价和唤醒度的评定结果无显著性差异,说明古琴音乐对所有被试的情绪都起到了积极的调节作用"[②]。古琴音乐"悠远""淡和"的声音属性体现了物理美的"共振功能"对人体健康的影响。

3.3.2　"平衡补泄"治疗功能

从音乐的形式美和内容美来说,音乐具有"平衡"或称"补泄"的治疗功能。如前文分析,《酒狂》一方面恣意佯狂、一方面节制理性的审美旨趣,表现为音乐语言上的夸张畅快、音乐结构上的理性逻辑,并不具有"乐而不淫,哀而不伤"的

①　李春源.古琴音乐养心疗法[C]//中国音乐治疗学会.中国音乐治疗学会第十届学术年会论文集.[出版者不详],2011：121-146

②　杜洋.古琴音乐对情绪放松的脑激活模式研究(EEG、ERP)[D].天津：天津音乐学院,2015

特征,因而看似与强调中正平和的儒道养生思想不符,但其实质却体现了中医情志学说的理论,是阴平阳秘、动态平衡的阴阳五行学说和辨证思维的运用。

《素问·阴阳应象大论篇》"情志相胜"理论为"喜伤心,恐胜喜""怒伤肝,悲胜怒""思伤脾,怒胜思""忧伤肺,喜胜忧""恐伤肾,思胜恐"。对于阮籍来说,理想与现实的巨大反差,无力改变命运的苦闷与彷徨,导致他"夜不能寐""如履薄冰""谁知我心焦",正是"七情"中的"思"与"忧"太过,阮籍选择了在行为上的放浪形骸、桀骜不驯来抑制过度的"思""忧",于是就有了借酒佯狂、直抒胸臆、不吐不快的琴曲《酒狂》,体现了情志疗法的"思伤脾,怒胜思"和"忧伤肺,喜胜忧"。对于阮籍的过度忧虑导致神气不振、意志消沉,"醉酒""佯狂"这些非常规的方法可突破忧郁沉闷的心情,可以改变其心理状态,阮籍用艺术泄愤排忧,才得以在痛苦的现实中顽强生存下去,音乐对他就是一味精神解药。

《酒狂》中逻辑因素对情感因素的制约也体现了"平衡补泄"的治疗功能,感情的宣泄引出了大起大落的旋律幅度,规整的乐句结构弥补了戏剧性的张力,趋向理性与平衡;内心的彷徨无助导致了节奏的自由与不规则、统一的乐思材料和起承转合的段落逻辑,使杂乱与无助走向和解。"音乐作品不能有效控制听众心理体验的紧张与松弛,就会使听众处于一种杂乱、茫然、无所适从的状态,既不能产生明确而有目的的期待及相应的紧张度反映,也不能产生良好的音乐紧张度缓解的体验即相应的审美快感"①,《酒狂》中充满戏剧性紧张度的内容美是"泄",充满逻辑理性之美的形式美是缓解紧张度的"补"。根据心理学理论,大脑皮层具有对一定的刺激物系统的反应系统,也就是遇到一定的刺激就会产生一定的反应,即"动力定型",音乐的内容美和形式美之所以会引发听者两种不同的感情,就是大脑皮层的"动力定型"在起作用,大脑同时接收到两种信息,大脑皮层也能作出两种反应。《酒狂》中内容美的信息把人引向"狂放不羁""痛苦呐喊",形式美的信息却在缓解这种张力和刺激,"这正是两个自我的感情,一个自我被内容所激动,热情地进入音乐的'规定情景'中去,与艺术形象同命运、共悲哀。另一个自我被形式美所吸引,理智地客观地为发现作品中所体现的艺术创造性而欣喜"②。哲学家苏珊·朗格说"音乐是情感生活的摹写"(《情感与形式》),琴曲《酒狂》正是阮籍情感生活的摹写,它浓缩了魏晋所有迷茫士族文人的声音,甚至可以说它反映出整个魏晋时代艺术情感中的那种狂放和狂放背后的无奈与沉重。

---

① 张前.音乐美学教程[M].上海:上海音乐出版社,2002:90
② 茅原.铺路石:茅原音乐文集(二)[M].上海:上海音乐学院出版社,2007:7

3.3.3 "反映移情"治疗功能

从音乐的社会属性来说,音乐的美还具有"反映"与"移情"的治疗功能。音乐活动不仅可为患者提供一个通过音乐来表达和宣泄的途径,可以消解外部复杂的社会环境带来的紧张心态,还可以通过激发联觉、联想,将现实生活中的体验投射到患者内心,满足心理需求,转化情绪感受,实现"高峰体验",以此促进身心健康。"艺术就是一种反映形式,艺术有自己的内容和形式,现实生活也有自己的内容和形式,但在艺术与生活的这一对矛盾中,艺术正是现实生活的反映形式,现实生活则是艺术所反映的内容。"①艺术与生活的关系,决定了音乐治疗中能把人与现实生活相联系,音乐可以反映现实生活中的问题,影响现实生活,进而改变现实生活中人的态度和情绪,这就是反映和移情功能。

以《酒狂》为例,借用符号美学的理论,符号包括"能指"与"所指",即形式与内容,音乐作品反映生活,是通过符号的多层次系统来实现的。《酒狂》的音乐形式为微观层次的符号,分别有能指和所指,《酒狂》的音乐内容为中观层次的符号,也有自己的能指和所指,宏观层次的符号就是《酒狂》所指向的现实生活,同样有自己的能指和所指。艺术反映生活,生活指向艺术,决定了这三个层次是可以互相转换的,从较低层次向较高层次转换时,较低层次的整体(包括能指和所指)都会转换成较高层次的能指;从较高层次向较低层次转换时,较高层次的整体(包括能指和所指)都会转换成较低层次的所指。见表3-1,《酒狂》微观层的符号结构由符号 A 段、符号 A^1 段、符号 B 段、符号 A^2 段和符号 C 段组成,其能指是"起""承""转""合""尾声"的音乐结构,其所指分别是"步履蹒跚""愤懑踌躇""愤世嫉俗""混沌癫狂、挣扎犹豫""仙人吐酒、不如归去"的内容;中观层符号结构的能指是"借酒佯狂"这一主题,所指是音乐所表现出作者遭遇的理想与现实的矛盾,内心的彷徨与悲悯,经历愤懑挣扎后回归现实的理性;宏观层就是现实生活,其能指是作为现实生活的观念表达形态的音乐作品,其所指是作为观念表达形态的现实生活的信息物质来源。微观层即《酒狂》的音乐形式整体转换到中观层,就是中观层的能指——借酒佯狂这一主题;宏观层的现实生活整体转换到中观层,就是中观层的所指——内心的彷徨与悲悯,挣扎后回归现实理性。这两个转换说明了中观层即音乐表现的内容,是连接音乐本身与现实生活的中间项,这个中间项的存在,使音乐得以实现"反映"与"移情"的治疗功能。

①　茅原.未完成音乐美学[M].上海:上海人民出版社,2016:147

表 3-1　《酒狂》音乐反映生活的符号逻辑

符号	微观(音乐形式)		中观(音乐内容)		宏观(现实生活)	
	能指	所指	能指	所指	能指	所指
A 段	"起"乐段	步履蹒跚	借酒佯狂	理想与现实的矛盾,内心的彷徨与悲悯,挣扎后回归现实理性	作为现实生活的观念表达形态:音乐作品	作为观念表达形态的信息物质来源:现实生活
A¹ 段	"承"乐段	愤懑踌躇				
B 段	"转"乐段	愤世嫉俗				
A² 段	"合"乐段	混沌癫狂挣扎犹豫				
C 段	尾声	仙人吐酒不如归去				

转换到中观层的能指 —— 　　 —— 转换到中观层的所指

　　作为社会文化的组成部分,音乐具有开放性系统的特征,音乐的开放性表明了其与社会生活的联系,这种联系正是音乐治疗的优势。宗白华先生在《论文艺的空灵与充实》中说道:"生命的境界广大,包括经济、政治、社会、宗教、科学、哲学。这一切都能反映在文艺里……文艺是一个小宇宙……文艺站在道德和哲学旁边并能立而无愧。它的根基却深深地植在时代的技术阶段和社会政治的意识上面,它要有土腥气。要有时代的血肉,纵然它的头必须伸进精神的光明的高超的天空,指示着生命的真谛,宇宙的奥境。"①音乐始终与现实生活之间保持着能量交换、物质交换和信息交换的关系,作为音乐活动的主体——人,与客体——音乐,始终构成一种你中有我、我中有你的呼应互动关系,主体能在对象身上直观到自身,即天人合一思想的表现。

3.3.4　三个层面的治疗机制

　　根据音乐"美"的治疗功能主要为"共振功能""平衡功能"和"反映功能",音乐"美"的治疗机制可以分为"生理机制""心理机制"和"社会机制"三个层面。王小盾教授认为中国音乐学史上的音乐文献、音乐观念和音乐活动可以分为"乐""音""声"三个层次,构成了中国传统音乐观念的核心命题,在传统文献整理和书目编纂上也体现出这种三分的观念,如四部分类中内容为乐书的《经部·乐》,《四库全书总目》对其评价为"大乐";内容为曲词的《集部·词曲》,《四

---

① 宗白华.美学散步[M].上海:上海人民出版社,1997:24

库全书总目》对其评价为"乐府之余音"；内容为杂艺的《子部·艺术》，《四库全书总目》的评价为"讴歌末技，弦管繁声"。"声是最低等级的音乐，人心有所动便可发声；有组织的声、能够表情达意的声才是'音'；但音有多重品质，只有符合天地本性，亦即能够节制人欲、启发人善的和美之音才是'乐'……通于伦理的'乐'、通于心识的'音'、通于动物之体的'声'。"①王小盾教授还认为该三分现象在产生的过程中经历了三个阶段：第一个阶段是以"声""音""乐"分别代表无组织的音响、有组织的音乐、有组织而且规范的音乐；第二个阶段是与周礼密切联系，符合礼仪的为"乐"，不符合礼仪的为"声""音"；第三个阶段"声"代表作用于感官的音乐，"音"代表作用于心智的音乐，"乐"代表作用于伦理的音乐。

　　"声""音""乐"三分理论对于中国传统音乐史料研究和音乐批评、音乐美学研究有重要的意义，本书借用该理论来探讨音乐"美"治疗机制的三层次，舍去"声""音""乐"三分法中贬低民间音乐（郑卫之声）价值的部分，"声"指音乐的物理属性和自然属性，"音"可为音乐的情感表达属性，"乐"则体现了音乐的社会伦理和文化属性，正好对应了音乐"美"治疗机制的"生理机制""心理机制"和"社会机制"。

　　这三个层面的机制并不是孤立地运作，而是互相影响、互为作用。"生理机制"是由音乐的自然属性决定的，即三分法中的"声"，作为物理振动现象的声音，如果和谐悦耳满足人的价值需求，就会产生生理快感和生理变化，如晨钟暮鼓、鸟鸣水流声，可调节心率、降低血压、调整气息以及促进内啡肽的分泌等，就《酒狂》而言，古琴天然具有静、和、远、清的物理音色，刺激大脑形成 α 波，生理状态产生变化，自然也会影响到第二层面的心理变化。"心理机制"是由音乐的情感表达属性决定的，即三分法中的"音"，由于音乐语言与表现对象之间具有异质异构同态对应的特点，因此主体通过联觉想象能感受到音乐作品中表现流水的灵动、高山的庄重、月光的温柔、春天的万物复苏。在《酒狂》中音乐作品的语义学信息与美学信息的博弈，即音乐的内容美和形式美这对矛盾在你消我长中保持平衡，既对立统一又相互转化的状态，可促使心理美感的产生，心理美感又可导致生理快感的出现，触发第一个层面的"生理机制"，通过生理快感和心理美感的共同作用，从而有益于身心健康。"社会机制"是由音乐具有反映现实生活、调和社会关系的特征决定的，即三分法中的"乐"，古代文献记载的"六代乐舞"，即黄帝时代的《云门》、唐尧时代的《大咸》、虞舜时代的《大招》（《韶》）、夏禹时代的《大夏》、商汤时代的《大濩》、周代的《大武》，反映了音乐在社会祭祀和等级制度中的重要功能。

---

① 王小盾.中国音乐学史上的"乐""音""声"三分[J].中国学术,2001(3)：55-73

儒家的音乐能"移风易俗"和"礼乐"养生观的形成就是这一治疗机制的体现,"故乐行而志清,礼修而行成,耳目聪明,血气和平,移风易俗,天下皆宁,美善相乐"(《荀子·乐论》)。"生理机制"和"心理机制"是"社会机制"的物质基础和运行保证,"社会机制"在更高的层次上调节人与人的关系、人与社会的关系,反过来便又促进"生理机制"和"心理机制"的运行。这三个层面的治疗机制,也对应了"生理—心理—社会"的现代医学模式,见图3-3(音乐治疗机制的三层次关系)。

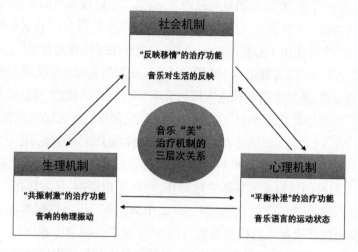

图3-3　音乐治疗机制的三层次关系

"声""音""乐"三分法是中国音乐史学特有的概念,但音乐"美"的治疗机制的三个层面却也是"他文化"的音乐治疗所具备的属性,体现了放之四海而皆准的普遍性和一般性。本书将在第五部分探讨中西方音乐治疗文化的异同关系。

4　小结

中医学的学科属性与美学具有相似性,都既有确定性和理性思维的特征,又有模糊性和感性认识的特点,二者既是科学又是艺术。中医哲学层面的思考决定了中医音乐治疗的思维方法、价值构成和技术手段,明确了中医音乐治疗的性质,是中医的音乐治疗,而不是别的音乐治疗;音乐哲学(即音乐美学)层面的思考揭示了音乐"美"的治疗机制,如通过形象的音乐语言、精妙的音乐结构、无穷的音乐想象、悠远的音乐意境等反映现实、表达自我，是一种更关注精神世界、更生态的治疗方法的反思。音乐的语言、音乐的结构、音乐的风格和音乐表现方式的特殊性，决定了中医音乐治疗中的思维方法和临床实践的运用。中医音乐治疗临床实践中一些非常重要的宜忌问题，需要配合音乐美学角度的分析与研究，同一个人对不同的音乐作品有不同的感性认知，与音乐作品本身的风格表现有关，也与听乐主体的审美旨趣和利害关系有关。音乐的"药性"究竟是有"效"还是有"毒"，还得依赖于主体对音乐语言的感性认识和音乐价值的评价问题。

在治疗音乐中，单独的乐音具有使用价值，体现的是对人产生生理作用的自然属性，同时作为一种医疗行为也具有社会属性的交换价值；由乐音构成的治疗艺术作品具有同时作用于生理、心理和精神的使用价值，也具有社会功能属性的交换价值。所不同的是，单纯声音的音乐治疗，对于满足精神需求的治疗来说，不具有使用价值，只有承载了文化和精神创造的音乐作品用于治疗，才具有满足精神需求的社会功能属性。具有治疗价值的音乐"美"具体表现为：物理美、形式美、内容美。研究"价值构成"的意义在于，在音乐治疗过程中控制好音乐作品的"技术构成"分配，以便守住音乐治疗学科的边界，若语义学信息太多，就成了心理治疗，美学信息太多，就成了音乐欣赏。治疗师应当正确评估音乐作品对于患者的治疗价值，考虑"价值评价"的相对性，有助于更好地处理音乐治疗临床实践中的"宜忌"问题。

从对魏晋时期阮籍的音乐美学作品《乐论》和音乐实践作品《酒狂》的美学现象分析中，可归纳出音乐"美"具有"共振刺激""平衡补泄""反映移情"的治疗功能，以及表现为"生理""心理""社会"三个层面的相互影响、相互作用的治疗机制。

第四部分 方法与哲学：
中医哲学语境下的传统音乐治疗

1 同声相应，同气相求——中医与传统音乐的关系

1.1 同根同源的文化滥觞

元代名医朱震亨有云："乐者，药也。"二者从字形字义、发音以及用途上都能找到渊源。

"乐"的繁体字是"樂"，许慎《说文解字》析"樂"字云："樂，五声八音总名。象鼓鞞。木，虡也。"①这是认为"樂"字取象于鼓，会意为"音乐"。殷墟卜辞出土后，罗振玉先生根据甲骨文中的"樂"字两"幺"之间无"白"，见图4-1，认为"樂"字当取象于琴瑟而会意为"音乐"，即"樂，从丝附木上，琴瑟之象也"②。除此之外"樂"还有快乐、喜悦的意思，冯洁轩先生认为："'樂'字从木幺声，象先民

**图4-1 "乐"
字甲骨文**

们围绕着树木载歌载舞，同时发出'吷、吷'的欢呼声。"③《荀子·乐论》对"乐"（yue）"乐"（le）关系作了深入的论述："夫乐（yue）者，乐（le）也，人情之所必不免也，故人不能无乐（yue）……君子以钟鼓道志，以琴瑟乐（le）心……君子乐（le）得其道，小人乐（le）得其欲……故乐（yue）者，所以道乐（le）也。"④

"药"的繁体字是"藥"，《说文解字》析"藥"字云："藥，治

---

① （汉）许慎著，李伯钦注释. 说文解字[M]. 北京：九州出版社，2014：577
② 罗振玉. 殷墟书契考释三种[M]. 北京：中华书局，2006：463
③ 冯洁轩. "乐"字析疑[J]. 音乐研究，1986(1)：18
④ 楼宇烈. 荀子新注[M]. 北京：中华书局，2018：405–411

病艸,从艸,乐声。"①《周礼·天官·疾医》云:"以五味、五谷、五药养其病。"②所谓五药,就是草、木、虫、石、谷也。在"樂"上面加上草,使人没有疾病,使人"樂"(le)的东西,就成为治病的"藥"。许兆昌先生将"樂"与"藥"二字的关系总结为:"樂",本即"藥"字,由于乐舞在远古时期是一种重要的医疗方式,因此这一文化现象遂也被冠名为"樂(藥)",并在意义日益加强之后独占"樂(藥)"字,使"樂"字成为乐舞之乐的单称。③ 而原来的药物之"樂",则另加一义符,成为后来的"藥"字。此外,"疗"字也与"樂"字有关,许慎《说文解字》析"疗"字云:"癢,治也。从广樂声。"④从甲骨文看来,仿佛是人手持药物治疗疾病,疾病去除而获得快乐。《康熙字典》的《博雅》解释:"癢,病也。一说病消曰癢。"

　　樂(乐)、藥(药)、疗(癢)三字同源,说明远古先民们认为音乐不仅能产生喜悦,还能祛除疾病带来幸福,他们在很早以前就已经了解并体验到了音乐与药物对于治疗生理和心理疾病的相同作用。

1.2　传统基因的文化共振

1.2.1　阴阳——消长起伏的生命现象

　　阴阳,是中国传统文化最核心的概念,《周易》把阴阳的存在及其相互间的运动变化视作自然界的基本规律,正所谓"一阴一阳谓之道",春秋战国时期阴阳学说日趋成熟,这一传统文化的基石渗透到当时的自然科学、文学艺术以及行为道德等各个领域。《黄帝内经》吸收了这一哲学理论将其作为中医学的指导思想和理论基础:"阴阳者,天地之道也,万物之纲纪,变化之父母,生杀之本始,神明之府也。"(《素问·阴阳应象大论》)其中更为重要的是把阴阳的关系上升到辩证的对立统一的哲学高度,如"重阴必阳,重阳必阴""寒极生热,热极生寒"(《素问·阴阳应象大论》),或"天本阳也,然阳中有阴;地本阴也,然阴中有阳,此阴阳互藏之道"(《类经·运气类》)。

　　古人认为运动变化是产生音乐的根源,《吕氏春秋·大乐》云:"音乐之所由来远矣,生于度量,本于太一。太一出两仪,两仪出阴阳。阴阳变化,一上一下,合而成章……凡乐,天地之和,阴阳之调也。"⑤事实上,音乐中的阴阳概念包括

---

①　(汉)许慎著,李伯钦注释.说文解字[M].北京:九州出版社,2014:91
②　杨天宇.周礼译注[M].上海:上海古籍出版社,2004:70
③　许兆昌."樂"字本义及早期樂与藥的关系[J].史学月刊,2006(11):20-24
④　(汉)许慎著,李伯钦注释.说文解字[M].北京:九州出版社,2014:733
⑤　许维遹,梁运华.吕氏春秋集释[M].北京:中华书局,2018:108-110

很多层次的内涵,从音声的层面上看,音的高低、长短、清浊、快慢、强弱、疏密、繁简等等,均与阴阳变化的规律相符合。在乐器的制作过程中也显示出这一鲜明的思想,"伏羲氏削桐为琴,面圆法天,底平象地"(蔡邕《琴操》),古琴这件乐器的形态就包含了"面底""圆平""天地"这一系列的阴阳关系。音乐理论中的阴阳概念最初是用来解释人与自然的关系,虢文公、史伯、师旷和伶州鸠等人就认为通过吹奏律管可以测知"风"(自然之风、自然之气)是否协调和畅。"夫舞所以节八音而行八风,故自八以下"(《左传·隐公五年》),"八风"即指八方自然之风,这里认为音乐不仅可以与阴阳之气四时之风相通,而且能调节自然之风和自然之气,即调节阴阳。古人之所以格外注意乐与风的关系,显然是因为风即气之运行,它由阴阳二气变化而来,有高低、强弱、长短、快慢、行止,有高度、力度、速度的变异,与乐相似。

中医认为健康就是阴阳的平衡,而疾病的发生及病理过程,就是因某种原因导致的阴阳失衡,"阴平阳秘,精神乃治;阴阳离决,精气乃绝"(《素问·生气通天论》)。阴阳的平衡绝不是静止的状态,而是一种动态的平衡,是互消互长的过程,即"阴消阳长"或"阳消阴长",只有保持了这种动态的平衡,机体才能维持正常的生理活动,若因某些原因导致阴阳双方的平衡关系无法维持,甚至相互分离,则生命活动亦告终结,所以中医所说的阴阳平衡,实际上就是一种有机的生命运动。

音乐从其本质上来看也是一种有机的生命运动:"它(艺术)凭着韵律、节奏、形式的和谐、彩色的配合,成立一个自己的有情有相的小宇宙;这宇宙是圆满、自足的,而内部一切都是必然性的,因此是美的。"[1]就音乐来说无论是节奏、韵律,还是曲式结构,都是一根根洋溢着生命意味的曲线,是具有自我调节性的生命现象,也可以说是一种开放性系统的自组织现象。普利戈金的耗散结构理论认为一切远离平衡的运动带有增熵的性质,一切新的秩序的建立又带有增熵向减熵转化的性质,音乐的线条,像跳动的脉搏、均匀的呼吸、大海的波涛、微风吹拂下田野里的麦浪,像宇宙的运行,始终有两种相反的力量制约着运动的幅度和方向,始终保持消耗与摄取的一致,一旦这种自我调节停止,生命也就走到了尽头。古代音乐思想正是强调了音乐的自我调节性、有机性,阐述人与自然的联系,通过音乐调节自然之风、自然之气,进而用音乐调节阴阳,促使人体阴阳平衡,这就是中医音乐治疗思想的立足点。

---

① 宗白华. 美学散步[M]. 上海:上海人民出版社,1997:24

1.2.2　五行五音五脏——天人合一的整体观

春秋战国时期的子产、伶州鸠等人将五行学说用以解释宇宙万物，认为社会人事均应效法天地，音乐之"五声"（宫商角徵羽）来自"五行"（金木水火土），音乐表现的情志——好、恶、喜、怒、哀、乐来自"六气"（风寒暑湿燥火），其思想带有"天人合一"的色彩。这一时期的音乐美学思想认为音乐来自对自然的模仿，音乐与自然有同构同质的关系，《吕氏春秋》不仅将五音与五行相配列，而且将十二音律与十二月相配列构成宇宙图式，西汉时期《淮南子》的宇宙图式更趋精致完密，此时"天人合一"与"阴阳五行"理论在音乐美学思想中已经得到充分发展。在乐器制造的理论中也出现了音乐对自然的效仿和以此形成的天人相应观念，汉代桓谭《新论·琴道》："昔神农氏继宓羲而王天下，上观法于天，下取法于地，近取诸身，远取诸物，于是始削桐为琴，绳丝为弦，以通神明之德，合天地之和焉。"①蔡邕《琴操》："琴长三尺六寸六分，象三百六十日也。广六寸，象六合也。……五弦宫也，象五行也。"②春秋时秦国名医医和将这种思想与医学联系起来，"天有六气，降生五味，发为五色，征为五声，淫生六疾"（《左传·昭公元年》），早期的中医病因学说中就包含了音乐因素。

"天有五音，人有五脏；天有六律，人有六腑。此人之与天地相应也"（《灵枢·邪客》），根据五行理论，中医把五音和五脏、六律和六腑相配对，在五行相生相克的理论基础上，《黄帝内经》阐述了五行音乐治疗的原理，《灵枢·五音五味》详细记载了如何用宫、商、角、徵、羽五种调式治疗疾病，以其特殊的理论指出了五音（宫商角徵羽）和五脏（肝心脾肺肾）的对应关系，以此作为防病疗疾的依据之一。《灵枢·阴阳二十五人》又把人的生理、心理特征分为五种基本类型，并进而分为二十五个具体类型，这些类型也都可以同音乐的五音及其各种变化相类比；借以诊断疾病。东汉班固在《白虎通德·礼乐》中进一步论述了五音对情绪和行为的影响："闻角声莫不恻隐而慈者，闻徵声莫不喜养而好施者，闻商声莫不刚断而立事者，闻羽声莫不深思而远虑者，闻宫声莫不温润而宽和者也。"③这些都成为临床上广泛运用的中医五行音乐疗法的理论基础。

中医的五行学说体现了古代朴素的系统论和天人合一的思想，它认为事物之间是普遍联系的，并以一种整体的思维来考察对象，反对把对象独立起来对

---

① （汉）桓谭. 新论［M］. 上海：上海人民出版社，1977：63
② （汉）蔡邕. 琴操［M］//（清）顾修辑. 读书斋丛书，清嘉庆四年（1799）桐川顾氏刻本
③ （汉）班固. 白虎通德论［M］. 上海：上海古籍出版社，1990：17

待,同时指出联系着的事物在其内在结构上有着共同的根源,存在逻辑上的相似性。通过中医理论思维特有的取象比类方法,将"土木水金火"这五种自然物的属性引申到更大更广阔的层面,凡是具有某种相似相近性质的事物都分别归入"五行"中某的一行,把"五行"在相互作用的过程中体现出来的"相生相克"的关系,加以提炼、抽象并推演到所有被纳入"五行"系统的事物中。"五音"与"五脏"的关系以及"五音"如何作用于"五脏"的原理,就是通过中医"五行"学说的取象比类思维推演而来的。

1.2.3 中正平和——治未病思想

"中和"之音,一直是儒家美学思想提倡的尽善尽美的审美准则,是"中庸"之道在音乐美学中的运用,从孔子的"乐而不淫,哀而不伤""中声以为节"开始,强调音乐中情感宣泄的节制,到荀子儒家音乐美学思想臻于成熟,明确提出了"礼乐"及"中和"说。荀子的《乐论》讲"审一定和",其"一"者"中声"也,主张音乐之声要中而不淫,需要审查选择一个中声作为基础进而组织其他乐音使乐曲和谐发展。其实早在西周和春秋时期,在音乐的审美实践理论中就已经出现了"中"与"和"的范畴,并且这古老的音乐美学思想初现华夏大地时,就曾与医学联系在一起。春秋名医医和提出"烦手淫声,慆堙心耳"(《左传·昭公元年》),认为过度宣泄感情的音乐(即淫声),会荡心塞耳,使人失去平和本性,甚至产生疾病,而只有中正平和的音乐,才能节制人心,使人保持平和本性,以至健康长寿,也就是说对音声之欲应有节制,若是一味放纵会有损健康。单穆公认为"视听不和而有震眩"(《国语·周语下》),强调了"和"的重要性,并从心理和生理方面论述了有节制的音乐对身心健康的影响。

《韩非子·十过》篇中有这样的记载:"平公提觞而起,为师旷寿。反坐而问曰:'音莫悲于清徵乎?'师旷曰:'不如清角。'平公曰:'清角可得而闻乎?'师曰:'不可。……'平公曰:'寡人老矣,所好者音也,愿遂听之。'师旷不得已而鼓之,一奏之有玄云从西北方起,再奏之大风至,大雨随之,裂帏幕,破俎豆,隳廊瓦,坐者散走。平公恐惧,伏于廊室之间。晋国大旱,赤地三年,平公之身遂癃病。"[①]这里说的"清角"多指悲哀之音,即"不平之音",声不平和则会使阴阳不调,人心狂悖,民离神怒,健康受到危害。儒家认为五声"过则为灾""淫生六疾",音乐平和才能使阴阳调和、人心和乐,进而身体康健社会安宁。

道家音乐美学思想比起儒家更注重音乐与自然的关系,强调音乐中的"天人

---

① (战国)韩非.韩非子·卷三[M]//摛藻堂四库全书荟要·子部,台北:台湾世界书局,1990

合一""天人感应"，强调人与自然的沟通和呼应，保留了原始"巫"文化的某些特征。老子的"五音令人耳聋"（《老子·十二章》）、"大音希声"（《老子·四十一章》），发展了春秋时期的阴阳五行音乐说，提出了"道"的范畴，符合自然规律的宇宙之音即"大音"，也就是"道"。老子也将音乐与养生联系起来，认为有益于健康的音乐是"淡兮其无味"（《老子·三十五章》），认为养生应该做到"致虚极，守静笃"，凡是动心、愉目、悦耳的东西既不虚也不静，自然对健康无益，所以要"以道制欲"，用"大音"来"制欲"。庄子在"大音希声"的基础上，提出了"无言而心悦"的音乐审美主张，他把音乐分为"天籁""地籁"和"人籁"，只有"听之不闻其声，视之不见其形"的"天籁"才是音乐的至高境界，认为"淡然无极而众美从之"，"朴素而天下莫能与之争美"，只有以心去求得音乐的玄妙幽微，才能于无声之乐中获得美的体验。魏晋时嵇康的主张"声无哀乐"，明确提出了音乐的养生功用，"导养神气，宣和情志"（嵇康《琴赋·序》），认为音乐的本质不是表现感情，而是平和无哀乐，音乐的功能不是伦理教化，而在于使人的形神得到休息调养。至北宋时期的周敦颐发展吸收了儒道两家的思想，提出乐"淡和"说，至此以"平和恬淡"为美，成为中国音乐美学思想最重要的特征，对中国文人音乐产生了深远的影响。

中医学的病因学说认为病邪包括六淫、疠气、七情、饮食、劳逸、外伤以及痰饮、瘀血等，并将这些病因分为"外感病因"和"内伤病因"等。其中"七情内伤"是指喜、怒、忧、思、悲、恐、惊七种能导致或诱发疾病的情志活动是致病因素，中医学认为情志太过，便会伤及五脏精气，使阴阳气血功能失调。"恬淡虚无，真气从之，精神内守，病安从来"（《素问·上古天真论》），是中医养生学的重要指导思想，根植于老庄的理论体系，中医养生理论强调的"平衡节制""恬淡虚无"与中国传统音乐蕴含的"理性平和""清微淡远"的意境如出一辙。在中国音乐美学理论中，无论是儒家还是道家，都十分注重音乐与人的身心关系，强调用音乐调养身心、调理情志。最擅长表现"清微淡远"之高古意境的古琴成为中国文人修身养性、调和情志的首选，故有"君子无故不撤琴瑟"和"穷间陋巷，深山幽谷，犹不失琴"之说。中医学认为"静心"可使神不外驰、精气内敛、气血冲和，人体处在最佳的生理状态，即真气运行无滞，便可达到外无六淫之侵害，内无七情之干扰，同样古人要求弹琴时要做到神闲、意定、貌恭、心静，这些都是中医乐疗思想中医学和音乐文化的共振齐鸣。

1.3 殊途同归的终极关怀

传统医学和音乐在远古的混沌和神秘中一起发源，在彼此的发展历程中有平行亦有交叉，医学关注人的肉体疾痛，艺术注重人的精神世界，虽然属于不同的学科分野，但二者极为相似的思维方式如"直觉""意象"，同样深邃的人文关怀如"医乃仁术""乐斯仁义二者"，都毫不含糊地指向了二者共同的终极目标——以人为本、对人的终极关怀。古代医家历来重视仁爱德性，强调欲救人学医则可，欲谋利而学医则不可。"仁"体现了中医以救死扶伤、济世活人为宗旨的仁者爱人、生命至上的伦理思想，明代医家龚廷贤在《万病回春·医家十要》中把"一有仁心""博施济众"作为医家根本品质。"人而不仁，如礼何？人而不仁，如乐和?"(《论语·八佾》)孔子最早把音乐与"仁"联系起来，认为礼乐只是外在的形式，而内在的仁才是真正的人性核心和文化的根本，失去了仁这个内在核心，礼乐就只是一个无用的空壳。孟子继承并发展了这一点，"仁之实，事亲是也；义之实，从兄是也……乐之实，乐斯二者，乐则生矣，生则恶可已也，恶可已则不知足之蹈之手之舞之"(《孟子·离娄上》)，认为音乐不仅要具备仁德还要表现仁德，将道德的善与艺术的美融为一体。

现在的医学模式已转变为"生物—心理—社会"模式，1948年世界卫生组织提出了全新的健康概念："健康是身体上、精神上和社会适应上的完好状态，而不仅仅是没有疾病"，1977年恩格尔指出"为了理解疾病的决定因素及达到合理的治疗和预防，医学模式必须考虑到病人、环境以及社会"[①]，提出了医学的终极理想，医学不仅作用于个体生理健康，并且要着力于协调人的自我宣泄、人与自然的关系、人与人之间的沟通及人与社会的和谐。中医几千年来一直以整体性思维方式，在防治疾病中把人视为形神统一体，将人置于天地之间，放于社会之内，把人们生活的自然环境、社会条件、人际关系、心理因素联系起来考察，以达到防治疾病促进全面健康的终极关怀。同样音乐也可以调和人与人、人与自然及人与社会的矛盾，"耳目聪明，血气和平，移风易俗，天下皆宁"(《荀子·乐论》)，平和的音乐，可以感动人心，使个人体态庄重、身心健康、性情和顺，进而使社会和而不流、齐而不乱，天下安宁，人们便能从中得到无穷的快乐。

巫医时代，医学和音乐以各自神秘的方式给远古人类心理的抚慰和精神的力量，关注人类的生命价值，中医强调"情志平和""身心协调"，对病者仁心仁德、敬畏生命，音乐不论是创作还是欣赏，也是以"沟通""宣泄"和对"生命的观照"作为最终的目标。从原始巫术的图腾乐舞开始，音乐的目标就指向人类最初的宣泄与沟通，"诗可以兴，可以观，可以群，可以怨"(《论语·阳货》)，这里的"诗"，不仅

指文学，更是指用来歌唱的音乐，"兴""观""群""怨"，就是指艺术能沟通、渲泄，能交流感情、协调关系，这种"沟通"是人与人的，是人与天的，更是人与社会的。我们的传统音乐，不论是天人合一的《高山》《流水》，还是嵇康临刑前愤懑不平、慷慨激昂的绝响《广陵散》，不论是蔡文姬悲怆凄婉的《胡笳十八拍》，抑或是云冷山空、江寒月白的《欸乃》，所表现的不仅是个人与自然的共鸣，也是民族精神与宇宙意识的融合，不仅是个体情感的宣泄，更是对生命价值的人文观照。正如宗白华先生说，构成中国传统艺术的两元是"静穆的观照和飞跃的生命"①。

2　中医文化视域下的音乐养生思想

2.1　以乐养气

"人以天地之气生，四时之法成"（《黄帝内经·素问》），中医学认为生命的本源是"气"，"气"具有不断运动的属性，即阴阳之间的永不停顿的相互转化，因此人类生命源于天地阴阳的变化，人是天地自然的一部分。中医学说的"元气论"，主张"气"是无形的、连续性的物质，不仅能将分散的万物连接成一个息息相通的整体，而且能将有形之物复归为无形的连续的"气"，即"气产生万物"和"万物复归于气"。②　"上古之人，其知道者，法于阴阳，和于术数，食饮有节，起居有常，不妄作劳，故能形与神俱，而尽终其天年，度百岁乃去"（《素问·上古天真论》），养生之道在于处处以大自然的变化规律为法则调和日常生活，保持阴阳的消长平衡，即顺应"气"，才能保持形体和精神的充实，进而健康长寿。

同样，古人认为运动变化的"气"也是产生音乐的根源，"阴阳变化，一上一下，合而成章"（《吕氏春秋·大乐》）。"气"的运动形式有上升、下降、外出、内入、吸引和排斥等，并有高低、强弱、长短、快慢、行止的变异，从音声的层面上看，音的高低、长短、清浊、快慢、强弱、疏密、繁简等等，均与"气"的运动形式即阴阳二气变化的规律相符合。虢文公、史伯、师旷和伶州鸠等人就认为通过吹奏律管可以测知"风"（自然之风、自然之气）是否协调和畅。汉代音乐美学著作《乐记》

---

①　宗白华．美学散步［M］．上海：上海人民出版社，1997：76

②　张宗明．奇迹、问题与反思——中医方法论研究［M］．上海：上海中医药大学出版社，2004：145-146

提出"大乐与天地同和",突出强调了音乐与"气"的关系以及音乐能调动阴阳之气、调和阴阳之气,尤其认为音乐如若顺应阴阳二气则万事万物皆"和",反之则"气衰",从而导致"不长""不遂",甚至会带来灾难,如"土敝则草木不长,水烦则鱼鳖不大,气衰则生物不遂,世乱则礼慝而乐淫"①。《太平经》认为音乐可通天地之气,通过调节天地之气,可以保持健康快乐,"天地和,则凡物为之无病"②。古人通过"乐"协调阴阳二气,也就是通过艺术活动协调人与自然的关系,进而获得社会的安宁、国家的太平和身体的健康。

2.2　以乐养德

自古大医即大儒,医家和儒家都强调"仁、和、精、诚"的价值理念,表现在养生文化中就是重视伦理道德的修养,把修身养性看作延年益寿的基本法则。明代王文禄在《医先》中说:"养德、养生无二术。"③儒家也是如此,"智者乐,仁者寿"(《论语·雍也篇》),孔子提倡以礼修德,只有达到"仁"的境界,才能实现"寿"的目的。"故大德……必得其寿"(《四书章句集注·中庸章句》),强调了"德"对于养生的重要性。董仲舒对于仁德为什么能养生给出了具体的解释:"仁人之所以多寿者,外无贪而内清净,心和平而不失中正,取天地之美以养其身,是其且多且治。"④古代名医张仲景和孙思邈都注重以德行为本的养生大法,济世利民,救死扶伤,终身为善,不仅获得了"大医精诚"的赞誉,也通过养性养德,使自己心理平和,气机通畅,身心健康,正如"中古之时,有至人者,淳德全道,和于阴阳……此盖益其寿命而强者也"(《素问·上古天真论》)。

儒家音乐美学思想认为"乐者,德之华也",由于音乐与道德的密切关系,先秦贵族把音乐作为教化育人的重要内容,人为音乐对实现一个人的道德修养有着相当重要的作用,音乐能化解人内心的道德矛盾,音乐的润泽使人平和顺畅、宽厚诚实,人有了这些道德感之后就自然充实满足、心生快乐和安宁。通过"礼乐"可以实现"仁"的境界,即"克己复礼为仁"(《论语·颜渊篇》),荀子进一步提出,礼乐的推行能使人道德高尚,强调用音乐来实现"以道制欲",金、石、丝、竹各种乐器是用来引导德行的,道德高尚了才能耳聪目明,性情平和,血脉畅达,

---

① 王文锦.礼记译解[M].北京:中华书局,2017:485
② 杨寄林译注.太平经·卷一百十三.[M].北京:中华书局,2013:1895
③ (明)王文禄.历代中医珍本集成·卷十八·医先.[M].上海:三联书店,1990:1
④ (汉)董仲舒撰,凌曙注.春秋繁露·卷十六[M].北京:中华书局,1991:264

"金石丝竹,所以道德也"(《荀子·乐论》)。王安石发展了儒家的这一理论,提出了礼乐养生的观点,认为仁德的音乐不仅养神而且养性,"礼乐者,先王所以养人之神,正人气而归正性也"①。朱熹集理学之大成,强调音乐能使人精神饱满,气血通达,滋养平和中正的德行,"圣人作乐以养性情"②。

"以乐养德"的思想影响了整部古琴美学史,春秋战国时代秦国名医医和就提出弹古琴是为了修炼自己的道德和仪节,而非声色之欲。汉代出现了历史上第一篇完整的琴论,桓谭的《新论·琴道》提出"八音广博,琴德最优,古者圣贤玩琴以养心"③,"含至德之和平"(嵇康《琴赋》)。以琴养德成为贯穿两千多年古琴美学思想的核心,对中国文人的生活方式以及养生思想产生了极大的影响,"琴"成为古代文人修养必备的"琴棋书画"之首。元代邹铉的《寿亲养老新书》中提到的"齐斋十乐"中其中一乐就有"听琴玩鹤",清代曹庭栋在《老老恒言·消遣》中说:"琴可养性,幽窗邃室,观弈听琴,亦足以消永昼。"④自古文人便把古琴当作陶冶性情、修身养性的君子之器,嵇康、陶渊明、白居易、苏轼等更是终身与琴为伴,左琴右书,无故不撤琴。

2.3　以乐养形

中医养生的基本原则之一就是形神皆养,并认为形是神之宅,神是形之主。所谓"形",中医学主要指的是脏腑、经络、精、气、血、五官九窍、肢体即筋脉皮肉骨等形体和组织。明代医家张景岳十分强调养形对于健康的重要意义:"善养身者,可不先养此形以为神明之宅? 善治病者,可不先治此形以为兴复之基乎?"⑤

"以乐养形"的历史可以追溯到上古时期,《吕氏春秋·仲夏纪·古乐篇》记载了几则远古先民通过音乐舞蹈调和阴阳、疏通筋络、调畅气机、治疗躯体疾病的例子,是中医养生导引术的源头。"故音乐者,所以动荡血脉,流通精神而和正心也"(《史记·乐书》),可以看作以乐养形的精炼概括。欧阳修《试笔·琴枕说》就有过用弹琴治疗指疾的记载:"昨因患两手中指拘挛,医者言唯数运动,以

① (宋)王安石.王文公集·卷二十九[M].上海:上海人民出版社,1974:333
② (宋)朱熹.晦庵先生朱文公文集(五)·第六十五卷[M]//四部丛刊初编·第180册,上海:上海书店,1989
③ (汉)桓谭.新论·琴道[M].北京:中华书局,2009:64-65
④ (清)曹庭栋.老老恒言[M].北京:科学技术文献出版社,2013:91
⑤ (明)张介宾.景岳全书·上册[M].北京:人民卫生出版社,2007:38

导其气之滞者,谓唯弹琴为可。"①说明弹琴不仅活动了手指指端,按摩和运动了手指肌肉,增强了手指的灵活性,并刺激了手指末梢神经。按照中医理论,指端是经络的井穴,指尖也是十二经络中一些主要经络的重点末梢,弹琴时通过不断地刺激这些末梢,加速经络运行,促进指端末梢血液循环。五个手指有六条经脉循行,心、肺、大肠、小肠、心包、三焦等经络在手指尖部起始交接,分别对应不同的脏腑器官。中医的经络学说充分解释了音乐对于人生理状态的影响,通过音乐活动,使人体气血畅达,各部分脏器与经络都受到濡养,进而有益于健康长寿。

2.4 以乐养神

中医养生提倡形神共养,并且首重养神,认为神具有统帅作用,脏腑的功能活动、气血津液的运行和输布,必须受神的主宰。这里的神包括精神、意识、思维和情绪、思想、性格等。孙思邈认为保持心性平和、凡事中正而有节制,才是益于养生的:"善摄生者,常少思、少念、少欲、少事、少语、少笑、少乐、少喜、少怒、少好、少恶行。"②精神上清心寡欲摒弃杂念,气血就能平和畅达,这一理论与古代音乐养生思想不谋而合。

儒家的礼乐思想,强调音乐中正平和,表现"乐而不淫,哀而不伤""中声以为节"的审美趣味。秦国名医医和,最早从医学的角度提出了关于音乐对健康的影响,"烦手淫声,慆堙心耳,乃忘平和,君子弗听也。物亦如之,至于烦,乃舍也已,无以生疾"(《左传·昭公元年》)。医和认为过度宣泄感情的音乐(即淫声),使人失去平和本性,甚至产生疾病,而只有中正平和的音乐,才能节制人心,使人保持平和本性,以至健康长寿。也就是说对音声之欲应有节制,若是一味放纵会有损健康,这正是儒家"无过之,无不及"的中庸之道、节制平和的养生思想在音乐中的表现。《汉书·艺文志》对于这一思想有了进一步的继承和发展:"乐而有节,则和平寿考。及迷者弗顾,以生疾而陨性命。"③道家音乐美学思想崇尚轻微淡远、幽静恬淡的美,《老子》认为养生应该做到"致虚极,守静笃"(《老子·十六章》),过分华丽悦耳的音乐,既不虚也不静,自然对健康无益,提出"五音令人耳聋"(《老子·十二章》),只有"淡兮其无味""大音希声"(《老子·四十一章》)的音乐,才能使人的精神情志得到全面的休息和调养。嵇康明

---

① (宋)欧阳修.欧阳修全集·下[M].北京:中国书店,1986:1047

② (唐)孙思邈撰,沈澍农、钱婷婷评注.千金方 千金翼方[M].北京:中华书局,2013:120

③ (汉)班固.汉书·卷三十[M].北京:中华书局,1999:1397

确提出了音乐的养生功用："绥以五弦，无为自得，体妙心玄……若以此往，庶可与羡门比寿，王乔争年。"①嵇康认为音乐的本质不是表现感情，而是平和无哀乐。音乐无哀乐，人心就能平和，平和则能养生，不平和则会伤生。这正是"恬淡虚无，真气从之，精神内守，病安从来"（《素问·上古天真论》）。

古琴音乐尤其追求以中正平和之音、清微淡远之境达到养神养心的目的，如擅弹古琴的阮籍认为，不平之音会扰乱人的感官精神，不利于养生。清代《五知斋琴谱》谓"琴之为器，其声正，其气和，其形小，其义大……和平其心，忧乐不能入"②，强调古琴能平和气血，静而消忧。欧阳修在《送杨置序》中记录了自己用古琴疗"幽忧之疾"的案例，该案例被《寿亲养老新书·置琴》收录，成为音乐治疗的经典医案，"欧阳公云：'予尝有幽忧之疾，退而闲居，不能治也。既而学琴于友人孙道滋，受宫声数引，久而乐之，不知疾之在其体也。'夫疾生乎忧者也。药之毒者，能攻其疾之聚，而不若声之至者，能和其心之所不平，心而平，不和者和，则疾之忘也宜哉"③。

除了儒道两家宣扬的中庸淡和的养生思想外，音乐娱乐人心、宣泄感情、调节情志的功能也对养生有积极意义。魏晋时期由于个人的觉醒、个性的张扬，嵇康在《声无哀乐论》中提出了音乐使人"欢放而欲惬"，音乐能给人带来美感和快感，人的内心愿望满足了，审美欲求达到了，人也就更健康和快乐。自幼学琴的陶渊明，将琴与诗、书作为人生伴侣，作为生活的情趣之所寄："寄心清商，悠然自娱……曰琴曰书，顾盼有俦。"④并提出了音乐宣泄情绪和调节情志的功能，"悦亲戚之情话，乐琴书以消忧"⑤。在古代著名医案中记载有用音乐宣泄情绪而治愈疾病的例子，明代万全诊治一患儿，因为伤食、抽搐，用药之后仍然昏睡且目闭不开，万全便叫小儿平时的小伙伴敲锣打鼓、唱歌跳舞，"取其小鼓小钹之物，在房中床前，唱舞以娱之。未半日，目开而平复也"（万全《幼科发挥·慢惊有三因》）。

2.5　古代音乐养生思想的现代价值

"乐""药"不仅在字音、字形上同源，也暗示了二者对人的生理和心理的相

①　（晋）嵇康.养生论[M].上海：上海古籍出版社,1990：6-7
②　（清）周子安.五知斋琴谱·卷一[M].北京：中国书店,2013
③　（宋）陈直,（元）邹铉.寿亲养老新书[M].广州：广东高等教育出版社,1986：160
④　孙钧锡.陶渊明集校注[M].郑州：中州古籍出版社,1986：181
⑤　孙钧锡.陶渊明集校注[M].郑州：中州古籍出版社,1986：200

同影响。明代著名医家张景岳在《类经附翼》中提到"律乃天地之正气,人中之声也……律历之数,天地之道也"①,中国文化是一个有机生成的整体,在"天人合一""阴阳五行"等理论的浸润下,古代音乐养生思想显示出的"养生生活化""治未病""形神共养""养心养德"等思想和中医养生文化表现出一种同声相应、同气相求的文化呼应。挖掘中国传统音乐养生思想的精华,不仅可以丰富中医养生思想,拓展中医养生视野,而且提供了更为多样的中医治疗手段。

现代研究表明,音乐包含了可以听到的声音(听觉刺激)和可以感觉到的声波振动(触觉刺激),不同的音乐可以使人产生不同的生理反应:不仅可以引起心律、脉搏和血压的变化,而且还可以引起皮肤电位反应、肌肉电位和运动反应;同时,还可以引起内分泌和体内活性物质(肾上腺素、去甲肾上腺素、内啡肽、免疫球蛋白)以及脑电波等发生变化。音乐作用于医学中,一是能多方面刺激大脑皮层,使病人对外界感觉减弱;二是能唤起病人愉快的思想联系和情感,暂时忘却置身的环境;三是音乐对中枢神经有直接抑制作用。② 此外,研究发现安静平和的旋律接近脑电波"α波"的波长,即波动频率在 7—12cps(次/s),因此能诱导被称为"放松波"的"α波"出现,并可分泌 β-内啡肽这种使人产生愉快感的化学物质。③

医学史讲"巫医同源",音乐史讲"巫舞同源",早在几千年以前"巫、医、舞"便同为一体,在传统文化这个大宇宙系统中,医学和音乐显示出同声相应的文化共振、同样深邃的人文关怀、殊途同归的终极目标——以人为本,对人的终极关怀。"以乐养形"注重音乐对人的生理功能的改变和影响,属于生物学范畴;"以乐养神"强调音乐调节精神情志的作用,属于心理学范畴;"以乐养德"不仅体现了人们在道德上的自我完善,也是人们用音乐调节人与人、人与社会的关系,属于社会学范畴,符合"生物—心理—社会"的现代医学模式。"以乐养气",是古人以音乐艺术为载体积极主动地去调节人与自然的关系,其侧重点在于顺应自然,追求音乐与天地同和的境界,这是一种极为广阔的视野,将人类健康置于宇宙、气象、地理等环境中观察,以期达到与自然环境和谐相处、保持自身与环境的和谐发展,古代音乐养生思想与当下提出的"生态医学"思想不谋而合。

---

① (明)张景岳.类经图翼·类经附翼[M].太原:山西科学技术出版社,2013:238

② 刘丽文.音乐疗法——一个愈趋重要的医学领地[J].交响·西安音乐学院学报,1999(2):67-68

③ 边江红.古琴音乐疗法概况及其对中风后抑郁症的治疗浅析[J].湖南中医杂志,2012,28(4):144-145

3　中医音乐治疗的科学思维与艺术思维

在各类浩瀚的史料和医书中,不仅有大量的音乐治疗与音乐养生的理论,也有各种形式的音乐治疗案例,这些古老的医案,不仅体现了中医特有的哲学思维方法,还与艺术思维交融交浸,与现代科学方法论不谋而合,对现代音乐治疗与心理治疗有一定的借鉴意义。古老的音乐治疗思维方法不仅显示出独特的科学价值,在"大健康"理念下的医学模式转变之际,更具有鲜明的时代价值。

3.1　乐能乱阴阳,亦能调阴阳——负反馈控制法

《辽史·耶律敌鲁传》记载:"敌鲁精于医,察形色即知病源,虽不诊候,有十全功。统和初为大丞相韩德让所荐,官至节度使。初,枢密使耶律斜轸妻有沉疴,易数医不能治。敌鲁视之曰:心有蓄热,非药石能及,当以'意疗',因其聩,聒之使狂,用泄其毒则可。于是令大击钲鼓于前,翌日果狂,叫呼怒骂,力极而止,遂愈。"①

这则医案记载辽代契丹族医生耶律敌鲁,在治疗宰相夫人的顽疾怪病时,运用辨证论治思维,认为病因是"心有蓄热",采用了"阳极而阴"的原理,用"泄"的方法来治疗这种蓄热,认为要使"蓄热"发泄出来才能治愈其疾病。于是布置了行军的吹打乐队,让人大声地敲击金属打击乐器,整个乐队发出让人难以忍受的噪声,用这种噪声对患者进行精神和感官上的刺激,最后患者忍无可忍,情绪走向极端,便"叫呼怒骂",而心中的怒气即"蓄热"恰恰通过这种行为被宣泄出来,在宣泄完之后患者"力极而止",最终精疲力竭之后的患者便只能静心修养,如此疾病竟然痊愈。

早在先秦时期就出现了认为音乐能调节阴阳、平和情绪的美学思想。众仲回答鲁隐公提出的有关乐舞羽数的问题时提到了音乐"行风说"的概念,"夫舞所以节八音而行八风,故自八以下"(《左传·隐公五年》)。"行风说"认为音乐与"气"的关系密切,可以分为几个层次理解:首先,音乐源于"气",吹奏管乐需要"气",歌唱也需要"气",不论是作乐、奏乐、听乐都需要以"气"动之,阴阳之气是音乐产生的本源。其次,"气"的运动形式与音乐的运动规律相似,阴阳二气的变化使"气"具有上升、下降、外出、内入、吸引和排斥等特征,从音乐的范畴

---

① （元)脱脱等.辽史[M].北京:中华书局,1974:1477

看,音的高低、长短、清浊、快慢、强弱、疏密等均与"气"的运动形式相符合。"类固相召,气同则和,声比则应"(《吕氏春秋·览·恃君览》),便是建立在这一物理共鸣、生理共振现象之上的美学观念。再次,"元气论"认为"气"是无形的、连续的物质,将分散的万物连接成一个息息相通的整体,又将有形之物复归为无形的连续的"气",即"万物复归于气",人与天、自然与社会既源于"气"又统一于"气","气"是宇宙的运行,也是音乐的律动和生命的脉搏。因此,音乐通过"气"与自然相通,与社会相通,音乐通过"气"调节阴阳,获得身心的健康、社会的安宁和国家的太平,"天地和,则凡物为之无病"(《太平经·卷一百十三》)。

　　这则医案并不是简单机械的阴阳平衡的运用,而是体现出一种动态平衡、自我调节的有机的生命观。张仲景认为人体自主调节阴阳机能是疾病向愈的根本,《伤寒论·辨太阳病脉证并治中》:"凡病,若发汗,若吐,若下,若亡血,亡津液,阴阳自和者,必自愈。"[①]从控制论的角度看,中医阴阳辨证是一种负反馈控制方法。所谓反馈,就是把系统的输出通过一定的通道又返送到输入端,从而对系统的输入和再输出施加影响,反馈的意义在于使生理过程不断加强。如果将输出端的输出结果反作用于输入端时,对输入起着削弱的作用,从而可以纠正控制信息的效应,这种反馈叫负反馈,负反馈控制的主要意义在于维持机体内环境的稳态。这一案例所用的"阳极而阴"就是负反馈控制方法。从音乐思维的角度看,医者并没有运用当代音乐治疗中普遍使用的"优美的音乐",而是使用了较为极端的噪声音乐,打破了人体内的"和谐",制造出一种偏离,偏离后随之而来的"力极而止",即可看作是一种回归,在偏离和回归的过程中体现出生命的自我调节性,也就是"阴平阳秘"。这种思维来自音乐本身的美学特征,给人以美感的音乐不论是旋律、节奏抑或是整体结构,呈现出一种矛盾双方都能在其中运用的动态平衡,比如好听的旋律线条有一根类似价值规律中的"价格"那条线,围绕着这条线作上下偏离与回归的运动,而上下运动的幅度往往是相等或基本相等的,音乐不是生命体,却能反映出人的生命运动的自我调节状态,这就是音乐的生命现象,"乐能乱阴阳,则亦能调阴阳也"[②]。(笔者注:原文为"传书言师旷奏《白雪》之曲,而神物下降,风雨暴至……殆虚言也。……乐能乱阴阳,则亦能调阴阳也。王者何需修身正行、扩施善政?使鼓调阴阳之曲,和气自至,太

---

①　(汉)张仲景述,(晋)王叔和集,韩世明整理.伤寒论重排本[M].北京:中国中医药出版社,2018:56

②　北京大学历史系《论衡》注释小组.论衡注释[M].北京:中华书局,1979:319

平自立矣。"①这是王允对于汉代谶纬经学泛滥和"天人感应"论的批驳，其求"真"的美学理念有一定的时代价值，但因此而否定了音乐与生活的联系，显示出其理论的局限性）这则医案的创造性思维正是在于运用了音乐"乱阴阳"的功能，先打破旧的平衡，又用"调阴阳"建立新的平衡，最终实现"和"的目的，在事物的发展过程中打破平衡又建立新的平衡，形成具有生命现象的螺旋形上升的运动。

3.2　乐者乐也——意象与联觉

《儒门事亲·因忧结块一百》记载："息城司候，闻父死于贼，乃大悲哭之，罢，便觉心痛，日增不已，月余成块，状若覆杯，大痛不住，药皆无功。议用燔针炷艾，病人恶之，乃求于戴人。戴人至，适巫者在其旁，乃学巫者，杂以狂言，以谑病者，至是大笑不忍，回面向壁一二日，心下结块皆散。戴人曰：《内经》言忧则气结，喜则百脉舒和。又云喜胜悲。《内经》自有此法治之，不知何用针灸哉？适足增其痛耳。"②

这则案例讲一位富家小姐，病因是听到父亲遭遇不幸而亡，悲伤至极、痛哭不已、不思饮食、心下痞满、两胁疼痛。后来发现心下有一痞块，渐渐增大，使用药物无效，而小姐又惧怕针灸治疗，便来求于张子和。张子和问清病因后，觉得此病既没有必要用针灸，也没有必要用药物，治病那天刚好有位巫者在其一旁，他就灵机一动采取了音乐疗法，学巫者的念咒、歌唱、舞蹈，以逗乐患者，改变其不良心境。患者因为巫术舞蹈特有的感染力，加上音乐对情绪宣泄的影响，改变了原来忧郁的心情，情绪乐观起来，恢复了以前正常的生活，胸部结块渐散。张子和阐述中医机制：由于情绪抑郁而结痞块，通过嬉笑逗乐使患者情绪舒畅、百络舒活，是以五行生克理论为基础的情志相胜疗法。《内经》解释为"喜胜悲"，即"以谑浪亵狎之言娱之"。这就是张子和采用音乐对人的情绪的独特影响作用，进行生理疾病和心理疾病的治疗。清代名医吴尚先在《理瀹骈文》中讲道："情欲之感，非药能愈；七情之病，当以情治。"③

《荀子·乐论》云："夫乐者，乐也，人情之所必不免也。故人不能无乐，乐则

①　北京大学历史系《论衡》注释小组.论衡注释[M].北京：中华书局,1979：317-319

②　（金）张子和撰，邓铁涛、赖畴整理.儒门事亲[M].北京：人民卫生出版社,2005：208

③　（清）吴尚先著，孙洪生校.理瀹骈文[M].北京：中国医药科技出版社,2011：55

必发于声音，形于动静，而人之道，声音、动静、性术之变尽是矣。"①音乐能带来快乐与愉悦，是人的情感本能的需要，人无法控制对音乐的需求。"动静"指的是舞蹈，正如《礼记·乐记》有云："比音而乐之，及干戚羽旄，谓之乐也。"②因此此处的"乐"指的是诗、歌、舞三位一体的综合艺术。张子和在医疗过程中正是把这种综合艺术当作一味治疗七情之病的"药"，并通过辨证施治巧妙地实现了"音乐药"的"药效"。这里的辨证施治可以理解为对音乐之"象"的精准抽取，以及对于主体与客体、音乐与生活、符号与所指、反映与被反映这几对范畴之间的关系的剖析。艺术是现实生活的反映形式，现实生活又是艺术所反映的内容，也就是说如果把音乐看作符号，那么音乐反映的生活与情感就是符号的所指。借用英国分析学派理查兹的"意义三角形"理论，三个角分别标为 A、Z、O，A 代表主体的思维，Z 代表符号即音乐，O 代表符号的所指即音乐反映的情感与生活，其中 AZ 与 AO 都可以直接产生联系，只有 ZO 之间没有实际联系，需要通过 A 这个"中项"才能实现其联系，即 Z—A—O，符号 Z 即音乐，通过人的主体思维 A，实现对符号表现的意义 O 即生活情感的表达。这里的"人的主体思维"，主要指的是抽取音乐之"象"的思维能力。《周易·说卦传》："乾，健也。坤，顺也。震，动也。巽，入也。坎，陷也。离，丽也。艮，止也。兑，说也。"③八卦象征着八种基本的运动状态，而音乐与现实生活的联系就在于其"运动状态"，如荡气回肠的旋律似波涛般起伏，铿锵有力的节奏若脉搏跳动，磅礴精妙的音乐结构仿佛流动的建筑。在"乾坤""震巽""坎离""艮兑"这每一对矛盾中都包含着刚柔阴阳的运动状态，都能抽取出与之相对应的音乐之"象"。如"坎离（水火）"这对矛盾，表现的是灾难与幸福、残缺与丰满、色调的冷与暖，对应于情绪中的音乐之象，可以理解为残暴与温暖、悲痛与欢乐、戏剧性与诙谐性。这些卦象仅靠阴阳二爻来代表刚柔两种不同的运动状态，正是使用了这种最简单的属性，才有可能应对最复杂的几乎不所不包的现象。张子和便是抽取了音乐中欢乐、诙谐之"象"来治疗患者的悲忧之"象"（可以理解为"坎离"这对矛盾之象），亲自表演乐舞，认真观察病人的需要和情感，全神贯注地捕捉了治疗过程中的瞬间的反应，用音乐与病人建立联系，增加了病人对医师的信赖，最终使病人重新振作起来。

---

① 楼宇烈. 荀子新注[M]. 北京：中华书局，2018：405
② 王文锦. 礼记译解[M]. 北京：中华书局，2017：471
③ （魏）王弼注，（晋）韩康伯注，（唐）孔颖达疏，（唐）陆德明音义. 周易注疏[M]. 北京：中央编译出版社，2013：413

这一案例的音乐情志疗法，既运用中医学的取象比类思维，抽取了从藏象、五行之象到阴阳之象等不同层次的病症之象，也运用艺术的联觉思维（从一种感觉引起另一种感觉的思维活动）①从音乐中抽取出具有治疗情绪抑郁功能的音乐之象，正是说明中医是从功能关系上而不是从物质实体上把握人体的。对于中国传统哲学思维注重"关系"的特点，李约瑟也曾说道："无论如何，中国人的思想总是关注着关系，所以就宁愿避免实体问题和实体假问题，从而就一贯地避开了一切形而上学。西方人的头脑则问：'它本质上是什么？'而中国人的头脑则问：'它在其开始、活动和终结的各个阶段与其他事物的关系是怎样的，我们应该怎样对它作出反应？'"②

3.3　中医方法论与艺术思维相互交融

《幼科发挥》《寿亲养老新书》《儒门事亲》等经典医籍都记录了若干典型的音乐治疗案例和方法，名医张子和、万全等不约而同地对一些药物无法起作用的疑难杂症进行音乐治疗，其原因固然在于他们不拘一格的创造性思维、人文艺术的全面修养以及对患者的人文关怀等，但其根源却是中国传统文化独特的思维方法。中国文化的基因和土壤把医学与艺术联系在一起，中医学特有的辨证思维和意象思维便是古代音乐治疗的方法论基础。

"辨证论治"离不开象思维，中医之"证"属于"象"的范畴，"证"是对疾病在一定的阶段其生理功能和病理现象发生变化及反应的概括，中医学无论是在病理诊断还是在治疗过程中，都着眼于把人的身体看作是完整的自然之象的过程，这也就决定了中医学的思维方法具有整体性、动态性、复杂性和个体性的特点。中医学的"象"有不同的层次，微观层次的"象"比较具体，如"藏象""脉象""舌象"等；中观层次的"象"稍许抽象一些，如被抽象成象征五种不同性质和功能的"象"，即五行"木火土金水"；最高层次的概括，就是阴阳之象，"天地阴阳者，不以数推，以象之谓也"③。"医者，意也"，艺术是有意味的形式，音乐是"意"的艺术，音乐的语言是既抽象又具体的形象性语言。苏珊·朗格把艺术称为"表象的符号"，音乐运用了形象性的符号以象征的直观的方式表达对象世界的抽象意义及其与世界的联系。因此在《情感与形式》中，苏珊·朗格称音乐是"人类

①　朱智贤.心理学大词典[Z].北京：北京师范大学出版社，1989：392
②　（英）李约瑟.中国科学技术史[M].上海：上海古籍出版社，1990：221
③　（清）张志聪著，田代华整理.黄帝内经素问集注[M].北京：人民卫生出版社，2005：132.

情感生活的音调摹写"①。弗雷泽在《金枝》中提出"接触律"或"触染律"原则②，也可以充分说明由于联觉是人类心理活动的自然规律，通过联觉，音乐表达的情感状态可以与生活产生广泛的联系，比如音乐语言的高低、强弱、快慢、涨落、紧张度等等都与各种情感状态密切相关。音乐语言不擅长表达概念，但善于揭示与人情感活动相似的运动状态及微妙的差异，因此能走进人的内心世界，通过改善人的情绪起到调节心理和生理功能的作用，正如《孟子·尽心上》所言："仁言不如仁声之入人深也。"③

中医音乐治疗的思维体现出医学之"意"与艺术之"意"的相互交融。耶律敌鲁案例中医者使用"象"的最高层次"阴阳之象"进行辨证论治，张子和案例综合运用了微观层次的"藏象"和中观层次的"五行之象"对疾病进行诊断，这种意象思维同样出现在医者对于音乐的运用过程中，音乐语言是抽象的具象，这就决定了对于对象的运动状态并不要求全面的相似性，只需要抽取某一侧面的相似性，比如耶律敌鲁抽取了行军鼓吹乐中激烈音响的破坏性，实现其"音乐药"的功能——"宣泄虚热"，张子和抽取的是巫术歌舞的欢快、诙谐性，以此感染病患的情绪，对病患进行心理和生理功能的调整。这两则案例，表现了古代音乐治疗实践中，意象思维的方法贯穿于诊断和治疗的全部过程，尽管囊括关乎患者疾病的全部要素、变量和参数的"象"是复杂多变的，但医者在诊疗过程中能够以简驭繁，在不破坏"象"的完整性和丰富性的基础上，用艺术的思维和艺术的媒介对病患进行整体的考量和诊治。

3.4　与现代科学方法论不谋而合

古老的中医音乐治疗实践和理论，作为经验的自然科学，在远古时期对人类心理和生理疾病的治疗发挥过重要的作用，近代实验科学的兴起，"分析""比较""归纳"等逻辑思维成为主流的思维方法，中医音乐治疗因其运用的非逻辑思维的方法而遭到质疑与诘难。然而通过前文两个案例的分析，我们可以看出中医音乐治疗运用中医独特的思维方式，实际上与现代科学方法论不谋而合，如耶律敌鲁案例的阴阳辨证，实际上就是"控制论"的负反馈控制法，张子和案例建立在五行理论基础上的情志相胜理论，反映了朴素的系统论观点，两则案例都

---

①　（美）苏珊·朗格.情感与形式［M］.北京：中国社会科学出版社,1986：36
②　（英）J. G.弗雷泽.金枝［M］.汪培基,等译.北京：商务印书馆,2015：132
③　李学勤.十三经注疏·孟子注疏［M］.北京：北京大学出版社,1999：358

运用了司外揣内的黑箱方法，体现了"信息论"在中医音乐治疗中的运用。

　　如果借用马克思"两条道路"的理论，我们会发现，中医音乐治疗过程中所使用的"意象思维"和"辨证论治"，其实与马克思所说的现代科学思维方法惊人相似。"如果我从入口着手，那么这就是一个混沌的关于整体的表象，经过更贴近的规定之后，我就会在分析中达到一些最简单的规定。于是行程又得从那里回过头来，直到最后我又回到入口，但是这回入口已不是一个混沌关于整体的表象，而是一个具有规定和关系的丰富的总体了。"马克思把上述思维过程中的方法归结为"两条道路"，"在第一条道路上，完整的表象蒸发为抽象的规定；在第二条道路上，抽象的规定在思维过程中导致具体的再现。"①具体来说，就是经过第一条道路的思维方法，即"分析""比较""归纳"之后，走到顶点，思维就面临转折，即"行程又得从那里回过头来"，在这个转折点上，出现了非逻辑思维的方法，主要有"直觉""顿悟""假说"等，经过转折之后就是第二条道路，其思维方法主要是"综合"与"演绎"。从这一理论可以看到，中医音乐治疗中运用的意象思维作为一种非逻辑的直觉思维，出现在马克思"两条道路"理论的转折点上。马克思所说的"回过头来"并不容易，第二条道路的开启需要非逻辑思维在转折的关键点上发挥作用，"原子论、进化论、量子论、相对论等在提出之初在方法论上都处于'两条道路'的转折点，更小的个案如凯库勒的苯环、卢瑟夫的原子模型也是如此。转折点上的方法起到了继往开来的作用。一方面总结提炼由第一条道路得到的成果，揭示背后的原因；另一方面指引了第二条道路，例如提出语言和设计实验。"②从前文的音乐治疗医案可以看到，医者的思维首先是对研究对象即患者的存在状态的研究，通过"望闻问切"等手段获取并分析、归纳患者疾病的全部要素、变量和参数，这是第一条道路，这条逻辑思维研究的道路使医者对疾病的把握越来越客观、越来越接近本质，却离疾病的主体及疾病的语境越来越远。接下来是两条道路之间的转折点，运用非逻辑思维包括创造性思维、发散性思维、类比、顿悟等，如耶律敌鲁用行军吹打乐队为宰相夫人治疗"蓄热"，就属于创造性和发散性思维；张子和给富家小姐治疗顽疾时，恰逢有巫者在旁，于是便有了"顿悟"，用巫者的诙谐歌舞对惧怕针灸治疗的小姐进行歌舞治疗，这不正是"蓦然回首，那人却在灯火阑珊处"之境界吗？"尽管辨证论治尚有理、

---

①　中共中央马克思恩格斯列宁斯大林著作编译局.马克思恩格斯选集［M］.北京：人民出版社，1972：103

②　吕乃基.马克思"两条道路"的科学方法论意义［J］.科学技术哲学研究，2012，29（3）：7-12

法、方、药固定的程式,但也多有因病机而'慧然独悟',引发出来的灵感,豁然启扉了证治概念和处治活法。"①中医学是一门艺术,指的正是在"辨证论治"过程中运用的与艺术创作相类似的直觉思维和创造性思维。经过非逻辑思维的转折后,第二条道路的"综合"与"演绎"方法使医者对病患的研究,从第一条道路对疾病越来越本质的把握,回归到对疾病的主体"人"和"疾病"的语境之中,越来越关注个体和环境的影响,如上述案例的诊治过程中,无论是音乐治疗的方式还是治疗地点,无不是以病患这个特殊的群体为现实观照的。

当然,在中医音乐治疗实践中,不论是属于第一条道路的"分析""归纳"思维方法,还是处于两条道路转折点的"直觉""顿悟"等非逻辑思维,抑或是属于第二条道路的"综合""演绎"思维方法,都不是孤立发生作用的,事实上这些所有的思维方法,发生在"辨证论治"的全部过程中,是跨越了两条道路的方法。正如吕乃基教授在谈到现代科学方法时说道:"现代科学方法中无论是系统方法还是复杂性思维和方法其本身就是不可分割的整体,并且完整地覆盖作为整体的对象,遍历研究的全过程。"②中医音乐治疗的思维方法,始终把病患看作一个处于各种关系网络中的整体,这是拥有空间视角、着重于整体的系统方法的运用;始终把对病患的观察和诊疗放置于不断变化的过程之中,这就有了注重时间性和过程性的复杂思维方法的特点。

古代的音乐治疗实践在元气论和整体观的基础上,运用中医学特有的哲学思维方法和艺术的意象、联觉思维进行疾病的诊断和治疗,其优点在于绿色无污染、操作简便且患者无痛苦,充分体现出个性化诊疗的人文关怀,并能在音乐艺术活动中获得身心的舒畅和精神的充实。中医音乐治疗的司外揣内、以表知里以及辨证论治的治病方法在方法原则上与现代控制论、信息论和系统论相一致,其思维方式具有直觉、意象、顿悟等特征。这种具有非逻辑思维的思维方式在认识人体这一高度复杂性对象时具有西方科学形式逻辑方法所不能取代的特点。著名的物理学家普里高津说:"中国思想家对于那些想扩大西方科学的范围和意义的哲学家和科学家来说,始终是个启迪的源泉。"③基于中医哲学思维方法的音乐医疗思想与实践是具有中国民族特色的,是特定的东方文明中的人的身心关系的体现。

---

① 李爽姿,王勤明.论中医理论方法论研究过程[J].中华中医药杂志,2016,31(4):1336-1339
② 吕乃基.马克思"两条道路"的科学方法论意义[J].科学技术哲学研究,2012,29(3):7-12
③ (比)普里高津,(法)斯唐热.从混沌到有序[M].上海:上海译文出版社,1987:1

4　中医音乐治疗的现代医学价值与文化内涵

4.1　古代中医音乐治疗的现代医学价值

随着神经生物学、脑科学、免疫学、心理分析学研究的逐步发展，音乐治疗的作用机制被越来越多地发现，例如可以通过音乐特有的速度和节奏来调节并且控制心率、呼吸以及运动的速度等；音乐通过刺激中枢神经使人分泌内啡肽、多巴胺、肾上腺素等，通过这些有益于健康的酶、神经递质等改善人的神经系统、心血管系统和内分泌等系统功能；此外，音乐还有减轻疼痛的功能，因为人的大脑中痛觉中枢和听觉中枢位置十分接近，当音乐刺激了听觉中枢，相邻的痛觉中枢也会被相应地抑制。[①]

4.1.1　声波治疗

前文提到《苏州府志》记载明代医生陈光远，路遇昏迷厥死的小儿，陈光远认为孩子没死，便将其卧于沙土中，让人敲击钲、铙两种乐器（古代军乐器，金属制），不久果然小儿苏醒。[②] 陈光远解释其原理为，小儿得的是水痘，按照五行原理，土生金，金生水，所以，把小儿埋入沙土中以得到土气，通过钲铙这类金属乐器发出声音振动，金旺可生水，金响则水痘应声而出。这则医案使用了古老的五行理论，实则与现代生物医学的"声波治疗"不谋而合，其原理就是"共振原理"，当人体内部的振动频率如心率节奏、呼吸节奏等与音乐的节奏、强度、频率相一致时，便会产生一种和谐共振，这种振动能起到类似细胞按摩的作用，从而产生镇静、镇痛与降压等效果。

4.1.2　诱发"α波"

《寿亲养老新书·置琴》收录的医案，来自欧阳修的《送杨置序》，欧阳修通过抚琴操缦治疗自己的"幽忧之疾"。古琴在中国古人的生活里始终扮演着"修身养性"的角色，古人认为古琴能使人耳目聪明，血气平和，静而消忧，在音乐中尤其追求中正平和之音、清微淡远之境。现代研究认为音乐能协调大脑皮质各部分功能间的关系，因为大脑皮质下的非特殊反射系统和脑干网状结构都会受

---

① 周卫民.音乐治疗的生理学研究［J］.中国音乐学,2007（1）：117-121
② （清）陈梦雷.古今图书集成·医部全录［M］.北京：人民卫生出版社,1991：280

到音乐的影响。研究发现古琴音乐特有的"平和之音",最接近于脑电波"α 波"的波长。国际上将脑电波分为:δ 波(0.5~3 Hz)、θ 波(4~7 Hz)、α 波(8~13 Hz)、β 波(14~30 Hz)、γ 波(30 Hz 以上),不同脑电波对应着不同的生理和心理状态。[①] 其中"α 波"是在人处于安静状态、闭目而清醒时记录到的一种低幅同步波,是大脑皮质处于清醒安静状态时脑电活动的主要表现,这时人的大脑处于最放松的状态。古琴音乐不仅能诱发"α 波"的出现,使大脑处于放松安静清醒的状态,还可分泌出使人产生愉快感的化学物质,即 β–内啡肽。[②]

4.1.3　音乐引导想象

枚乘《七发》选段:客曰:"今太子之病,可无药石针刺灸疗而已,可以要言妙道说而去也。不欲闻之乎?"太子曰:"仆愿闻之。"客曰:"……于是背秋涉冬,使琴挚斫斩以为琴,野茧之丝以为弦,孤子之钩以为隐,九寡之珥以为约。使师堂操《畅》,伯子牙为之歌。歌曰:'麦秀蒛兮雉朝飞,向虚壑兮背槁槐,依绝区兮临回溪。'飞鸟闻之,翕翼而不能去;野兽闻之,垂耳而不能行;蚑蟜蝼蚁闻之,拄喙而不能前。此亦天下之至悲也,太子能强起听之乎?"[③]

汉代辞赋家枚乘的赋作《七发》,是一篇涉及古代音乐心理治疗的医案,其七大段内容由医者吴客和患者楚太子的互相问答而构成。吴客认为楚太子的贪欲过度、享乐无时导致了他的疾病,并认为该疾病只能"以要言妙道说而去也",一般的用药和针灸是无法治愈的。于是吴客用富有想象力的语言精心描述了能改变病人心境的六件趣事,分别为音乐、饮食、乘车、游宴、田猎、观涛等,以这种方式,逐步改善患者的心情,进而劝说其改变生活方式。这既是《素问·移精变气论》中论述的"移精变气法",通过转移患者的注意力,减轻患者的心理压力,激发患者身体固有的祛病能力,调整气机,使疾病转愈为安,也是"语言疏导法":"告之以其败,语之以其善,导之以其便,开之以其所苦。"(《灵枢·师传》)这过程中的许多方面与治疗方法近似于今天的心理治疗、音乐治疗和行为治疗等。吴客首先通过音乐激发病人的想象,让他体会音乐所表现的壮美瑰丽和崇高意境,转化其心境。当然,这只是吴客治病的引子,后面还需要一步一步深入,并综合多种手段的心理治疗,才能全面奏效。

---

①　何建成,刘昌.关于不同音乐行为诱发大脑生理活动的研究综述[J].中央音乐学院学报,2009(3):137-144

②　风美茵.语言诱导与古琴音乐对原发性失眠症患者疗效的比较研究[D].北京:中国中医科学院,2013:67-69

③　(南朝梁)萧统.文选[M].上海:上海古籍出版社,1986:1561-1563

现代音乐治疗学把这种音乐心理治疗的模式称为"音乐引导想象"（Guided Imagery and Music；GIM）。GIM以人本主义和超个体心理学的理论为基础，重视主体的自我意识，强调音乐对主体发展的影响，追求聆听音乐所引发的"高峰体验"，进而满足治疗对象的心理需求，转化情绪感受，达到治疗对象的自我实现、自我治愈的目的。① 事实上早在荣格心理学派就已经开始使用积极想象的技术，在心理治疗的过程中以此来改变患者的意识状态。尽管音乐是所有艺术门类中唯一在自然界和客观世界中没有原型的艺术，音乐语言是所有艺术语言中最抽象的，但音乐语言不像普通语言那样是"抽象的概念"，它仍然是形象的，既抽象又具象。音乐语言的抽象性，使它不受现实世界的束缚，因此可以任由治疗对象在音乐中尽情投射自我、驰骋想象，将治疗对象的内心世界直接外化。音乐语言的具象性，就决定了音乐音调与现实生活和语言的联系，是一起作为信息储存进入人们的社会意识之中的，因此在"音乐引导想象"中治疗师能根据治疗对象的具体情况用言语诱导治疗对象进入音乐联想状态。这一原则即是弗雷泽在《金枝》中说的："物体一经互相接触，在中断实体接触后还会继续远距离地互相作用。"②《七发》记载的这一古代音乐心理治疗医案，建立在音乐语言是"抽象的具象"这一基础之上，建立在音乐的情感状态与生活的广泛联系之上，苏珊·朗格在《情感与形式》中称音乐是人类情感生活的"声音类似物"，她用既抽象又具象的线条图案来解释艺术的内在表现与现实外在的联系，"康定斯基在一个关于抽象线条和鱼的比较中，通过对生命一词的意义的有意识的吸收，把'生命'隐喻推到一种更深刻的程度"③。

4.1.4　对现代医学的借鉴意义

在现代医疗模式不断显现出困境之时，古老的中医音乐治疗以其独特诊断方法、不拘一格的治疗方案，对现代医学有一定的补充作用和借鉴意义。

《儒门事亲·九气感疾更相为治衍》："余又尝以巫跃妓抵，以治人之悲结者。余又尝以针下之时便杂舞，忽笛鼓应之，以治人之忧而心痛者。余尝击拍门窗，使其声不绝，以治因惊而畏响，魂气飞扬者。"④张子和以创造性的思维运用巫、舞、笛、鼓以及各种声响来应对普通药物治疗无法解决的情绪上的顽疾。又

---

① 高天.音乐治疗学基础理论［M］.北京：世界图书出版公司,2007：182
② （英）J.G.弗雷泽.金枝［M］.汪培基,等译.北京：商务印书馆,2015：26
③ （美）苏珊·朗格.情感与形式［M］.北京：中国社会科学出版社,1986：94
④ （金）张从正.儒门事亲［M］.天津：天津科学技术出版社,2000：87

如《儒门事亲·病怒不食一百一》："项关令之妻,病食不欲食,常好叫呼怒骂,欲杀左右,恶言不辍。众医皆处药,几半载尚尔。其夫命戴人视之。戴人曰:此难以药治。乃使二娼,各涂丹粉,作伶人状,其妇大笑;次日,又令作角抵,又大笑;其旁常以两个能食之妇,夸其食美,其妇亦索其食,而为一尝之。不数日,怒减食增,不药而瘥,后得一子。"①张子和花了几天的时间,运用音乐、舞蹈、戏剧的综合治疗,以及对其饮食行为的诱导,使病人情绪平稳、食欲增加,最后这位得了怪病的妇人竟然不药而愈,还得了一子。张子和记完此案以后,感慨万千,便又道:"夫医贵有才,若无才,何足应变无穷?"(《儒门事亲·病怒不食一百一》)有才气的医生,必须要有广博的知识,才能应对千变万化的疾病,若只局限于针药,便不足以称为大医精诚。音乐治疗、行为治疗、心理治疗、言语诱导等,都是有才气的医生在诊疗过程中灵活运用的治疗手段。正所谓"天生万物,无一非药石"。

音乐具有非语义性,音乐语言不同于一般传统意义上的语言,作为一种能进行交流与沟通的艺术形式,音乐活动其实包含着许多社会交往活动。在临床治疗中,如果用语言与病人进行沟通发生失败,那么音乐语言的非语义性特点便能以其独特的方式重新与患者进行交流,帮助建立良好的医患关系。如《儒门事亲·病怒不食一百一》《儒门事亲·因忧结块一百》两则医案,病患一是"怒骂",一是"悲哭",其共同特征是无法与他人进行有效的言语沟通,因此这时音乐由于其音乐语言和音乐表现的特殊性,成为一个有效的媒介,为病患建立起与外部现实世界的联系,提供了一个表达、宣泄内心情感的机会,使那些不敢踏入社会并逃离现实生活的病患,重新回到现实世界中。张慧敏等在《五行音乐治疗阿尔茨海默病精神行为症状的临床研究》中发现五行音乐结合药物治疗可减低轻中度阿尔茨海默病患者焦虑等精神行为症状,"音乐治疗在治疗过程中增加了操作者和患者的互动交流,也可以改善患者的焦虑症状"②。

古代音乐治疗中医生往往从患者的生活环境中就地取材,注意体察患者的身份、所处阶层和环境,患者不需要离开自己熟悉的环境便能获得治疗,如《儒门事亲·因忧结块一百》,张子和适逢"巫"者在其旁,便学巫者狂言而谐谑病者,使病患大笑,心下结块皆散。又如《幼科发挥·慢惊有三因》,万全请来患儿平日里一起玩耍的伙伴,就在床边唱歌跳舞与之嬉戏,疾病痊愈。而现代医学研

① （金）张从正.儒门事亲[M].天津:天津科学技术出版社,2000:178
② 张慧敏,刘效巍,庞小梅等.五行音乐治疗阿尔兹海默病精神行为症状的临床研究[J].医学与哲学,2017,38(6):64-66

究与实践恰恰忽视了社会与环境因素在影响疾病和健康模式方面的作用,忽视患者作为治疗对象的自身感受,把人的身心两方面割裂开来,因此,古代音乐治疗医案中凸显出医患关系的亲近感、治疗手段的非正式性、医生语言的日常性和治疗方法的生活化,都有利于弥补现代医学因为过于强调实证、过高的权威性而造成冷静、正式、距离、运用抽象的语言等人文关怀的缺失。此外,随着广大群体健康保健的需要、人口老龄化趋势,以及"治未病"观念被普遍接受,作为"自然疗法"的古老的音乐治疗,相对于现代医学还具有"简便廉验"以及安全绿色无副作用的优势。

4.2　古代中医音乐治疗的文化内涵

古老的中医音乐治疗,体现了中医文化、传统文化与古代音乐美学思想的多层次同构关系,即从简单的理论对应,到共同的文化基因,最后由宏观的人类学视角体现出"本民族""本土化"的健康理念和生命意识。

4.2.1　微观层次——乐理与医理的同构

首先是生理作用的同构。《试笔·琴枕说》记录了欧阳修通过弹琴进行手指疾病的治疗。弹琴的活动,从生理学上来讲,不仅能使手指指端得到活动,手指肌肉获得按摩和运动,还使手指的灵活性增强,手指末梢神经受到刺激。按照中医理论,经络的井穴都在指端,而十二经络中一些主要经络的重点末梢也都在指尖,弹琴时右手运用"勾""剔""抹""挑""托""劈""打""摘"这八种技法,左手则运用"吟""猱""绰""注"四种独特的手法,对手指末梢产生不断的刺激,加速经络运行,从而起到促进指端末梢血液循环的作用。人的五个手指有六条相应的经脉循行,分别对应着体内不同的脏器,心、肺、大肠、小肠、心包、三焦等经络在手指尖端的部位开始相接,体内的脏腑器官与经络都受到濡养,有益于健康长寿。

其次是音乐美学理论和中医基础理论的同构。古人认为音乐由阴阳二气变化而来,因此音乐能调节自然之风和自然之气,即调节阴阳(《吕氏春秋·大乐》)。《吕氏春秋·仲夏纪·古乐篇》阐释了音乐产生的源头,是因为音乐可以调节阴阳,远古时期人们通过音乐舞蹈活动,帮助人体疏通筋络,调畅气机,进而能强身健体,改善躯体的疾病状态,这也是中医养生导引术的来源。子产、伶州鸠等人将五行学说的理论运用到解释宇宙万物中,认为音乐之"五音""五声"不仅与"五行"相对应,并且具有与"五行"相同的属性。中医理论认为,正因为"五音""五声"有着和"五行"相同的属性,而"五行"又与"五脏"相对应,所以以"五音""五声"也和"五脏"有着对应的关系,音乐可以通过共同的属性直接作用于人体的五脏系统。《灵枢·五音五味》《灵枢·阴阳二十五人》详细记载了"五音"(宫商角徵羽)和五脏的对应关系。

4.2.2　中观层次——文化基因的同构

艺术和医学都起源于"巫术",元代名医朱丹溪亦提出"乐者,药也",从文字的起源上我们也能得出"乐药同源"的结论。共同的文化源头,共同的文化基因,使得传统音乐与中医学有着相同的核心价值观与思维方式。

张宗明教授将中医文化的核心价值观总结为六个字:人本、中和、自然。[①]古代音乐治疗医案中也体现出同样的价值基因。前文所举医案《儒门事亲·因忧结块一百》,"议用燔针炷艾,病人恶之,乃求于戴人"[②],患者因为害怕针灸治疗,所以求助于张子和,张子和采用了无创伤的音乐治疗方法,不仅治愈了病痛,更表现出尊重患者,能设身处地地理解患者的痛苦和恐惧。在这则医案的最后,张子和写道:"《内经》自有此法治之,不知何用针灸哉? 适足增其痛耳。"[③]足见"医乃仁术""以人为本"的人文关怀。《寿亲养老新书·置琴》中欧阳修抚琴疗"幽忧之疾",利用古琴的"中正平和"之音来调节生理功能与心理状态的平衡。"中和"之音,是儒家"中庸"之道在音乐美学中的体现,"乐而不淫,哀而不伤",强调的是音乐表达中对情感宣泄的一种节制,也是道家追求的"大音希声""清微淡远"的意境,通过音乐实现修身养性,追求人与自然的和谐统一。

在思维方式上,古老的音乐治疗也遵循着"医者,意也"的"意象思维"模式。音乐语言的特点是一种抽象的具象,这就决定了音乐的思维方式是形象性的,既抽象又具体。如欧阳修《送杨置序》:"然欲平其心以养其疾,于琴亦将有得焉。"[④]友人杨置体弱多病,欧阳修建议其使用音乐平复心情,疗养疾病,因为音乐"急者凄然以促,缓者舒然以和,如崩崖裂石、高山出泉,而风雨夜至也。如怨夫寡妇之叹息,雌雄雍雍之相鸣也。其忧深思远,则舜与文王、孔子之遗音也;悲愁感愤,则伯奇孤子、屈原忠臣之所叹也。喜怒哀乐,动人必深。"[⑤]音乐的抽象性决定了对于音乐表现的对象并不要求全面的相似性,只需抽取某一侧面的相

---

①　张宗明.中医文化基因的结构与功能[J].自然辩证法研究,2015,31(12):52-57

②　(金)张从正.儒门事亲[M].天津:天津科学技术出版社,2000:178

③　(金)张从正.儒门事亲[M].天津:天津科学技术出版社,2000:178

④　(宋)欧阳修.欧阳修全集[M].北京:中国书店,1986:1047

⑤　(宋)欧阳修.欧阳修全集[M].北京:中国书店,1986:1047

似性,这使得单纯依靠理性逻辑无法体悟音乐,听者会本能地运用自己的"联觉"(从一种感觉引起另一种感觉的心理活动)来欣赏音乐,如此更能激发患者的想象和体悟,获得更好的心理治疗效果。又如冷谦《琴声十六法》认为琴声不仅"急而不乱,多而不繁,深渊自居,清光发外,山高水流,于此可以神会"①,更能"听之则澄然秋潭,皎然月洁,溘然山涛,幽然谷应。真令人心骨俱冷,体气欲仙"②。因古琴音乐的音乐语言比其他乐器更为抽象,琴曲又多以幽、虚、远为特征,加之古人弹琴时往往置身于山林水间或松桂兰竹环绕之中,便更能激发起音乐的意象思维,体会人与自然的融合,净化心灵,最终实现悟"道"。

4.2.3　宏观层次——本土化的生命意识

古老的中医音乐治疗是在特定的文化和时代背景下,产生的特定的生活方式和人的自我表达,"阴阳五行""天人合一"的理论内核,"以人为本""仁者爱人"的伦理思想,"修身养性""恬淡虚无"的养生观,以及"意象""直觉"的思维模式,都在中国传统文化的审美和实践中以艺术的方式表达出来,表现出特定的历史文化和时代背景下人的健康理念和生命意识。

"琴这件乐器,无疑能够增强人体生命要素的功能"③,古人抚琴,或于户外,目睹野溪流瀑,与松风涧响齐鸣,或于自家园中,荷香扑鼻,游鱼出听,面对大自然孕育的生生不息的生命,抚琴人能吸收充满生机的自然之气,从而获得延年益寿。在一些书画作品中,常见表现琴人坐于古朴、虬结的苍松之下,树荫里几只仙鹤闲庭信步,松与鹤在中国文化中都是长生不老的象征。欧阳修《送杨置序》称古琴:"纯古淡泊,与夫尧舜三代之言语、孔子之文章、《易》之忧患、《诗》之怨刺无以异。"④这是儒家"以乐养德"思想对于音乐治疗的积极意义。"其能听之以耳,应之以手,取其和者,道其湮郁,写其幽思,则感人之际,亦有至者焉。"⑤欧阳修认为平和恬澹的音乐不仅能用来抚慰忧郁的心境,而且能使人的精神、气质、意趣渐渐升华,达到很高的境界。琴人追求的性情和修养,不仅是儒家的高古平和,也是道家的人与自然的完美沟通,琴人在抚琴时才会身心俱净,超脱一切俗念。欧阳修通过弹奏古琴这一音乐行为达到修身养性的目的,整个音乐活动的过程可以说带有一种参禅的意味,"古琴被看作是一种禅定冥思的辅助手

---

① (荷兰)高罗佩. 琴道[M]. 上海:中西书局,2013:109
② (荷兰)高罗佩. 琴道[M]. 上海:中西书局,2013:108
③ (荷兰)高罗佩. 琴道[M]. 上海:中西书局,2013:54
④ (宋)欧阳修. 欧阳修全集[M]. 北京:中国书店,1986:1047
⑤ (宋)欧阳修. 欧阳修全集[M]. 北京:中国书店,1986:1047

段,一种求得长生的途径"①。

欧阳修抚琴疗疾的医案,不仅从生理功能和心理作用上证实了音乐治疗的实践功能,其中包含的音乐治疗思想,更是表现了中国传统儒道佛文化对于生命健康的价值取向,以及对于天地自然的宇宙意识。"月出鸟栖尽,寂然坐空林。是时心境闲,可以弹素琴。清泠由木性,恬澹随人心。心积和平气,木应正始音。响馀群动息,曲罢秋夜深。正声感元化,天地清沉沉。"②白居易的这首《清夜琴兴》生动地描述了中华民族特有的艺术化的生命观和生态观,众鸟栖林、万籁俱寂的环境中,心境安闲,鼓琴操缦,清泠的琴声,使秋夜更加深沉寂静,人已与天地融为一体。

艺术与医学不仅有着共同的文化渊源——巫,相同的文化基因——核心价值观,殊途同归的人文关怀——以人为本,而且艺术与医学相结合诊疗疾病的实践也有着相当漫长的历史轨迹。古老的音乐治疗完全是俗世的,与生活息息相关的,是我们这个民族具有特色的生活方式的体现,是这个特定文化中的人的身心关系的体现。每个人的一生都无法逃避疾病与死亡,艺术介入医学的特殊意义在于,当面对生命中最黑暗的时刻,可以用艺术之美把握住生命的缰绳,用生命去创造一种艺术的、更美好的生活。在"治未病"和"大健康"理念下,中医音乐治疗不仅对现代医学有启示和补充作用,使现代医学拥有更加开阔的多元文化视野,而且提供了更为多样的无创伤的"绿色疗法"的手段。

5 小结

文化的有机性决定了中国传统医学与中国传统音乐有着相同的文化基因,因此存在着同声相应、同气相求的关系,主要表现在同根同源的文化滥觞,建立在阴阳、五行、中庸理论基础上的文化共振,以及殊途同归的指向人类幸福的终极关怀。在中医文化视域下体现出的音乐养生思想有:以乐养气、以乐养德、以乐养形、以乐养神。"以乐养形"注重音乐对人的生理功能的改变和影响,"以乐养神"强调音乐调节精神情志的作用,"以乐养德"不仅体现了人类在道德上的自我完善,也是人们用音乐调节人与人、人与社会的关系,"以乐养气",是古人

---

① (荷兰)高罗佩.琴道[M].上海:中西书局,2013:157
② (唐)白居易.白居易集[M].北京:中国戏剧出版社,2002:77

以音乐艺术为载体积极主动地去调节人与自然的关系，将人类健康置于宇宙、气象、地理等环境中观察，以期达到与自然环境和谐相处、保持自身与环境的和谐发展，古代音乐养生思想与当下提出的"生态医学"思想不谋而合。

古老的中医音乐治疗医案，体现了中医特有的哲学思维方法，如"乐能乱阴阳，亦能调阴阳"的负反馈控制法，"乐者乐也"的意象思维与联觉，艺术思维交融交浸，与现代科学方法论不谋而合。古代中医音乐治疗医案中的治疗作用和治疗机制不断地被解释：声波治疗、诱发"α波"、音乐引导想象等，对现代医学有一定的补充作用和积极的借鉴意义。中医音乐治疗的文化内涵，表现为中医文化、传统文化与古代音乐美学思想的多层次同构关系，在微观层次上表现出乐理与医理的同构，在中观层次上是文化基因的同构，在宏观层次上由人类学视角体现出"本民族""本土化"的健康理念和生命意识。

第五部分　冲突与发展：
文化比较语境下的中医音乐治疗

1　西方音乐治疗的历史和观念

1.1　起源与神话

几乎所有的民族都有关于音乐起源和音乐赋予人类强大力量的传说，这些以民间文学、神话传奇、宗教故事等载体存在的音乐治疗素材，既是关于音乐治疗起源的历史文献证据，也是研究音乐治疗人文精神和本土文化特征的重要内容。

《圣经旧约·撒母耳记上·第十六章》记载了大卫（David）为扫罗（Saul）弹琴故事："耶和华的灵离开扫罗，有恶魔从耶和华那里来扰乱他……扫罗对臣仆说：'你们可以为我找一个善于弹琴的人，带到我这里来。'其中有一个少年人说：'我曾见伯利恒城耶西的一个儿子善于弹琴，是大有勇敢的战士，说话合宜，容貌俊美，耶和华也与他同在。'……大卫到了扫罗那里，就侍立在扫罗面前，扫罗甚喜爱他……从神那里来的恶魔临到扫罗身上的时候，大卫就拿琴用手而弹，扫罗便舒畅爽快，恶魔离了他。"①远古时期的巫术和宗教思想中，普遍认为疾病是源于恶魔附身或触怒了先祖神灵，于是便有了以舞蹈、歌唱和咒语为载体进行"驱魔"和"娱神"的巫术或宗教仪式。大卫弹琴为扫罗驱魔的宗教故事，实则是用音乐治疗抑郁和焦虑情绪的案例，同时也可看出西方宗教文明中对音乐表现功能和社会价值的认可。

古希腊神话中的光明和预言之神阿波罗（Apollo）掌管音乐和医疗，相传他擅弹牛筋和龟壳做成的七弦里拉琴，其麾下有代表艺术与科学的缪斯女神，并通

---

① 中国基督教协会.圣经[M].南京：中国基督教协会,1998：274

过象征医学的三头蛇掌管和预言世间万物。阿波罗之子奥菲欧(Orpheus)不仅得到了父亲赠送的里拉琴,还具备更出众的音乐才华,古希腊神话《奥菲欧与尤丽狄茜》描述了奥菲欧为了从魔王的地狱中救出妻子,凭借着优美的歌声和琴声,驯服了猛兽,移动了巨石,让奔腾的河水倒流,甚至感化了魔王,最终让尤丽狄茜死而复生。后来,奥菲欧还是用这把里拉琴,帮助英雄阿尔戈顺利渡过海妖塞壬出没的死亡岛,用排山倒海的音乐战胜了海妖的死亡之歌。从这些传说中不仅可以窥探到西方文明起源时期音乐被视为光明和力量的象征,甚至成为与死亡和黑暗抗争的武器,充分表现了人们对音乐与健康关系的懵懂认识。

1.2　古典时期(5世纪以前)

古希腊人认为音乐与教育、医药、天文、宗教等知识有密切联系,认为医药清洁身体,音乐净化灵魂,并从不同角度提出对音乐治疗功能的看法。古希腊哲学家达蒙(Damon)从美育论的角度,提出了音乐调式对人的行为的影响,如多利安调式与弗里几亚调式代表道德。普鲁塔克在《论音乐》中记载了达蒙用音乐的道德力量制止了一起暴力活动的故事：多名年轻人被鼓动后想闯入一位有名望的女性家中,在这个至关重要的时刻,达蒙让人演奏了一段先是弗里几亚调式、后为多利亚调式的音乐,这速度适中、情绪庄严的音乐对这几名年轻人产生了影响,最终他们恢复了平静,放弃了暴力的企图。① 达蒙的道德伦理观和音乐教育观对毕达哥拉斯和柏拉图产生了重要的影响。古希腊哲学家普鲁塔克(Plutarchus)在《论音乐》中表达了相似的观点,可以看作是教育取向的音乐治疗观念："因为它(音乐)具有中和与平静由葡萄酒所激起的反应的力量……当身体和心灵因喝多了葡萄酒而被扰乱时,音乐以其内部的适度与调和功效,带领他们再一次找到正确的道路,恢复他们良好的状态。"②

毕达哥拉斯(Pythagoras,约前580—前500)学派的音乐"和谐论"基于自然科学,该学派通过声学和物理学研究,发现音乐的基本要素如节奏、音高、音强都体现为有规律的数量关系,"和谐"的概念就是从和谐的音程比例建立起来的,如五度音程的比例为2∶3,其比值近似于0.618,也就是所谓的"黄金分割"。在这个基础上,提出了音乐的美就是对立因素的和谐统一,因而认为音乐可以通过调整对立的、不和谐的因素,来宣泄情绪、寻求心灵的平和。

---

① (意)恩里科·福比尼.西方音乐美学史[M].修子建,译.长沙：湖南文艺出版社,2005：20
② (意)恩里科·福比尼.西方音乐美学史[M].修子建,译.长沙：湖南文艺出版社,2005：7

毕达哥拉斯学派把音乐"和谐论"推衍到其他艺术及天文学的研究,认为宇宙天体遵循一定的轨道有规律地运行,是和谐的宇宙之音。该学派提出"大宇宙"和"小宇宙"理论,认为人有内在的和谐,是一个小宇宙;自然具有外在的和谐,是一个大宇宙,人与自然有着相似的结构与运行规律,因此人与自然能欣然契合,人体的内在和谐(包括身体和心理)受到外在和谐的影响,即"小宇宙"与"大宇宙"息息相关。因此,毕达哥拉斯学派认为,不同的音乐风格可以影响听者的心情,并引起性格的变化,他们把音乐分为刚柔两种风格,性格刚强的人听柔和的音乐,可以使其性格变得温柔,反之亦然。尽管很久以前人们就相信音乐具有巫术般的治疗功能,但直到毕达哥拉斯学派才系统地提出音乐与医药具有相似的作用,即净化灵魂和宣泄情绪。雅姆夫里赫评价毕达哥拉斯的音乐治疗思想:"他(毕达哥拉斯)显然就用这种净化的名称,称呼音乐治疗……有用来医治心中情欲的旋律,有医治忧郁和内心病症的旋律……还有别的:医治愤怒、生气、内心变化的旋律,还有另一种歌曲可以治疗人的色欲……"[①]

柏拉图(Plato,前427—前347)提到古希腊人用音乐治疗精神的狂热,并将保姆轻唱摇篮曲摇荡怀中婴儿入睡也看成是一种音乐疗法。[②] 对音乐治疗的观念由自然科学转移为社会科学的视角,认为艺术是现实世界的摹本,音乐的旋律和节奏都是对语言的模仿,音乐的美源自心灵的美好与善良,并从教育的角度提出音乐与体育一样具有治疗功能,体育治疗身体,音乐治疗灵魂。他在《法律》篇提到:"我们准许保留的乐调要是这样:它能很妥帖地模仿一个勇敢人的声调,这人在战场和在一切危难境遇都英勇坚定,假如他失败了,碰见身边有死伤的人,或是遭遇到其他灾祸,都抱定百折不挠的精神继续奋斗下去。此外我们还要保留另一种乐调,它须能模仿一个人处在和平时期,做和平时期的自由事业……谨慎从事,成功不矜持,失败也还是处之泰然。"[③]

亚里士多德(Aristotle,前384—前322)在前人基础上将自然科学观与社会科学统一,认为音乐的美在于真善美的统一,音乐具有影响思想的教育功能、影响感情的净化功能、获得精神享受的娱乐功能。亚里士多德《政治学》提出:"有些人受宗教狂热支配时,一听到宗教的乐调,就卷入迷狂状态,随后就安静下来,仿佛受到了一种治疗和净化。……他们也可以在不同程度上受到音乐的激动,

---

① 何乾三. 西方哲学家、文学家、音乐家论音乐[M]. 北京:人民音乐出版社,1983:2-3
② 朱光潜. 西方美学史[M]. 北京:人民文学出版社,1999:88
③ 朱光潜. 西方美学史[M]. 北京:人民文学出版社,1999:56

受到净化，因而心里感到一种轻松舒畅的快感。"①如果说前文提到的达蒙用音乐制止了年轻人的暴力行为，是一种对抗疗法，那么亚里士多德的"宣泄"音乐治疗观表现出的则是一种顺势疗法，或者称"同步原则"。

1.3　中世纪时期（5—15 世纪）

中世纪的音乐抛弃了古希腊的理性精神，转而成为与宗教神学关系密切的艺术，无论是专业的宗教音乐格里高利圣咏，还是在宗教仪式上由教徒们吟唱的《圣经》诗句，都显示出音乐实践活动的繁盛。中古调式体系进一步趋向完善，除了古希腊常用的"多利亚"和"弗里几亚"调式外，还有"伊奥尼亚""利底亚""混合利底亚""爱奥尼亚""洛克利亚"一共七种调式，其中四个正格调式被教会赋予了神秘的宗教情绪色彩，被用在特定的宗教仪式音乐中。如多利亚调式被认为具有庄严的色彩，使用在神圣降临的咏唱中；弗里几亚具有神秘的色彩，用来诵唱"仁慈的主啊"；利底亚调式具有快乐的特性，在圣母经的演唱中使用；混合利底亚调式如同天使般的纯洁，充满喜悦与忧伤，用来演唱"走向天主的祭台"。这种音乐与情感色彩的对应，为"同步疗法""顺势疗法"提供了音乐美学的基础。

但音乐仅仅被看成是"上帝的女婢"，只有来自天堂的充满神性的音乐，即"宇宙音乐"才是真正的音乐，那些具有人性的、感官色彩的音乐是不可饶恕的罪恶。普洛丁（Plotinus，205—270）与圣·奥古斯丁（S. H. Augustine，354—430）都持有批判世俗音乐维护宗教音乐的观念，其思想对中世纪神学产生很大影响，认为"真善美"最终统一于神。普洛丁反对音乐的美来自"寓杂多于统一"，认为音乐的美是来自神的理式，因而音乐的美是"单一性"的；圣·奥古斯丁认为音乐能够使人们凭直觉去感受神的启示，并且能表现语言所不能表现的东西，增进教徒之间的友谊。因为宗教的统治，中世纪的音乐相比古希腊更重视宗教题材即音乐表现的内容美，而忽视甚至否定音乐本身的结构美、形式美和物理美，圣·奥古斯丁《忏悔录·第十卷·第三十三节》写道："回想我恢复信仰的初期，怎样听到圣堂中的歌声而感动得流泪，又觉得现在听了清澈和谐的歌曲，激动我的不是曲调，而是歌词，便重新认识到这种制度的巨大作用。"②也正因为如此，中世纪的音乐治疗思想以"通感""直觉"为依据，与"神性""信仰"息息相关，除了认为音乐可以影响人的道德和宣泄情绪与古希腊音乐治疗思想一脉相承，

① 朱光潜. 西方美学史［M］. 北京：人民文学出版社，1999：88
② （古罗马）奥古斯丁. 忏悔录［M］. 周士良，译. 北京：商务印书馆，2010：216

还认识到唱赞美诗对治疗呼吸疾病的效果,可以看作"主动参与式"的音乐治疗。随着基督教的传播,宗教思想影响了人们对疾病的态度,教堂也承担起一部分为躯体有疾病的人提供人道主义服务的责任,除了医学治疗手段之外,音乐也被用来当做治疗的药物,往往是宗教领袖或牧师扮演着音乐治疗师和具有崇高地位的思想家的角色,借由宗教的力量和自己的特殊身份同时提供药物和音乐治疗,并认为拯救灵魂比缓解疾病更为重要,音乐能使身体和灵魂达到和谐与平衡,可看作"被动聆听式"的音乐治疗。

1.4   文艺复兴和巴洛克时期(15—17世纪)

文艺复兴时期人文主义的科学态度和批判精神不仅推动了科学的发展,也改变了人们对艺术的态度。解剖学、临床医学、生理学的发展标志着医学科学的建立,人们重新用理性的、人道主义的态度来审视音乐,进一步展开音乐声学、音响物理学的研究,由于人性的觉醒而产生了音乐从"娱神"到"娱人"的观念变化,抛弃"宇宙音乐"的宗教神秘色彩,大力肯定音乐带来的感官享受,认为音乐美的标准是身心的愉悦和满足。约翰内斯·廷克托里斯(Johannes Tinctoris,1435—1511)在《关于音乐的作用的总结》中说道:"协和音是对听觉说来感觉愉快的各种声音的混合……不协和音,是按照天性使耳朵感到不快的各种声音的混合。"[①]并且列出了20种音乐可能产生的影响:"愉悦上帝;获得上帝的美妙赞扬;增加祈祷的乐趣;把好战的教派带向胜利;让心灵准备好接受上帝的祝福;鼓励灵魂的虔诚;赶走忧伤;软化强硬的心灵;把魔鬼带向光明;使入迷;把头脑提高到更高的思想;取消邪恶的意图;让人高兴;医治病人;减轻苦难;鼓励人们战斗;激发爱情;在社会事务上增加亲切感;给予精通医术的人以荣誉;给灵魂以幸福。"[②]其中与音乐治疗直接相关的至少有6条。

由于贵族和知识分子对音乐的爱好,他们对音乐的兴趣已不再停留在去教堂作弥撒、聆听宴会或庆典的表演,而开始亲自参加音乐会的演奏和演唱,再加上文艺复兴时期大学教育的通才培养模式,"15、16世纪莱比锡大学哲学系的章程中提到的硕士学位必读书目中有穆利斯的《音乐》"[③],因此出现了一批具有跨学科背景的科学家、哲学家兼音乐家,如医师伯顿(Burton,1577—

---

① 张前.音乐美学教程[M].上海:上海音乐出版社,2002:36

② (意)恩里科·福比尼.西方音乐美学史[M].修子建,译.长沙:湖南文艺出版社,2005:84-85

③ (美)保罗·亨利·朗.西方文明中的音乐[M].杨燕迪,等译.贵阳:贵州人民出版社,2001:310

1640)和伯德洛特(Bourdelot, 1610—1685)分别写了关于音乐治愈力量和音乐史的著作,伯顿在《忧郁的解析》中写道:"音乐除了有无穷的力量可以驱赶许多其他的疾病外,它还是治疗绝望和忧郁的极好的方法,而且可以驱走魔鬼本身。"①音乐家扎利诺(Zarlino)和医师维萨留斯(Vesalius)著有探讨音乐与医学关系的文章。文艺复兴时期的音乐治疗师多为对音乐有兴趣且艺术修养很高的医生或科学家。

巴洛克时期的音乐理论和实践具有典型的情感美学和符号美学的特征,17世纪的意大利作曲家蒙特威尔第(Claudio Monteverdi, 1567—1643)认为音乐的高、中、低三个音区分别可以表现"激动的""适中的""柔和的"三种表情,同时对应人的"愤怒""温和""谦卑"三种情绪。这一时期的音乐家甚至认为人的每一种情感都可以通过特定的音乐形式或音乐色彩表现出来,如表现激动或愤怒时运用嘹亮阳刚的铜管乐器,表现优美恬静时运用暗淡柔和的木管乐器,表现阴冷恐惧时可运用低沉的长号或低音提琴。这种在音乐实践中努力寻找"情感相似物"的研究就是"音乐修辞学"或"感情程式论"。这种音乐观与当时医学理论"四种体液说"联系在一起,进而产生了特定的音乐对应特定人格的理论,对音乐治疗中音乐对心理和情绪的影响有了更进一步的认识,并运用到音乐治疗的临床实践中。如基歇尔(Kircher, 1602—1680)在疾病治疗中根据音乐对应气质和特性理论,认为一定性格的人与一定性格的音乐会发生联系,忧郁的个体会对伤感的音乐有反应,热情奔放的人喜欢热闹刺激的舞蹈性音乐。因此这一时期的医生根据音乐对应情绪、人格的理论甚至为病人开出了"音乐处方",莎士比亚和阿姆斯特朗的戏剧作品中也列举了音乐作为治疗的例子。

1.5　启蒙运动和工业革命时期(17—19世纪)

康德(Immanuel Kant, 1724—1804)认为在艺术中,音乐是最具有感性且最能产生生理愉悦的艺术,音乐是一种感觉的游戏,能"生动地使人快乐……在肉体中被促进的生命活动,即推动内脏和横膈膜的那种激情……对健康的情感,构成了我们由于也可以用心灵来掌握肉体,并把心灵作用肉体的医生,而感到的快乐……在音乐中,这种游戏从肉体感觉走向审美理念,然后又从审美理念那里、但却以结合起来的力量而返回到肉体……人们在肉体中通过各种器官的振荡而感到了这种松弛的作用,这种作用促进着这些器官的平衡的恢复,并对健康具有

---

① 高天.音乐治疗学基础理论[M].北京:世界图书出版中心,2012:25

某种良好的影响。"①康德从哲学的角度阐明了音乐治疗的部分美学机制,值得注意的是他认为音乐对人产生的治疗作用是由于生理和心理共同作用的结果,这和西方之前的音乐治疗观"拯救灵魂""净化心灵""宣泄情绪"等有明显的区别。黑格尔(Georg Wilhelm Friedrich Hegel, 1770—1831)认为音乐始终只能表现感情,并把思想和情感的对立面结合在一起,在艺术中能把解放灵魂的自由推向最高峰的就是音乐。尼采(Neitzsche, 1844—1900)认为艺术可以分为两种决然不同的类型,一个是阿波罗代表的"日神"精神,表现出理性、节制、沉思,另一种是狄奥尼索斯代表的"酒神"精神,表现出感性、激动、疯狂,在"日神精神"和"酒神精神"的相互作用下才会产生审美体验,这正是西方音乐中奏鸣曲式的形式美——矛盾的冲突呈现到矛盾的统一和解产生的治疗作用。黑格尔与尼采的这些思想直到现在还影响着"音乐引导想象"的治疗技术和音乐即兴治疗技术。丰子恺先生在《音乐之用》中提到了尼采的音乐治疗体验:"音乐又可以作治病的良药。大哲学家尼采曾服这药而得灵验,有他自己的信为证。一千八百八十一年十一月,尼采旅居意大利,偶在一处小剧场中听到法国音乐家比才的杰作歌剧《卡门》……被它的音乐所感动,热烈地爱好它。第二次开演时,尼采正在生病,扶病往听,听了之后病便霍然若失。次日写信给他的友人说:'我近来患病,昨夜听了比才的杰作,竟痊愈了,我感谢这音乐!'"②

随着工业革命和启蒙运动思想的发展,人们开始崇尚自然科学和精密科学,这一时期的医学也在近代科学取得巨大成果的基础上发展起来,解剖学的发展使医生对人体的器官、构造有了进一步的认识,并且使临床医学、基础医学和病理医学联系更为密切。这一时期的医师们开始系统深入地研究音乐产生的生理作用,关注音乐对血压、心率、呼吸、消化系统的影响,并撰写了相关研究的书籍和论文,在欧洲有英国人布朗的《音乐医学》、奥地利医师利希腾塔尔的《音乐医生》、埃德温·阿特利(Edwin Atlee)的《论音乐对疾病治疗的影响》(1804);美国有内科医生詹姆斯·惠特克(James Whittaker)在 1874 年写的《作为医疗的音乐》发表在辛辛那提的《临床》杂志上,1878 年又在《维吉尼亚医学月刊》上发表文章《作为精神治疗的音乐》,提出了音乐对人的影响与生理、心理和社会文化相关,已经具备了现代医学模式的视野,对音乐治疗的发展有极大意义。1899年,精神病学家詹姆斯·科宁(Jams Leonard Corning)写了题为《睡眠前和睡眠期

---

① (德)康德.判断力批判[M].邓晓芒,译.北京:人民出版社,2002:178-179
② 丰子恺.丰子恺文集·艺术卷二[M].杭州:浙江文化出版社,1990:624-626

间音乐振动的效果研究》的文章，被看作第一篇系统性的音乐治疗实验研究论文。

2　中国音乐治疗的历史和观念

2.1　起源与神话

《山海经·大荒东经》记载黄帝得夔兽并将其制成乐器鼓舞士气的传说："东海中有流波山，入海七千里。其上有兽，状如牛，苍身而无角，一足，出入水则必风雨，其光如日月，其声如雷，其名曰夔。黄帝得之，以其皮为鼓，橛以雷兽之骨，声闻五百里，以威天下。"[①]还有多处文献同样记载了黄帝运用音乐影响情绪的功能赢得了与蚩尤之战的胜利，神兽制成的"鼓"的击打格外振奋人心。如《绎史·卷五》："黄帝伐蚩尤，玄女为帝制夔牛鼓八十面，一震五百里，连震三千八百里（引《黄帝内传》）。……蚩尤铜头啖石，飞空走险，以馗牛皮为鼓，九击而止之，尤不能飞走，遂杀之（引《广成子传》）。"[②]这场逐鹿之战不仅使用了声振百里的鼓声应对士兵低落的情绪，还运用悲伤的音乐瓦解敌方的气势，如《尚书通考》记载："黄帝使素女鼓瑟，哀不自胜，乃破为二十五弦，具二均声。"[③]楚汉相争时的"四面楚歌"与其如出一辙。

《尚书·大禹谟》记载了禹奉舜之命去征讨苗人，三十日攻打不下，最后大布文德，举行大规模的舞蹈，人们举着战争中用的盾牌和雉尾，载歌载舞，表示偃武修文，七十天之后，有苗人终于自动前来归降："帝曰：'咨，禹！惟时有苗弗率，汝徂征。'禹乃会群后，誓于师曰：'济济有众，咸听朕命。蠢兹有苗，昏迷不恭，侮慢自贤，反道败德，君子在野，小人在位，民弃不保，天降之咎，肆予以尔众士，奉辞伐罪。尔尚一乃心力，其克有勋。'三旬，苗民逆命。益赞于禹曰：'惟德动天，无远弗届。满招损，谦受益，时乃天道。帝初于历山，往于田，日号泣于旻天，于父母，负罪引慝。祗载见瞽瞍，夔夔斋栗，瞽亦允若。至诚感神，矧兹有

[①]　（汉）刘歆编，陈默译注. 山海经[M]. 长春：吉林美术出版社，2015：223

[②]　（清）马骕. 绎史·卷五[M]. 清康熙刻本

[③]　（元）黄镇成. 尚书通考·卷六[M]//景印文渊阁四库全书·经部·第62册，台北：台湾商务印书馆，1986：133

苗.'禹拜昌言曰:'俞!'班师振旅。帝乃诞敷文德,舞干羽于两阶,七旬有苗格。"①《韩非子·五蠹》的记载略有不同,但同样是依靠音乐的力量化解了纷争:"当舜之时,有苗不服,禹将伐之。舜曰:'不可。上德不厚而行武,非道也。'乃修教三年,执干戚舞,有苗乃服。"②在远古时期的战争中,音乐既能提高必胜的信心、激发昂扬的斗志,也能化干戈为玉帛、促进民族团结融合、维持社会和平。

与西方音乐治疗起源巧合的是,中国古代的"药王神"神农不仅尝遍百草,相传也是制琴的圣人,因而各种古琴样式中就有一款名为"神农式"。《世本·作篇》记载:"神农作琴。神农氏琴长三尺六寸六分,上有五弦,曰宫、商、角、徵、羽。文王增二弦,曰少宫、商。神农和药济人。"③

2.2　春秋至秦汉时期(前5世纪—3世纪)

阴阳五行学是构建中医理论的核心纲领,自然也是中医音乐治疗的生长点。音乐治疗思想中的阴阳五行观念可以追溯到《易经》,"刚柔相推而生变化","无平不陂,无往不复",反映出辩证的思想,音乐的美也是由于阴阳变化、刚柔相济而产生的,"突如其来,无所容也",表现出理性主义的美学观,不喜强烈对比和过分华丽的外貌,强调中庸平和为美。

孔子之前的音乐治疗思想普遍以阴阳五行自然观为基础,如西周末年的史伯认为符合世界万物的普遍规律就是音乐美的规律,而万物的规律就是"和实生物,同则不继",只有"以他平他""和而不同"才能产生新的事物,才能产生美。异类相杂,以他平他,就是五行思想的体现,既然音乐、自然、人事都隶属于五行系统,那么音乐自然也是单一的声音并不动听,即"声一无听",须要"和六律以聪耳"。医和的"淫生六疾"就是建立在阴阳五行理论上的音乐治疗学,第一次提出了与医学有关的两个相对的音乐概念"中声"与"淫声","中声"能节制人心,保持内心平和,有益健康,"淫声"只会使人失去平和本性,并导致疾病出现。持有类似观点的还有单穆公,认为平和的音乐无论是从生理上还是从心理上都能促进健康。

以孔子思想为代表的礼乐治疗观,从伦理道德和社会教育的角度提出了

---

① （明）张居正.张居正直解《尚书》[M].北京:中国言实出版社 2017:47-48
② （清）王先慎集解,姜俊俊校点.韩非子[M].上海:上海古籍出版社,2015:539
③ （清）茆泮林.世本[M]//续修四库全书·史部别史类·第 301 册,上海:上海古籍出版社,1995:

"礼""仁"并举才能调和矛盾、促进社会秩序的和谐，进而保持人的身心健康。在医和"中声"理论的基础上，孔子进一步提出"中庸"概念，追求不偏不倚恰到好处的美，即"乐而不淫，哀而不伤"，认为音乐不仅具有娱乐身心的作用，还是实现人生崇高修养和美好品德的途径，并通过道德的修炼获得健康与长寿，如"知者乐水，仁者乐山……知者乐，仁者寿"。荀子不仅提出"乐者乐也"的命题，深刻地揭示音乐对情绪的影响作用，还认识到音乐对人体生理功能的影响，如"耳目聪明、血气和平"，这里的"血气"虽然与中医学所指的"血气"概念并不完全相同，荀子的"血气"主要是指人的精神气质，中医学的"血气"是指人体精微物质和水谷精微所化生的血液，但也是古代对音乐治疗作用的生理特征描述。

以老庄思想为代表的音乐治疗观，表现了对自然之乐的推崇，"法天贵真"，认为音乐的美在于符合自然的规律也就是符合"天""道"，而礼乐对人的束缚恰恰是违背了"天""道"。音乐有"人籁""地籁""天籁"之分，"人籁"泛指一切人为之乐，"地籁"是靠天地之风吹响的自然之窍穴发出的声音，"天籁"指合乎自然本性和客观规律，不依靠任何外来力量的作用和约束，即"宇宙之音"，是审美的最高境界，也是音乐的最高境界。老庄音乐思想中追求平和恬淡、天人合一、洗涤心灵、身心皆养的观念，影响了后世文人的古琴养生观，也是当代音乐引导想象治疗中高峰体验追求的目标。

《吕氏春秋》继承发展医和的思想，进一步将音乐与自然、人事联系起来，并发展成宇宙图式，为音乐影响身心健康提供了理论依据；提出了与健康密切相关的"适音"理论，其实就是对音乐度量的规定，声音若太大既无美感，生理上也不舒服，声音若太小会心生疑虑，耳朵也不满足，这些都是于个体健康不利的音乐。除此之外认为听乐养生也需节欲，"古人得道者，生以寿长，声色滋味能久乐之"[①]，若不节欲，必然"身尽府种，筋骨沉滞，血脉壅塞"[②]。

汉代《淮南子》进一步强调天人合一思想，既继承了道家理论，推崇无声之乐的养生观，又肯定儒家雅颂之乐，认可音乐的政治作用，其关于天人、主客、悲乐、古今等范畴的论述直接影响了魏晋时期的音乐养生思想。《史记》中与音乐治疗有关的内容都见于《律书》与《乐书》，提出音乐对生理和心理健康的双重作用，并且通过五音与五脏的比附，强调音乐之于道德和修养的作用。这一时期基于阴阳五行理论的"五音疗疾"思想在《黄帝内经》中得以系统阐述，《灵枢·五

---

① 许维遹，梁运华.吕氏春秋集释[M].北京：中华书局，2018：45
② 许维遹，梁运华.吕氏春秋集释[M].北京：中华书局，2018：43

音五味》论述了五音与五脏的对应理论,《灵枢·阴阳二十五人》根据五行五音对应原理按照人的生理、心理特征把人分为五种基本类型,以及在此基础上的二十五种具体类型,每种类型都可以根据其与五音关系的微妙变化诊断疾病。

2.3　魏晋隋唐时期(3—10世纪)

魏晋时期由于大多文人具有较高的琴棋书画与文学修养,尤其是竹林七贤为代表的一群艺术家以恣意佯狂、放纵不羁的姿态来反抗现实、反对谶纬经学对人性的束缚,投身于音乐、文学这样感性的艺术世界中愉悦身心、宣泄情绪和疗养伤痛,他们意识到生命的珍贵,感叹生命的稍纵即逝,因而这一时期的音乐治疗与音乐养生思想区别于儒家的伦理教化和阴阳五行学说,显示出一种生命意识的觉醒。"这时的文人挣脱了儒学名教的束缚,注意的不是神的意志而是人的命运,关心的不是社会的功业而是个人的养生,追求的不是外在的行为道德而是内在的才情风神,因而生命意识空前增强,不同个性充分显露。"[①]对于健康和长寿的追求不仅没有局限在理论的层面上,而是将艺术实践与养生实践及医疗行为联系在一起。

王弼舍弃了汉代以来如《白虎通》等主流音乐观将五音比附阴阳五行,以及夸大五音五行联系的"天人感应"观,主张顺应自然、顺应天性的音乐才有利于养生,这一音乐养生思想显然与庄子的"中纯实而反乎情,乐也"一脉相承,也影响了后来的阮籍、嵇康和陶潜等人。

阮籍的音乐治疗养生思想主要体现在其《乐论》《大人先生传》和一部分《咏怀诗》中,他认为平和恬淡、符合自然之道的音乐有益于健康,表现出一种理性精神,在音乐实践中表现为音乐结构的统一,即"有常数";音乐体裁必须符合内容表现,如"雅颂有分";舞蹈的动作要有节制不能太过,即"周旋有度"。《大人先生传》曰:"奇声不作则耳不易听,淫色不显则目不改视,耳目不相易改则无以乱其神矣。"[②]违背自然之道的"奇声"是对感官和精神的扰乱,因为"乱其神"而不利于养生。《晋书》记载阮籍不仅懂得栖神导气之术,还"能啸,善弹琴,当其得意,忽忘形骸"[③],从阮籍的音乐实践活动可看出他将宣泄情绪、直抒胸臆、倾

---

① 蔡仲德.中国音乐美学史[M].北京:人民音乐出版社,2005:460
② (三国魏)阮籍著,陈伯君校注.阮籍集校注[M].北京:中华书局,2012:170
③ (唐)房玄龄等.晋书·卷四十九[M]//景印文渊阁四库全书·史部·第255册,台北:台湾商务印书馆,1986

吐忧思作为音乐治疗与养生的机制与功用，"弹琴、长啸等音乐活动，正是他平息感慨心酸、怨毒苦多的病态情绪的途径，从而以此抵御衰气，清洁精神，臻于泰志适情、乐道娱真的境界"①。

稽康的音乐治疗与养生观在《声无哀乐论》《琴赋》及《养生论》等著作中有所体现，主要内容是肯定音乐的娱乐性，认为音乐能起到平和情绪、修身养性的作用，淡泊平和的情绪对人的健康长寿十分有益。如《养生论》提到的"修性以保神""导养得理，以尽性命"，而"绥以五弦"即弹奏古琴，恰恰就能起到养神养性的作用，《答难养生论》曰："窦公无所服御，而致百八十，岂非鼓琴和其心哉？此亦养神之一征也。"②这一"平和"养生音乐思想是稽康继医和、《淮南子》中音乐治疗思想的进一步发展，相比起来稽康更注重主体参与式的音乐治疗养生，他以常操《广陵散》作为自己的音乐实践，宣泄愤懑情绪和对现实的不满，在戈矛纵横、表情丰富的音乐中表达嫉恶如仇的情绪，抒发对英雄人格的敬佩和对精神自由的向往。

唐代是音乐文化极为繁盛的时期，在理论上除了继承历代音乐对政治和社会功用的思想，也表达了对音乐本身具有的独特审美功能和娱乐功能的肯定，在音乐实践方面更是由于帝王贵族的兴趣爱好以及专业音乐机构的建立，音乐演奏的技艺和音乐表现形式达到了历史上的高峰。形式多样、内容丰富的音乐实践使得这一时期人们对音乐与情绪、健康的密切关系有了更进一步的认识，虽然没有留下专门的音乐治疗理论，但在史书特别是诗人们的大量诗歌中可以见到唐代人对于音乐调节情绪功能的认识。白居易与稽康、陶渊明一样酷爱音乐，善弹琴，《醉吟先生传》记载了他与琴为伴，洒脱豪放、快意率性的生活："酒既酣，乃自援琴，操宫声，弄《秋思》一遍。若兴发，命家僮调法部丝竹，合奏《霓裳羽衣》一曲。若欢甚，又命小妓歌《杨柳枝》新词十数章。放情自娱，酩酊而后已。往往乘兴，屦及邻，杖于乡，骑游都邑，肩舁适野。舁中置一琴一枕，陶、谢诗数卷，舁竿左右悬双酒壶，寻水望山，率情便去，抱琴引酌，兴尽而返。"③如果说白居易嗜酒、弄琴、调丝竹、唱"杨柳"是一种娱乐、宣泄音乐疗法的话，他在《夜琴》《好听琴》《琴酒》等诗中描述的"平和""恬淡""无味"之音乐意境，又是道家和佛家养生思想的体现。白居易虽未曾直接提及音乐疗疾这一概念，但从他的诗

①　金学智，陈本源. 大乐与天人同和——音乐养生功能简论[J]. 文艺研究，1998(5)：87-101

②　戴明扬校注. 稽康集校注[M]. 北京：人民文学出版社，1962：179

③　(唐)白居易著，(明)马元调校编. 白氏长庆集·卷七十[M]. 1606(明万历三十四年)刻本

作中不难看出用音乐调畅情志、延年益寿的功效,如"老慵难发遣,春病易滋生。赖有弹琴女,时时听一声"(《自问》),"闻君古《渌水》,使我心和平。"(《听弹古〈渌水〉》)。不过比起阮籍与嵇康,白居易更热衷于"被动聆听式"音乐疗法,如"欲得身心俱静好,自弹不及听人弹"(《听〈幽兰〉》)。

唐代琴人薛易简的《琴诀》不仅论述了弹奏古琴对塑造精神气质和构建情绪的功用,还对弹琴的姿态、动作、技法作了有利于调养身心的规定,后明代的《琴书大全》辑入了《琴诀》的文字:"琴之为乐……可以悦情思,可以静神虑,可以壮胆勇……夫正直勇毅者听之则壮气益增,孝行节操者听之则中情感伤,贫乏孤苦者听之则流涕纵横,便佞浮嚣者听之则敛容庄谨。是以动人心、感神明者无以加于琴。"①不论是听琴人,还是弹琴人,都能从中获得心理、生理的音乐治疗功效。

2.4 宋元明清时期(10—19世纪)

宋代开始,医学的地位逐渐提高,"不为良相,便为良医",儒医的出现使得这一时期的医者普遍具有良好的儒学修养和通才知识,因此文献中多有医家把音乐用于临床治疗的医案记载。《辽史》记载了耶律敌鲁用音乐疗法即行军的钲鼓治好了枢密使妻的沉疴。张子和在《儒门事亲》中记载了数例用音乐治愈身心疾病的临床医案,并认为作为医者贵在要有广泛的知识,因为疾病是千变万化的,不能只局限于针药,音乐不失为一种好的治疗方案,"好乐者,与之笙笛"(《儒门事亲》)。朱震亨由儒入医,认为"乐"者"药"也,在《格致余论》中提出"医为吾儒格物致知之一事"。明代万全《幼科发挥·慢惊有三因》中记载了一则儿童音乐治疗的医案。张景岳更是精通音律艺术的大儒医,《类经附翼》第二卷《律原》详细阐述了阴阳五行理论下的五音五行、十二律吕相生律以及音律的度量关系,对医理和律学关系有很深刻的见解。宋代陈直《寿亲养老新书》,明代高濂的《遵生八笺》和清代曹廷栋的《老老恒言》都提到了音乐娱乐养生的理论和具体实施方法,清代名医吴师机在《理瀹骈文》中写道:"七情之病,看花解闷,听曲消愁,有胜于服药也。"②用音乐"治已病""治未病"已经是这一时期多数医者的共识,并将之付诸临床实践。

---

① 中国艺术研究院音乐研究所,北京古琴研究会编.琴曲集成·第五册·琴书大全·卷十五[M].北京:中华书局,2012:331

② (清)吴师机著,赵辉贤注.理瀹骈文[M].北京:人民卫生出版社,1984:103

　　名医徐大椿好读《易经》、黄、老与阴符家言，天文、地理、音律、技击等无不通晓，作有歌曲《洄溪道情》三十多首，其《乐府传声》是一部专论北曲演唱方法的著作，其中对歌词和唱曲问题的美学见解颇有新意。《乐府传声·元曲家门》论歌词："若其体则全与诗词各别，取直而不取曲，取俚而不取文，取显而不取隐。……但直必有至味，俚必有实情，显必有深义，随听者之智愚高下，而各与其所能知，斯为至境。……因人而施，口吻极似，正所谓本色之至也。"①这里就强调了歌词的雅俗共赏和因人而异的问题，以辩证的态度提出歌词的写作一方面要直而有味，俚而有实情，显而有深意，另一方面也要考虑听唱对象的具体情况，这一观点对今天的再创造式歌曲治疗过程中，根据治疗对象的情况重新编创歌词有理论借鉴意义。《乐府传声·顿挫》论唱曲："唱曲之妙全在顿挫。必一唱而形神毕出……顿挫得款，则其中之神理自出，如喜悦之处，一顿挫而和乐生；伤感之处，一顿挫而悲恨出；风月之场，一顿挫而艳情现；威武之人，一顿挫而英气透。"②这段论述歌唱表演需形神兼备、人物形象应各具特性，但从歌唱疗法的角度，也是强调了音乐的自由抒情及具有丰富的表情性，和"清微淡远"的古琴养生美学相比，始终突出的是"真""情"。

　　这一时期的文人学者也具备较高的医学修养，注重日常音乐养生活动，并能对自己进行音乐治疗的中医学原理作出解释，欧阳修的《送杨置序》用情志疗法原理解释了自己用古琴治愈了自己的"幽忧之疾"，《试笔·琴枕说》认为弹琴治好了自己的"两手中指拘挛"，是气血流通、舒活经络的原理，欧阳修不仅有很高的文学、音乐修养，还从中医学角度认识到音乐治疗的生理和心理功能。

　　宋代理学家如周敦颐、朱熹的"平和""淡和"音乐美学思想，一方面继承了医和的"中声"、老子的"淡兮其无味"、嵇康的"以平和为体"等音乐治疗观，另一方面更强调淡和之乐的功用是消去人的欲求，平息人的躁动，即所谓"欲心平""躁心释"，其理论有禁欲、抑制人性的一面，但从音乐治疗的角度看兼有生理取向与心理取向的养生观，并且对中国的古琴养生观也有深远的影响。如徐上瀛的古琴美学论著《溪山琴况》提出了古琴二十四况，就是以古琴音乐作为审美观照，品查其独特的审美情趣、精神意蕴及技术要求，前九况是贯穿二十四况的核心精神，分别为"和""静""清""远""古""淡""恬""逸""雅"，蔡仲德先生认为亦可以归纳为"淡和"二字。徐上瀛特别强调弹琴与养"气"的关系，要求弹琴者成为"养气之

---

① （清）徐大椿.乐府传声［M］.清光绪七年（1881）刻本
② （清）徐大椿.乐府传声［M］.清光绪七年（1881）刻本

士"，认为古琴演奏的各个环节如姿态、动作、情绪、意境都与"气"息息相关，认为琴能涵养情性，因为其"有太和之气也"，这里的"气"一是生理之气，二是心理和精神之气，即气势，三是音乐演奏中的呼吸、韵律，虽然这一"气"的概念与中医之"气"不完全相同，但也与中医养生学的调气、宁神、静心观念相符。

明代李贽提出了与儒道"中和""淡和"思想完全不同音乐治疗观"童心说"，主张真正打动人的音乐是如童心般"真"的音乐，张扬了"真善美"价值取向中"真"的层面。李贽的音乐养生观中还体现出禅宗和佛学的思想，《焚书·杂说》："中庭月下，木落秋空，寂寞书斋，独自无赖，试取《琴心》一弹再鼓，其无尽藏不可思议，工巧固可思也。"①这里的"不可思议""无尽藏"都是禅宗和佛教用语。除此之外李贽认为性情不同的人发出的音声具有不同的风格和意蕴，有是格便有是调，《焚书·杂述·读律肤说》："性格清澈者音调自然宣畅，性格舒徐者音调自然舒缓，旷达者自然浩荡，雄迈者自然壮烈，沉郁者自然悲酸，古怪者自然奇绝。"②这与中医学的"五脏相音"，根据人体发声来辨别其体质并作为诊断的依据，有异曲同工之妙。

清代李渔的《闲情寄偶》涉及园艺、饮食和戏曲创作等，是中国戏曲理论之集大成者，其中体现出的音乐治疗观不仅是对情绪的调节，还涉及艺术的移情、补偿功能。《闲情寄偶·词曲部·宾白第四·语求肖似》："予生忧患之中，处落魄之境……总无一刻舒眉，惟于制曲填词之顷，非但郁藉以舒，愠为之解，且尝僭作两间最乐之人，觉富贵荣华，其受用不过如此，未有真境之为所欲为，能出幻境纵横之上者。我欲做官，则顷刻之间便臻荣贵；我欲致仕，则转盼之际又入山林；我欲作人间才子，即为杜甫、李白之后身；我欲娶绝代佳人，即作王嫱、西施之元配；我欲成仙作佛，则西天蓬岛即在砚池笔架之前；我欲尽孝输忠，则君治亲年，可跻尧、舜、彭篯之上。"③作者在艺术中实现了现实生活中不能实现的梦想，认为艺术创作能使人超越现实获得精神自由，这既是主动参与式治疗，也是主动参与的创造性即兴创作疗法，既有巫医萨满的超现实治疗仪式的基因，也有当代戏剧治疗和表达性艺术疗法的影子。

---

① （明）李贽.李氏焚书·卷三[M].明刻本
② （明）李贽.李氏焚书·卷四[M].明刻本
③ （清）李渔.闲情寄偶[M].上海：上海古籍出版社，2012：64

3 中西方音乐治疗的历史和观念比较

3.1 起源观念的比较

从音乐治疗的神话和起源来看,中西方都出现一位同时掌管医药和音乐的神——阿波罗和神农,这一巧合正体现了人类文化起源的"巫医舞"同源理论,不论哪种人类文明的音乐治疗,大都经历了从巫术到宗教(哲学)、再到科学的几个阶段,本书在第一章已经详细论述了中国巫术音乐治疗,此处不再赘述。弗雷泽在《金枝》中记录了大量东南亚、大洋洲、北欧和非洲等原始部落在遭遇疾病时所举行的驱魔仪式,有道具、表演、化妆、乐器、舞蹈、节奏与咒语(唱词),实为一种戏剧表演综合艺术式的治疗方法:"西里伯西的米纳哈萨居民遇到某个村子出现一连串灾害或严重瘟疫的时候,他们归罪于魔鬼侵犯村子,必须把他从村子里驱逐出去……所有的男人,有的戴上假面具,有的涂黑了脸等等,全体带上剑、枪、矛或扫帚,谨慎地悄悄地摸入无人住的村子里……一面喊,一面敲打墙壁、门窗,赶走魔鬼。"①"澳大利亚的黑人每年从他们的土地上驱除死人的鬼魂……二十人组成歌唱队,老少都有,一面唱,一面用飞镖打着拍子……"②这类用音乐表演驱魔的仪式既有根据瘟疫情况随时举行的,也有成为风俗而定期举行的,其治疗形式和原理与今天的"表达性艺术治疗"非常相似。

按照人类文化学的理论,"文化各异,伦理趋同",在音乐治疗的萌芽时期,其鲜明的本土文化特征主要通过音乐表演形式表现出来,如所用乐器、舞蹈风格、音乐语言等。在治疗观念上都表现出鲜明的巫术文化特征,无一例外地关注于音乐对情绪和环境的影响,其音乐和表演的比重都远远大于医疗比重。西方的音乐治疗神话多表现出优雅、崇高、庄严的宗教文化特征,符合西方文化从巫术到宗教的发展轨迹。中国的音乐治疗传说已显示出中国传统哲学的影响,如朱襄氏和陶唐氏分别用五弦琴和舞蹈调节自然和人体阴阳,促进血液循环,强健筋骨,对于音乐治疗的认识并没有停留在仅仅影响情绪和驱魔的层面,而是涉及了中医学理论和人体生理学。此外,从古文字"乐""药""疗"三字同源和"巫""医""舞"三字同源,可以看出中国古代文明对于音乐与医学关系的深刻认识,

---

① (英)J.G.弗雷泽.金枝[M].汪培基,等译.北京:商务印书馆,2015:859
② (英)J.G.弗雷泽.金枝[M].汪培基,等译.北京:商务印书馆,2015:863

可以说中国音乐治疗的思想和观念较之西方来说是比较早熟的。

3.2　古希腊与春秋秦汉时期的比较（前5世纪—3世纪）

3.2.1　音乐和谐观

　　毕达哥拉斯学派的音乐"和谐论"、"大宇宙"与"小宇宙"的对应关系，与中国春秋时期"天人合一"思想有相似之处，对音乐治疗的基本原理也有共同的认识。赫拉克利特从宇宙的四大元素"地""水""风""火"总结出自然万物的规律，"相互排斥的东西结合在一起，不同的音调产生最美的和谐"①，毕达哥拉斯学派认为音乐是对立因素的统一，将不和谐与杂多调整至和谐完美，就能对人进行教育和治疗，正是史伯提出的"声一无听""和而不同"思想、"大宇宙"与"小宇宙"的相互感应，不仅与《易经》"同声相应，同气相求"理论相呼应，也是道家追求的"天籁之音""天人合一"的音乐养生思想，更与中国音乐美学追求的"大乐与天地同和"理念相符。但毕达哥拉斯和赫拉克利特只是从音乐本身的和谐特点和音乐与自然的和谐关系中探讨音乐的治疗功能与原理，而我国春秋战国时期的音乐治疗观却在矛盾对立统一的基础上提出"以他平他"，具有五行相生相克相互制约的思想，进一步提出音乐"省风说"，即音乐不仅能与自然之气相感应，还能调节"阴阳"，通过调节自然达到生活富足、社会安宁、身体健康的目的。"气无滞阴，亦无散阳，阴阳序次，风雨时至，嘉生繁祉，人民和利"（《国语·周语下》），实则是强调了在音乐活动中人的主动性，如果说这时古希腊的音乐治疗是"被动聆听式"，那么中国春秋战国时期的音乐治疗即是一种"主动参与式"。

　　古希腊认为"和谐"是音乐具有治疗功能的物质基础，春秋战国时期亦提出"乐从和"的观念，中国古人对于音乐之"和"的认识，除了与古希腊相同的具有辩证法因素的对立统一思想，还有另一层认识即"平和""过犹不及"，强调的不是对立斗争，而是平衡、制约与统一。医和的"中声"音乐治疗观和孔子的"中庸"思想，显示出与毕达哥拉斯学派强调的"对立统一"观的文化差异，中西方不同的文化基因，决定了中国文化追求"平和恬淡""天人合一"的音乐养生境界，西方文化则彰显出通过解决矛盾冲突实现统一与和解的音乐心理治疗模式。

3.2.2　调式与健康

　　古希腊与古代中国都认为某种特定的调式能引发或塑造人不同的心理情绪和精神气质。"多利亚调式的旋律被赋予最重要的地位，因为它们的严肃风格

---

①　北京大学哲学系外国哲学史教研室编译.古希腊罗马哲学[M].北京：三联书店,1957：19

作为一种人格构造力量收到很高的评价……他们给每个音阶赋予不同的气质精神。有些音阶被认为具有抚慰作用，导致高尚的情操；另一些音阶似乎引发人的暴力倾向，造成道德堕落。……多利亚调式具有鼓舞人心和品性高尚的效果，而弗里几亚调式则狂乱而暴烈。"①古希腊人对多利亚和弗里几亚调式塑造情绪的依据来自调式的名称，北方的多利亚严峻而具有德行，因此多利亚调式代表了高尚的品性，南方的亚细亚人过分软弱柔顺，因此弗里几亚调式会造成道德的堕落。这一论述与中国秦汉时期五音比附五脏、五志，从而起到陶冶性情、修身养性的理论有异曲同工之处。以象数思维模式建立在阴阳五行基础上的五音五脏理论显然更具备整体观和有机系统观，但是古希腊的调式塑造情绪理论也给我们研究"五音疗疾"一些启示，比如古人说的"五音"，不应囿于对"宫商角徵羽"单个音的认识，可以借鉴同一时期古希腊的调式情绪理论，理解为"宫"调式的音乐旋律，或具有"宫"调式色彩的音乐和具有"宫"的风格特征的音乐。此外古希腊人赋予多利亚调式重要的地位，与古代中国"黄钟之宫，律之本也"（《吕氏春秋·古乐篇》）之说相同，说明在特定历史条件下道德与政治对音乐思想和健康观念的影响。

达蒙用代表特定情绪风格的多利亚调式音乐制止了年轻人的暴力行为，用今天的音乐心理治疗理论来说是一种对抗疗法，与《黄帝内经》提出的"情志疗法"非常相似，五音"宫商角徵羽"对应五志"喜怒思悲恐"，根据"情志相胜"或"以情制情"的理论，可用不同表情风格的音乐治疗各种因情志所导致的病症，如"喜伤心，恐胜喜"，可用产生心理恐惧的音乐治疗由于过喜导致六神无主而引发的癫狂患者；"怒伤肝，悲胜怒"，可用悲伤的音乐治疗一些由于过怒导致肝失疏泄等。所不同的是，达蒙的音乐治疗基本属于音乐教育的取向，关注的焦点在于音乐对人的心理和行为的塑造，而音乐情志疗法基于中医五行理论，具有鲜明的医学取向，其实施目标不仅是为了改善心理情绪，更是为了治愈由于心理情志失衡而导致的生理疾病，如张子和在《儒门事亲》中就用此"喜胜悲"理论的音乐疗法治愈了一位年轻女子由于情志问题导致的心下痞满、两胁疼痛之症。亚里士多德的"宣泄"音乐治疗观或称"顺势疗法"，即今天心理治疗的"同步原则"，在临床运用与病人情绪同步的音乐，并引发其共鸣，进而调整病人的情绪状态，可与《黄帝内经》的"脏腑相音"理论进行比较。首先根据病症运用"补泄原则"对病人进行辨证用乐，实者泄之，虚者补之，与亚里士多德的"顺势疗法"

---

① （美）保罗·亨利·朗.西方文明中的音乐[M].杨燕迪，等译.贵阳：贵州人民出版社，2001：10

相同,但是"脏腑相音"还表现出在五行生克理论的基础上,音乐可与脏腑生理功能、病理变化产生相生相克的复杂联系,因此《黄帝内经》的音乐治疗思想除了"顺势""同步"的治疗原则,其相克的关系又兼有"对抗治疗"的性质。

这一时期的中西方音乐治疗观念,几乎都以理性的哲学思考或医学理论取代了原始巫术思维和宗教仪式,都立足于朴素的自然观,以音乐的本质特征"和谐"作为音乐治疗的物质基础,重视音乐的教育作用、对道德和灵魂的塑造作用以及对社会的政治功效。所不同的是,古希腊音乐治疗观强调音乐的教育功能和音乐对情绪的影响,并未涉及音乐对生理功能的作用以及对病理变化的影响,而春秋战国至两汉的音乐治疗观,基于成熟的阴阳五行模型理论,以整体观和辨证思维方法提出了完整的音乐与情志互动、音乐与脏气互动的治疗理论,不仅从心理学角度论述了音乐调畅情志的作用,也阐明了音乐调和人体气血、促进人体气机升降有序等生理治疗功能,即音乐使人"耳目聪明,血气平和"。

3.3　5—19 世纪的比较

这一时期大约 1500 年的时间跨度,在西方历史文化中包括了中世纪(5—15 世纪),文艺复兴和巴洛克时期(15—17 世纪),启蒙运动和工业革命时期(17—19 世纪);对中国历史文化来说包括魏晋隋唐时期(3—10 世纪),宋元明清时期(10—19 世纪)。由于中西方文化发展的巨大差异,这段历史中的音乐治疗及观念,很难精确地按照时间段划分进行比较,尤其是神学统治下漫长的中世纪,无论从人的觉醒还是从艺术形态的创造性、音乐内容的丰富性上来说,都无法跟同时期的魏晋隋唐时代相比,因此本书拟从"人的觉醒""类同相召"这两个方面对这一时期中西方音乐治疗实践与观念作整体的对比与评价。

3.3.1　人的觉醒

魏晋时期开始人们意识到人生的短暂,感受到生命的珍贵,出现大量艺术作品感叹生命的转瞬即逝,及时行乐,如曹操"对酒当歌,人生几何?譬如朝露,去日苦多"(《短歌行二首·其二》),"天地何长久!人道居之短""四时更逝去,昼夜已成岁"(《秋胡行二首·其二》);阮籍"人生若尘露,天道邈悠悠"(《咏怀八十二首·其三十二》);蔡琰"人生几何时,怀忧终年岁"(《悲愤诗》)。这一时期人们采取各种手段如调息、服散、炼丹、求仙等追求健康与长寿,并注重将养生与生活、娱乐结合在一起,出现儒、道、佛、玄、医思想合流的养生文化特点。魏晋时期人性的觉醒以及对走入神秘主义的谶纬经学(在音乐理论中表现为复杂的音乐宇宙图式)的反抗，是中国音乐治疗观念和实践发展的分水岭，一直到之后的隋唐、宋元明清时期强调音乐的娱乐养生、雅俗共赏、音乐的戏剧性对情绪的宣泄和补偿，都与儒家的礼乐道德养生观形成了分庭抗礼之势。中国音乐治疗观念形成了两种鲜明的对比，即儒家与宋明理学的"中和""淡和"思想，以雅乐文化和古琴音乐养生理论为代表，推崇中庸和节制；道家、魏晋士人与李贽等人的"天真""主情""顺性"思想，以民间音乐活动和歌唱疗法理论为代表，追求形神毕出和自由抒发。

西方文化中与之相似的人性觉醒到文艺复兴时期才出现，时代的巨大变革导致思想、文化、观念和艺术风格发生巨变，就音乐观念来说文艺复兴时期和中世纪几乎发生了彻底的决裂，这一时期以物理科学和数学理论为基础的音乐理论体系，和中世纪充满神秘色彩的"天乐"截然对立，音乐治疗的观念变得更科学和具有人文主义精神。由于通才教育理念的普及和这一时期人们对美的欣赏与追求，出现了许多有名望的受过良好教育的音乐业余爱好者，"彼埃特罗·阿龙在他的《光芒》(1545)一书中开列了一大串知名琉特琴演奏演唱家的名单，除了专业音乐家外，有许多贵族、地方长官和教士的名字。"①因此这一时期出现了音乐修养相当高的医生，或独自或与音乐家合作写作有关音乐治疗的著作，也有文学家在戏剧和文学作品中出现对音乐改善人情绪的描述，更有大哲学家黑格尔、康德、尼采、叔本华等从美学角度阐述音乐的治疗功能。19世纪在美国的一些特殊教育机构中出现音乐治疗课程，如波士顿的Perkins盲人学校、康涅狄格州哈特福德市的收容所分别开展了特殊教育性质的音乐课程，既是人文精神的体现，也是音乐治疗临床运用的新发展。

与此相似的是，魏晋文人的多才多艺与宋代以后的儒医合流，中国这一时期也出现了大量"通才"式的人才，兼修儒道，精通天文、地理、兵法、医学、术数、音乐等，虽然没有专门论述音乐治疗的著作，但音乐治疗思想观念与实践运用却散见于各种史书、文论、诗歌和医书中，如阮籍的《乐论》《大人先生传》，嵇康的《琴赋》《养生论》，白居易的《好听琴》，薛易简的《琴诀》，欧阳修的《送杨置序》，司马光的《答景仁论养生及乐书》，王安石的《临川先生文集·礼乐论》，苏轼的《听僧昭素琴》，朱熹的《朱文公文集·〈尚书·舜典〉注》，徐上瀛的《溪山琴况》，李贽的《焚书》，李渔的《闲情寄偶》等，更值得一提的是医者徐大椿所著有关北曲唱法的《乐府传声》不仅对唱论美学具有独到的见解，也是歌唱疗法的理论依

---

① （美）保罗·亨利·朗.西方文明中的音乐[M].杨燕迪,等译.贵阳：贵州人民出版社,2001：189

据。中国历史上关于音乐治疗实践的医案，大部分也出现在这一时期，如前文提到的《儒门事亲》《幼科发挥》《寿亲养老新书》《遵生八笺》《老老恒言》《理瀹骈文》，还有深入分析医理和乐理的《类经附翼》。

中西方文化中人性觉醒的时间并不一致，但音乐治疗的观念在这个节点前后有惊人的相似之处，不论东方还是西方在觉醒到来之前都是禁欲式的思维，西方讲"顺天"（神），东方讲"顺礼"，人性觉醒之后不论东方还是西方的音乐治疗观都体现出"顺性""顺情"的特征。

3.3.2　类同相召

《吕氏春秋·有始览》曰："类同相召，气同则合，声比则应。"①中国古代哲学思想认为同类、同结构的事物能互相感召、相互呼应，如同音乐一样因为有规律的比例关系而产生美的和谐的音响效果，也是《易经》思想"同声相应，同气相求"的内涵。

在中国音乐治疗观念中，"类同相召"的意义可以分为物理、生理、心理情绪和哲学四个层次。物理层次表现为音响学和音律学的"共振"概念，"共振是声音的特性之一，正在向前传播的声波，如果遇到了固有的频率与该声波的频率相同，或成整数比或成简单分数比的物体，这个物体就会产生振动或所谓'自鸣'"②。中国历代典籍记录了大量音乐共振现象，董仲舒的《春秋繁露·卷十三·同类相动》道："鼓其宫则它宫应之，鼓其商则它商应之。五音比而自鸣，非有神，其数然也。美事召美事，恶事召恶事，类之相应而起也，如马鸣则马应也。"③《庄子》《淮南子》《史记》中亦多有记载。沈括《梦溪笔谈·补笔谈·卷一·音律》记载了他做的共振实验："琴瑟皆有应声：宫弦则应少宫，商弦则应少商，其余皆隔四相应，今曲中有声者须依此用之。欲知其应者，先调诸弦令声和，乃剪纸人加弦上，鼓其应弦则纸人跃，他弦即不动。声律高下苟同，虽在他琴鼓之应弦亦震，此之谓正声。"④

物理学的共振现象引起了人们对生理共振现象的思考，《内经》的"脏腑相音"认为声音能与人的脏腑器官形成共振，在五行生克规律的基础上，不仅可以通过共振现象测知人体脏腑的病理变化，也能通过"同声相应"的功能来治疗脏

---

① 　许维遹，梁运华.吕氏春秋集释[M].北京：中华书局，2018：285
② 　戴念祖.中国音乐声学史[M].北京：中国科学技术出版社，2018：98
③ 　（汉）董仲舒.春秋繁露·卷十三[M]//景印文渊阁四库全书·经部五·第181册,台北：台湾商务印书馆，1986
④ 　（宋）沈括著，施适校点.梦溪笔谈[M].上海：上海古籍出版社，2015：192

腑疾病。本书第三章提到唐代曹绍夔"锉磬治病"的案例，虽然并不是建立在中医五行生克理论上的音乐治疗，但也是共振原理在生理健康上的运用，此即为"类同相召"的第二层涵义。古老的西藏颂钵疗法就是依循此原理，认为颂钵发出的频率或泛音能与人体产生共振，"可以重新激起身体内部新的能量流动，打通堵塞的脉轮，修复身体不适引起的疼痛部位"①。第三层涵义是指音乐与心理和情绪，甚至是人的性格气质相呼应，如《内经》的"五音"对应"五志"理论，《乐记》"其哀心感者，其声噍以杀；其乐心感者，其声啴以缓；其喜心感者，其声发以散"②，薛易简《琴诀》认为不同性格气质的人能感受到不同的音乐形象，明代李贽提出的"有是格便有是调"，还有徐大椿从音乐表演的角度谈"顿挫得款"就能表现不同的情绪和人物个性。最后体现为哲学层面的涵义，共振理论与"天人合一""天人相应"的思想密切相关。

西方音乐治疗观念中也很早就提出了"共振"原理，毕达哥拉斯学派的"大宇宙""小宇宙"理论就是建立在共振理论基础上，中世纪的"天体音乐"也是如此，与"类同相召"思想哲学层面的涵义一致。巴洛克时期的"气质与感情类型说"接近于前文提到的第三层涵义即音乐与心理、情绪相呼应，德国著名的耶稣会修士阿萨内修斯·基歇尔（1602—1680）在《音乐的综合研究》中写道："忧郁的人喜欢深沉、稳重、悲伤的和声；乐天的人喜欢歌颂太阳神、酒神的风格（即舞蹈音乐），因为它使血气沸腾；性急的人喜欢躁动的和声，因为他们的肝火旺盛；好斗的人喜欢号角和鼓声，讨厌一切精巧纯净的音乐。"③这一理论即是西方音乐治疗中"顺势"疗法的基础，也是根据这个观念当时的医生往往会给不同性格的病人开出符合其个性的"音乐处方"。1948年神经生物学家阿特舒勒（Altshuler）提出现代音乐治疗的生物学原理也与"共振原理"相关，两个具有类似振动频率的物体，其中一个的振动模式会逐渐与另一个趋同，因此产生和谐共振。声波振动的频率能使人体的生理状态发生有益的变化，通过音乐刺激来调节人的大脑网状结构、大脑边缘系统、大脑皮层、中枢神经系统和内分泌系统等生理性变化来达到调整情绪的作用。

关于音乐的"共振"问题，中西方在很早就有了共识，甚至在音乐和自然的和谐关系上也有着惊人的相似。在音乐与情绪、性格、气质的对应上，中西方的

①　张勇.中国传统音乐治疗理论与方法体系研究[M].北京：人民出版社,2019：231
②　王文锦.礼记译解[M].北京：中华书局,2017：471
③　（美）保罗·亨利·朗.西方文明中的音乐[M].贵阳：贵州人民出版社,2001：269

观念也是一致的,因此在音乐治疗中运用音乐对情绪的影响来改变人的心理、生理状况,是中西方音乐治疗的重要内容,也是史书和医案里记载最多的。如中国《儒门事亲》《幼科发挥》《送杨置序》等记载的音乐治疗医案;西方最著名的音乐治疗情绪的实例是 18 世纪著名的意大利歌手法瑞内利(Farinelli),凭借自己优美的嗓音治好了西班牙国王菲利普五世的抑郁症,与欧阳修弹琴疗疾的医案相似,差别只在于欧阳修是"主动参与式"音乐治疗,菲利普五世运用的是"被动聆听式"音乐治疗,还有丰子恺先生提到的尼采听音乐治愈自己疾病亦是一种"被动聆听式"治疗,但都获得了良好的治疗效果。

在生理治疗的层面上,可以说中国历史上有记载的运用比西方早得多,如《辽史·耶律敌鲁传》中记载的用行军鼓乐治疗心有蓄热的顽疾,《苏州府志》记载陈光远击铙救活了昏厥的小儿。西方一直到 19 世纪晚期,詹姆斯·科宁(Jams Leonard Corning)写了题为《睡眠前和睡眠期间音乐振动的效果研究》,把音乐称为"振动的药物",允许音乐的振动进入潜意识从而来尝试改变病人的情绪,治疗精神疾病。中西方音乐治疗对于"共振"观念最大的不同,在于中国的"共振"理论是建立在五行相生相克、整体、辨证的概念上,因此在音乐治疗的实践中不仅有跟西方一样的"顺势疗法",亦出现了"以情制情"的对抗疗法,如《儒门事亲·因忧结块一百》所述实例,还有《苏州府志》中陈光远击铙救小儿也运用了五行生克原理。

3.4　19 世纪以后的比较

由于工业革命给西方文化带来的巨变,开始成为中西方音乐治疗发展的分水岭出现在 18 世纪下半叶,随着心理学、神经科学、生物医学、免疫学等学科的发展,西方音乐治疗在 19 世纪以后形成了临床、实验、理论、教育为一体的格局,大大加速了音乐治疗体系化、专业化发展,加深了对于音乐治疗原理和机制的研究。科技的快速发展也给音乐治疗带来了新的方式和新的手段,如留声机的发明,使得 20 世纪初的医师在做外科手术时用留声机播放音乐,一方面缓解病人的紧张情绪、增进麻醉剂的药效并掩盖手术时发出的令人惊恐的噪声,另一方面也能平复医生自己的心情,让自己思维清晰,注意力更加集中。两次世界大战亦触发了音乐治疗作为一门现代科学的发展,大量针对受伤士兵的音乐治疗项目出现,除了针对肢体伤残的士兵作康复治疗外,还用于平稳士兵的情绪、帮助有精神困扰的士兵,并收到了良好的效果。20 世纪 50 年代以后陆续有大学设立了系统的音乐治疗课程,欧美国家也先后建立了各个音乐治疗协会,如 1950 年在美国纽约成立第一个正式的音乐治疗专业组织"国家音乐治疗协会"(National Association of Music Therapy,简称 NAMT);1958 年在英国由著名的音乐治疗师朱丽叶特·阿尔文(Juliette Alvin)倡导成立了"英国音乐治疗学会"(British Society for Music Therapy);加拿大于 1974 年成立"加拿大音乐治疗协会"(Canada Association of Music Therapy);澳大利亚于 1975 年成立"澳大利亚音乐治疗协会"(Australian Music Therapy Association)。

20 世纪以后的西方音乐治疗与心理学、医学影像学、神经科学发展密切,音乐心理学致力于音乐感知的研究,但目前其临床实践效果的研究还未达到客观化。医学影像学介入音乐治疗的研究后,采用计算机断层扫描、磁共振成像等程序技术为音乐治疗提供了可视的量化数据,音乐医学技术成为音乐与身心变化的中间项。神经科学在音乐医学研究中的地位越来越重要,音乐治疗的原理、机制有望在研究中被进一步揭示。

19 世纪以后,中国的音乐治疗思想和观念仍然散落在音乐教育、音乐美学、古琴美学的论述之中,其理论并未超越古代的阴阳五行、天人合一、平和中庸、清微淡远之境,并且与中医养生的"治未病""身心皆养""调和气血"等理论相呼应,如 19 世纪 30 年代的《今虞琴刊》刊载了黄濂的《舍不舍斋琴说》:"琴德具有寿者之相,而其说则所从来远矣。……耳目聪明,血气平和,是皆有关于养生之说也……琴能消忧,次则弹琴必调气,气调则呼吸均平而导引之始也。……弹琴必息心,毋忘念,毋愤懥,毋他顾……是皆有益于身心者也。体育仅运动肢节尚得却病之效,弹琴则并精神而陶冶之,此其所以寿欤?"①这段言论的典故来自孟子、荀子等人,虽在理论上未有创新,但是将弹琴与健康的关系论述得非常清晰,包括道德修养与健康、气机调畅与健康、情绪心理与健康、运动肢体与健康的关系,表现出身心皆养的健康观和养生观。

直到 20 世纪 80 年代西方音乐治疗理论和方法传入我国,在一些西医医院的精神科、康复科、内科、外科、妇产科、儿科、牙科等逐步开始在临床上使用音乐治疗方法,1989 年"中国音乐治疗学会"在北京成立。90 年代由于传统文化的觉醒和临床治疗中意识到音乐治疗本土化的重要性,一批来自中医学界和音乐学界的学者不约而同地开始关注古代中医音乐治疗理论和实践的整理、挖掘与现代意义的阐释,中国传统音乐治疗思想的精华被展现在世人面前。1997 年中

① 今虞琴社编.今虞琴刊[M].上海:上海社会科学院出版社,2018:35-43

央音乐学院成立音乐治疗研究中心开始硕士研究生的培养,2003 年开始招收音乐治疗专业的本科生,此后全国各地亦有音乐学院、中医学院陆续建立音乐治疗专业进行人才培养,中国音乐治疗的研究与实践形成了西方医学取向和传统中医学取向并行的发展模式。在一度出现了中医音乐治疗"热"之后,由于过于夸大治疗效果和对其理论的曲解,中医音乐治疗的科学性和理论基础被质疑,导致中医音乐治疗被边缘化。近十年来,由于传统文化的复兴,中医文化的核心价值观被重新思考和审视,中医的科学精神与人文精神被深入探讨,对中医文化的理性回归也使学者们重新理性地看待"中医音乐治疗"。和西方音乐治疗相比,中医音乐治疗并没有形成完整的学科体系,其临床运用和实施方法也在逐步探索的过程中,但丰富的古代文献留下了关于中医音乐治疗思想、观念和实践的宝藏,其中不乏与现代医学模式、生态医学理念遥相呼应的智慧,值得进一步挖掘和探索,并将这些理论、经验与现代科学结合起来,赋予古老的中医音乐治疗新的内涵,实现其现代价值,比肩现代医学,为构建人类健康命运共同体作出中国智慧的贡献。

4　中医音乐治疗的"本土化"与"国际化"

4.1　"本土化"与"国际化"的内涵

"本土化"(Indigenization)是社会学和人类学的概念,最早提出这个问题是在 20 世纪 90 年代以费孝通先生为代表的学者,认为随着科技的发展和全球化进程的加速,持不同文化、不同价值观的人不再是孤立的、不相干的群体,如何在全球文化的冲击下更平等、更有效地与"他文化"对话呢? 因此"地球村""多元一体""各美其美、美美与共"等概念被提出,引起了国内社会学界和人类学界的大讨论,1995 年至 1998 年《广西民族学院学报》陆续发表了 70 多篇论述人类学中国化或本土化问题的论文。在面临全球经济一体化、人类命运共同体、中华文化全面复兴和一带一路倡议的今天,如何处理"本土化"和"国际化"的关系,是决定着中国文化以何种姿态与世界对话的前提。

"本土化"包括两层内涵,第一层指外来文化在本土传播中的吸收、变迁和适应,抑或是相反的进程,即本土文化传播到他民族过程中的融合与适应;第二层内涵是建立在比较文化视野下的本民族文化的本土化，以他文化的研究方法、观念、内容和理论为对照或工具，对本文化进行重新审视、整合，作出新的解读和分析并升华出新的理论。本书探讨的内容属于第二层涵义的"本土化"，中医音乐治疗的本土化涉及中医和中国传统音乐的本土化问题，医学的本土化和艺术的本土化其具体内容、表现形式和途径方法自然不同，但从文化的有机性角度来看，同属于中国传统文化的中医和中国传统音乐，在19世纪以来面临西方文化的冲击而导致的"文化失语"现象又是非常相似的，因此在本土化的过程中二者可以以交叉学科的身份整合为一体，既具有中医学和传统音乐本土化的普遍性，又具有作为交叉学科中医音乐治疗本土化的特殊性。

　　本书的"本土化"并不等于"中国化"，就社会学和人类学界之所以提出"本土化"的原因来说，主要是因为发现完全照搬西方人类学理论模式来研究本民族的文化是行不通的，于是学者们开始尝试结合本民族文化的特殊性，对西方社会学和人类学理论进行反思、批判和重建，其目的是促进学术界的平等对话和国际学术共同体的发展。同样，"国际化"也不等于"西方化"，把"国际化"等同于"西方化"就相当于给"本土化"设立了一个对立的概念，本书赞同哈正利教授的观点："国际化并非向一个统一的西方学术趋同。学科史已经证明，进化论、传播论、功能主义和历史特殊主义都曾出现在中国民族学人类学的研究中，也就是国际化可能是对西方学界多元的接纳、运用和批判，而不是将西方学术拒之门外。"[①]本书正是尝试通过以他文化的研究方法、观念、内容和理论为对照，把视野扩大到世界，通过比较研究别的文化来理解与重估自己的文化，从新的视角重新审视传统音乐治疗文化，挖掘其中对世界健康文化具有积极贡献的部分，通过现代语言与西方科学积极对话，从中抓住有益的、能通约的部分推动全人类健康的发展，即面向"国际化"来研究"本土化"，探讨如何把本土的优秀文化演变为可供全世界共享的知识。

4.2　中西音乐医疗文化中的通约性问题

4.2.1　可通约性

　　首先，从起源上可以通约。世界不同文化的音乐治疗都与巫术有密切的关系，尽管这一"治疗"有广义和狭义之分，广义的音乐治疗包括音乐巫术行为调

---

　　① 哈正利,刘占勇.中国民族学人类学本土化、国际化的困境与方向[J].民族学刊,2019,10(3)：1-4+98-99

节自然气候、祈求战争胜利和缓解社会矛盾等，狭义的音乐治疗就是具有医疗行为的巫术活动，包括对已发生的生理、心理疾病的干预和未发生的疾病的预防、祈祷，巫术音乐治疗可以分为"对抗治疗"和"顺势治疗"或称"同步治疗"。巫术与医学、音乐、宗教、神话、科学的关系，可谓是世界文明中具有普适性的认识。

　　其次，部分音乐治疗观念可以通约。中西方音乐治疗在不同时期亦有过"文化共振"。古希腊时期的毕达哥拉斯学派通过对音乐和谐美的比例研究，推导出音乐与宇宙的和谐共振理论，与古老中国的《易经》思想相呼应，中西方文化几乎在同一时期因为音乐，认识到"大宇宙"与"小宇宙"的同构相协，自然与人因为具有共同的震动频率而完美融合。"天人合一"的音乐治疗观与古希腊的"宇宙音乐"，虽然在哲学内涵上并不完全一致，但是在音乐振动频率对健康的影响这一层面上具有相同的认识，这也是今天西方的体感音乐疗法、中国的电针音乐疗法和东方少数民族间流传的颂钵疗法的治疗原理。亚里士多德的音乐"净化"论与孔子儒家学派的"礼乐"音乐治疗观都明确音乐的教育作用，论述了通过音乐修养德行，从而达到治愈灵魂和心灵、保持社会平和安宁的作用。中国从魏晋时期开始出现生命的觉醒，人们开始感到生命的短暂从而更加重视对养生长寿的追求，西方同一时期处于中世纪神权统治时期，但人性的觉醒还是随着文艺复兴时代来临，东西方文化虽然在人性觉醒的时间上并不同步，但东西方音乐治疗观念都从觉醒前的禁欲式即遵从社会伦理道德或宗教教义，变成觉醒后对人的自然属性的张扬和肯定。对知识和真理的追求以及通才教育观念也使知识分子们普遍具有良好的音乐修养，15 世纪后东西方都出现了精通音乐的医师或具有医学知识的文人、音乐家，因此音乐治疗临床实践越来越丰富，对其理论的思考和概括也越来越深入。

　　此外，中西方音乐治疗都注重"治未病""重预防"和身心皆养的观念，如康德认为音乐不仅能提高道德修养，还是肉体的医疗者，音乐对疾病不仅有治疗作用还有预防的作用，这也与他的养生观相符合，"康德将养生学视为与治疗学相对的、预防疾病的艺术，其与中医在养生学的原则方面有三大相似相通之处：强调以德养生、养性，注重以理性克制感性，倡导符合中道的养生之道"①。东西方音乐治疗的自然观、社会观、道德观在两千多年前即已开始形成"对话"，可见无论文化、世界观、习俗、地域差异有多大，人类对生命力、对健康和对美的追求都

---

　　①　林合华,张宗明.康德养生观与中医养生学思想比较研究[J].南京中医药大学学报(社会科学版),2016,17(4)：233-237

是高度一致的。

再次，音乐的移情、宣泄和补偿作用，也是不同文化的音乐治疗观念和实践共同认可的功能。清代名医叶天士《临证指南医案·卷四》中说"郁证全在病者能够移情易性"①，蔡文姬在归汉时把被匈奴俘虏的耻辱、对故土的思念和抛别幼子的断肠痛苦谱进了《胡笳十八拍》，嵇康在临刑前奏一曲《广陵散》而后慷慨赴死，阮籍在酩酊大醉后以《酒狂》泄出心中愤懑得以恸哭而返。弗洛伊德认为音乐可直达潜意识，因此可以宣泄内心的积郁，西方从文艺复兴和巴洛克时期兴起的歌剧艺术，从某种方面来说就是一种移情与补偿，人们说笑、打趣，甚至是发泄疯狂和悲伤痛苦的愿望都在歌剧的典型人物身上得到宣泄，正如尼采听歌剧而治愈自己的疾病一样。印第安人中人数最多的一支纳瓦霍人的"演唱"治疗仪式，类似于萨满治疗，也是基于音乐的移情和补偿作用产生的治疗功能，并具有三幕戏剧的结构："病人与听众的净化；用反复的咏唱和仪式来表达让病人恢复正常（和谐）的希望；病人与神灵的合一并最终'治愈'。净化仪式有强迫性出汗、引起呕吐等等，迫使疾病从病人的肉体中出来。……演唱主要是表现一种特殊的、具体的、真实的人的形象，有足够力量去抗击存在的强烈和难以克服的残酷引起的情感的无意义的挑战。"②音乐的宣泄、移情、补偿功能，是超越了文化差异由音乐的美学特征和音乐的本质决定的，因此存在于任何一种音乐医疗文化中，正如黑格尔所说："在音乐里纵然是表现痛苦，也要有一种甜蜜的声调渗透到怨诉里……这就是在一切艺术里都听得到的那种甜蜜和谐的歌调。"③这由于被动聆听音乐而言的移情、宣泄得到的愉悦，因此有益于身心健康，对于主动参与的或再创造式的音乐治疗来说："艺术家遇到这样的情形：他感到苦痛，但是由于把苦痛表现为形象，他的情绪的强度就缓和了，减弱了。甚至在眼泪里也藏着一种安慰。"④

最后，在运用范围上可以通约。音乐治疗的运用范围具有其他治疗方式无法比拟的广泛性和安全性，几乎是可以贯穿医疗行为的全过程和生命状态的全流程。《牛津音乐治疗手册》(The Oxford Handbook of Music Therapy)全面列举了音乐治疗在各种疾病和生命流程中运用的具体阶段，包括：生命初阶段的孕期

---

① （清）叶天士.临证指南医案[M].太原：山西科学技术出版社,2006：269
② （美）克利福德·格尔茨.文化的解释[M].韩莉,译.南京：译林出版社,2016：129
③ （德）黑尔格.美学·第一卷[M].北京：商务印书馆,1979：204-205
④ （德）黑尔格.美学·第一卷[M].北京：商务印书馆,1979：60-61

项目,婴儿的照顾,缺陷儿童、青春期的癌症青少年、抑郁症青少年、青少年家庭音乐治疗项目,成年阶段的癌症患者、抑郁症患者、聋哑人、失语症患者,老年阶段的阿尔兹海姆症、中风,生命最后阶段的临终关怀等。① 散落在各种史书文献中的中医音乐治疗也几乎跨越了人的整个生命过程,如汉代贾谊的《新书·卷十·胎教》就记载了要求运用音乐对王子进行胎教:"王后所求音声非礼乐,则太师抚乐而称不习。"②明代儿科医生万全《幼科发挥》和《苏州府志》记载了儿童音乐治疗的实践,《寿亲养老新书》《老老恒言》提出老人可用音乐娱乐的养生活动愉悦身心、延年益寿。近些年随着对现代医学的反思和医学人文思想的引领,缓和医疗、安宁疗护和临终医疗等概念出现,音乐治疗在临终关怀过程中起到了其他治疗方法无法比拟的作用,音乐成为在生命冰冷的最后一刻病人能抓住的温暖和慰藉。

4.2.2　难以通约性

（1）思维方式

建立在阴阳五行基础上的"五音疗疾""五音五志"理论,可与古希腊、中世纪和巴洛克时期的"调式道德论""调式色彩论"和"音调气质论"实现部分通约。西方音乐治疗认为不同的调式具有不同的音乐色彩,可以表现不同的情绪,因而可以影响人的性格、品德和心灵;中医音乐治疗认为五音对应五行,五行对应五志,不同的音乐能对应不同的情绪,因此能影响人的心理进而改变生理状态,基于这一观念的音乐治疗将音乐色彩与情绪变化保持在同步状态,是同步疗法和顺势疗法。但正如西方的"四元素""体液论"与中国的五行说之关系,既有可以通约的一面又有难以通约的部分,其中最大的差异就是西方四种元素和四种体液之间的平衡性是相对的,而矛盾对立的属性是绝对的,这就与中医五行学说的相生相克、整体辨证思想相去甚远,因此表现在音乐治疗的实践中,中医音乐治疗有着层次更为复杂的思维方式和运用方法,而西方音乐治疗根据"调式色彩论"和"音调气质论"进行"同步疗法"和"对抗疗法"。中医音乐治疗采用与治疗对象性情、气质一致的音乐,造成情绪和心灵的"共振",宣泄情感愉悦身心;西方音乐治疗采用与治疗对象性格气质截然对立的音乐,通过巨大对比和矛盾对抗而最终达到和解的效果,前文提到古希腊达蒙用弗里几亚和多利亚调式的

---

① Jane Edwards. The Oxford Handbook of Music Therapy[M]. New York: Oxford University Press, 2016

② （汉）贾谊著,于智荣译注.贾谊新书译注[M].哈尔滨:黑龙江人民出版社,2003:306

对比，阻止了一场暴力行为即是"对抗疗法"。中医音乐治疗也有类似的"对抗"疗法，但这个"对抗"不仅仅是二元对立的斗争，更是一个整体系统内的相互影响，相生相克。如《苏州府志》记载的陈光远敲击钲铙治疗因水痘而昏厥的儿童，其原理就是五行相生原理，土生金，金生水，钲铙属于金，通过声音振动，使金气疏通，金旺可生水，金为水之母，金响则水痘应声而出；《儒门事亲·因忧结块一百》记载用巫术表演治疗患郁症的富家小姐，张子和自己总结其原理便是基于《内经》的情志相胜理论："忧则气结，喜则百脉舒和""喜胜悲"。

音乐、自然、情感、疾病的对应关系在东西方音乐治疗史上都被深刻讨论并运用到实践中，中西方音乐治疗观念几乎在同一时期出现这一共同认识，很大程度上是因为生产力和科技落后的情况下，人们无法用复杂的科学理论解释自然变化和人体奥秘，便根据经验和观察将身边事物进行分类比附以获取对世界万物的认识。但由于中西方文化基因和哲学观念的不同，建立在有机生成的元气论基础上的中医学形成了强调整体系统观的"阴阳五行"学说，根据"相生相克"原理用音乐协调脏腑，平和情绪，从而达到身体和精神的阴阳平衡；西方文化特别是音乐艺术在启蒙思想和人文主义的影响下，强调矛盾斗争、理性与感性二元对立的美学观，因此在音乐治疗实践中更注重心理学取向和教育取向的"同步""对抗"治疗模式。不过可以看出的是，西方音乐治疗逐渐抛弃了调式对应道德、情绪及气质的理论，中医音乐治疗一直坚持以阴阳五行理论为内核的"五音"对"五脏"和"五志"学说。

（2）"音乐治疗"的概念和定义

现代西方音乐治疗学对于"音乐治疗"的概念和定义上，与中医音乐治疗也存在难以通约的情况。高天教授认为在众多对音乐治疗的定义和概念中，美国 Temple 大学教授布鲁夏博士提出的观点较为精确和全面："音乐治疗是一个系统的干预过程，在这个过程中，治疗师运用各种形式的音乐体验，以及在治疗过程中发展起来的，作为治疗的动力的治疗关系来帮助治疗对象达到健康的目的。"[①]

高天教授进一步强调了这段定义中的三个要素，第一个要素指音乐治疗是科学、系统的治疗过程，不是随意、无计划的音乐活动，在临床实践中必须包括评估、干预和评价三个阶段，这就与传统中医音乐治疗的观念有一定的差别。西方音乐治疗师是经过行业标准培训的专科医师；而中医具有全科医学和整合医学的

---

① 高天.音乐治疗学基础理论[M].北京：世界图书出版社，2012：14

特点,在治疗方法上具有"杂合以治"的思想,所以音乐治疗的运用往往更容易打破"科室"之间的藩篱。在以治疗为目的的中医音乐治疗过程中,古代医家很多时候并非有计划地实施音乐治疗,常常是在类似"灵光一现"的时刻想到在治疗中介入音乐的方式,如张子和《儒门事亲·因忧结块一百》就是在治疗的时候正好看到有巫师在旁边,灵机一动学巫师唱歌、跳舞治好了富家小姐的郁证。但是,没有事先拟定计划并不代表中医音乐治疗没有评估,中医强调"辨证用药",自然也就遵循"辨证用乐",不仅辨体质,还要辨症候,"辨证"思维,就是中医音乐治疗的评估部分。与西方音乐治疗的"定量评估"不同,中医音乐治疗以"定性评估"为主。

中医"治未病"理念下的音乐娱乐养生活动,恰恰就是随性而来、乘兴而归的,并不需要有第三人进行"评估"和"干预",当然中医音乐养生有一个重要的前提就是对主体的综合素质和人格修养有较高的要求,这样才能把怡情悦志、修身养性的养生行为融入日常生活,完全根据自己的爱好与自由来建构有利于健康长寿的生活方式。既然"养生""治未病"属于中医学的范畴,那么音乐养生自然就属于中医音乐治疗的范畴,但却不属于西方概念中"音乐治疗"的范畴。

西方音乐治疗定义的第二个要素,实际上是提出了音乐治疗的边界,区别于其他形式的治疗,音乐治疗主要依靠"音乐的体验来作为引发治疗性改变的催化剂"[①],这个要素与中医音乐治疗的概念基本可以通约。中医音乐治疗也有一个边界的问题,越出了音乐的边界,就有可能成了心理治疗或物理治疗,从巫术音乐治疗到儒家的礼乐思想,再到道家的鼓琴长啸、游于天地之间,莫不都是以音乐作为主要动力的。西方音乐治疗有两大活动模式,即主动参与式(active)和被动聆听式(receptive),主动参与式具体还分为参与表演、即兴演奏和自主创作等不同的内容,中医音乐治疗的实践中都囊括了这些内容,如阮籍和孙登的长啸,欧阳修弹琴治疗手指疾病和精神抑郁,即是用主动参与式治疗身体和精神的病症,欧阳修同样也喜欢被动聆听式的治疗,"欲得身心俱静好,自弹不如听人弹"(欧阳修《听〈幽兰〉》)。

音乐治疗定义的第三个要素,强调音乐治疗的过程必须包括"音乐""治疗对象"和"音乐治疗师",缺少任何一个都不是音乐治疗,这就又把部分中医音乐治疗排除在外了。有关中医音乐治疗的记载确实有些只是理论和观念,有些是养生娱乐和提升个人修养的行为,但确实也有很多医案记载了音乐治疗实践中

---

① 高天.音乐治疗学基础理论[M].北京:世界图书出版社,2012:15

具有"音乐治疗师"职能的医师,这些医师都是医术极为精湛且能根据病人特点和诊疗环境随时灵活变换治疗技术的,如《儒门事亲·病怒不食一百一》中张子和对一位"病食不欲食""叫呼怒骂""恶言不辍"的中年妇女,进行了连续数天且每天不同形式的音乐、舞蹈、戏剧表演的治疗,最终"怒减食增,不药而瘥,后得一子"。另外欧阳修在《送杨置序》中提到自己因为跟友人孙道滋学习古琴而治好了自己的"幽忧之疾",可以说孙道滋在某种程度上就是欧阳修的音乐治疗师;而欧阳修在友人杨置离别之前,为其弹奏古琴,写下文章劝其注意饮食起居,弹琴养心,保持情绪平和以增进健康:"予友杨君,好学有文,累以进士举,不得志。及从荫调,为尉于剑浦,区区在东南数千里外,是其心固有不平者。且少又多疾,而南方少医药。风俗饮食异宜。以多疾之体,有不平之心,居异宜之俗,其能郁郁以久乎? 然欲平其心以养其疾,于琴亦将有得焉。故予作琴说以赠其行,且邀道滋酌酒,进琴以为别。"①对于杨置来说,欧阳修就是音乐治疗师了。可见在中医音乐治疗中"音乐治疗师"这个角色具有更复杂的多元化特性。

4.3　"本土化"与"国际化"的关系

4.3.1　可通约性是"国际化"的基础

以中医学理论为内核的中医音乐治疗与以现代医学理论为基础的西方音乐治疗,毫无疑问存在着难以通约性。首先,中医的"脏腑"概念与西医的"脏器"概念难以通约,"脏腑"概念建立在藏象学说基础上,"脏器"概念建立在解剖学基础上,中医学里心、肺、脾、肝、肾等名称,虽与西医名称相同,但在生理、病理含义上却不完全相同;其次,中医的"证"与西医的"病"也难以通约,中医的"证"指疾病的症状、临床表现,是指疾病发生、发展过程中在某一阶段的病理概括,中医的"证"常常包括现代西医的多种"病",中医以辨证论治为主,西医是辨病论治,所以在某些治疗思路和原理上难以通约;最后,中西医的理论语言差异性大,西医以科学严谨的数据语言为主,强调精准和定量分析,而中医由于其内涵的多义性和外延的不确定性,决定了在论述自身理论体系时多运用人文描述性的语言,具有不确定性和模糊性特征。当然难以通约并不代表中西医学不能通约,随着现代医学理念的不断更新和医学人文精神的哲学反思,西医逐渐采纳了中医学的整体观、生态观,中医学也在努力用现代科学技术进一步证实发展自身的理论,作为医学二者具有相同的自然观、生命观和医德观,并始终朝着共同的终极

---

①　(宋)欧阳修.欧阳修集[M].北京:中国戏剧出版社,2002:270-271

目标"拯救生命,减轻痛苦"探索不止。

中西医学的难以通约性在音乐治疗领域自然也是存在的,但因为音乐治疗具有交叉学科的特殊性,音乐文化的介入,使中西音乐治疗的可通约性问题又与中西医学不完全相同。从巫术仪式开始,到音乐自然观、社会观,再到音乐蕴含的无穷变化对人的情绪的影响,音乐所具有的治疗功能是任何一个民族的医疗文化都能通约的部分,这是由音乐的本质与人的普遍性决定的。再加上音乐具有独特的"非语义性"特点,可以跨越不同文化的语言差异,因此在具体的临床实践中,中西音乐治疗的干预方式、干预层次、治疗活动的具体类型以及治疗对象的反馈结果都是可以通约的。如西方音乐治疗认为音乐治疗的干预方式包括"教育的方式""个别指导的方式""心理治疗的方式""娱乐性的方式""与其他相关艺术相结合的方式"等,而儒家学派的礼乐音乐治疗正是一种"教育的方式",孙道滋教欧阳修弹琴治好了郁症,是"个别指导的方式",《七发》记载的吴客通过描述美好音乐的情形治好楚国太子的疾病,是"心理治疗的方式",音乐娱乐养生正是"娱乐性的方式"无疑,与舞蹈相结合的导引术,以及与戏剧相结合的巫术治疗,就是"与其他相关艺术相结合的方式"。这些可通约性就是中医音乐治疗可以跨越语言的屏障,走向"国际化"的基础。

4.3.2　难以通约性体现"本土化"的特色

在思维方式和概念定义的问题上,中西方音乐治疗产生了难以通约的现象。由于文化基因和思维方式的差异,中医学并没有走上西方科学的形式逻辑和实验方法道路,而是以象数模型思维方法建立了中医理论的根基,一方面具有朴素的唯物主义和辩证法思想,但从另一个方面来说,象数思维的方法也使中医理论具有了模糊性、不确定性等特点,造成中医理论难以证实、也难以证伪。西方音乐治疗之所以抛弃了中世纪时期具有神秘主义的"天体音乐"等观念,很重要的原因在于逻辑思辨与实验方法在西方医学研究中的广泛运用,不断地证伪旧理论建立新的理论,因此现在西方音乐治疗大量运用了脑科学、神经科学的实验研究方法,可以更加精确、直观、量化地研究音乐治疗的原理机制。中医音乐治疗与西方音乐治疗在古希腊时期尚能通约的"和谐论"与"调式对应论"观念,到18世纪以后"阴阳五行"音乐治疗观念就难以与建立在生物医学和实验医学基础上的音乐治疗观念实现通约了。

西方音乐治疗的概念定义与中医音乐治疗难以通约,但并不代表不能通约。首先,西方音乐治疗的定义内涵不包括音乐养生、治未病理念,不包括随机、偶然的行为，而随着现代医学模式的改变、疾病谱的变化和对疾病的观念、定义的不断更新，人们对于健康生活方式的不断追求，"治未病"理念，"乘兴而来，尽兴而归"的洒脱，自娱自乐、随时随地都能开展的自由方式，以及注重天人合一的自然生态观等，这些"本土化"优势正是让中医音乐治疗走向"国际化"的动力。如在2020年抗击新冠感染的方舱医院，出现的"广场舞"、四川"坝坝舞"、哈萨克族的"黑走马"、海南"儋州调声"、八段锦、太极拳等，开始的时候只是病人自发随机的偶然行为，而后有医护人员加入，不过医护人员介入的性质更多是一种融入健康积极的氛围，以乐观的精神感染患者，进一步增加患者与医护人员的信任。方舱医院的音乐治疗虽然没有标准型的量化评估，但并不是没有评估，在病人都是轻症患者，且没有严重的心肺、脑肾等基础疾病的基础上，展开适度的舞蹈运动，改善了这些轻症患者的情绪，增强了与疾病对抗的信心，并起到了调和气血、增进食欲、促进消化、提高免疫力的作用，方舱医院的"战舞"是"音乐治疗"在中国的一次本土化、多元化的表现，体现了"正气存内，邪不可干；邪之所凑，其气必虚"的中医思想。

其次，西方音乐治疗的定义中"治疗师"的角色非常重要，认为没有治疗师就不属于"音乐治疗"的范畴。但音乐治疗师的角色也随着时代发展而不断变迁，新冠肺炎疫情催生了互联网音乐治疗模式，在疫情发生的特殊时期，治疗师在治疗过程中的作用和实施手段发生了相当大的变化，治疗师与治疗对象的关系、治疗师自身的角色也发生了变化。治疗师或通过实时的一对一远程视频对治疗对象进行治疗，这时治疗师还是存在的，但地理空间与网络空间的距离对治疗师的评估工作、治疗对象接受治疗的效果是否产生了影响？治疗师或通过文字或声音的引导在互联网平台上推送治疗方案，治疗对象可以是无限多的人，可以无限多次地观看、聆听互联网平台上的治疗音乐，这时候治疗师的角色是否还存在？随着疫情的过去，可以预见的是当音乐治疗走进互联网和大数据的时代，音乐治疗的空间将由一间小小的治疗室扩展到世界各个角落，治疗对象也将更具有文化的复杂性和多元性，治疗师与治疗对象的关系、音乐治疗的具体实施方法将面临一场新的变革，如何在互联网和大数据的时代发挥中医音乐治疗更注重"内省"和"自我疗愈"优势，决定了中医音乐治疗怎样更好地走向"国际化"。

当然，中医音乐治疗必须学习新的技术和方法，不断修正自己的不足，如要重视治疗师评估的环节，了解治疗对象并与其互动，要有科学的实施方案，临床实践要提高对量化数据的重视，在实施的过程中要密切关注宜忌问题等。但是中医音乐治疗无需因为在某些方面难以与西方音乐治疗通约,而放弃自己"本土化"的理论与思维方式。从文化人类学的角度看,"国际化"绝不是放弃自己的"本土化",难以通约的部分正是本土文化的特色,而一种文化要走向"国际化"是必须以自己鲜明的"本土化"特征为基础的,正是这些"本土化"中对人类有价值的文化,给"国际化"增添了色彩,这才是"和而不同"的"国际化"。

高天教授在为梅赛德斯·帕夫利切维奇《音乐治疗理论与实践》的推荐序中写道:"国外大量的音乐治疗书籍和文献资料大多注重临床技术、实验研究和案例研究方面的报告和介绍,而关于音乐治疗学科本身的理论基础研究和对于诸多学术概念的深入探讨则相对较少,这就造成了临床实用方法和疗效的研究蓬勃发展,而基础理论研究相对薄弱的现象。同时更多的研究者往往倾向于将音乐治疗的方法和实践镶入现存的心理治疗或教育学的理论流派的框架之中,或运用这些理论流派的概念诠释音乐治疗的本质和临床实践中的各种现象。这就导致了音乐治疗学头重脚轻的现象,即更多地依赖其他学科的理论概念而缺乏自身的理论基础研究。"[1]相比起来中医音乐治疗在临床技术、实验研究和案例研究方面远远不够,但是中医音乐治疗却有古老的层次丰富的理论基础,并与中国美学、哲学、心理学息息相关,其本土文化特征又显示出文化人类学的价值,与西方音乐治疗的研究可以形成互补。

4.3.3 信息论美学对"本土化"和"国际化"的意义

中医音乐治疗是医学与艺术的交叉学科,美学因素是治疗过程中起作用的核心,对音乐美的体验促进了个人情绪发展、外部世界感知并且和社会沟通交流。"音乐节奏运动中表现出来的美学品质是患者表达能力和交流能力得到发展的一个信号,它是患者的情感阻抗得以化解并表达出来,从而使音乐治疗得以奏效。"[2]就音乐语言的"形象性"和"普适性"而言,人类很容易受到音乐力量的影响,不同文化的群体对音乐有趋同的生理和心理反映,说明音乐的美具有跨越文化特异性的能力,中医音乐治疗走向"国际化"具有跨越语言屏障的天然优势。

西方音乐治疗临床实践中多有治疗师从文化人类学视角,运用跨文化音乐

---

① (英)梅赛德斯·帕夫利切维奇.音乐治疗理论与实践[M].苏琳,译.北京:世界图书出版公司,2006:1

② (美)芭芭拉·维勒等.音乐治疗临床培训指南[M].高天,张新凯,主译.北京:人民卫生出版社,2010:4

治疗的案例，且收到了良好的效果。如纽约大学著名的"鲁道夫·罗宾斯儿童音乐治疗中心"的音乐治疗师们在治疗中使用了地中海、中东、中国的五声调式音乐，以及更广泛的色彩斑斓的民间音乐素材，具有普遍性的民间音乐对儿童具有吸引力；德国治疗师 Susan Weber 在为预防癌症患者情绪失控的治疗中成功地运用了跨文化音乐："从他们（治疗对象）未必有记忆或感情联结的音乐开始更好……在德国，我可以毫无顾忌地使用愉悦的英格兰、威尔士、苏格兰和爱尔兰的乡村民谣。许多患者都说这些民谣听起来很熟悉，但是很少有人有具体的记忆。他们喜欢这些歌，学会了求助于音乐获得放松。……在这个阶段，几乎没有人要求听德国本土民谣。"[①]在这个案例中音乐之所以起作用，正是因为文化的"陌生化"和"新鲜感"，但也可以看出这个"陌生化"只是一定范围内的"陌生化"，"英格兰、威尔士、苏格兰和爱尔兰"的民谣其音乐风格与德国民谣的差异，正好存在于"既陌生""又熟悉"，既有"新鲜感"又有"认同感"之间。

　　当然地球上所有民族的音乐文化都具有差异性，在音乐治疗中音乐文化的"特异性"与"普遍性"其实就是"本土化"与"国际化"的问题。"特异性"与"普遍性"是跨文化语境之桥的两端，中医音乐治疗如何能够超越音乐文化的风格与传统，即"本土化"，而具有对人类普遍的有效性，即"国际化"？下面尝试用信息论美学的理论来论述这一问题。

　　茅原教授认为音乐作品是以一种信息的方式存在的："音乐作品作为一种客观存在的精神产品，借助于声音的物质载体以精神性的审美信息为核心的方式存在。……信息是物质或意识存在的运动的状态。……信息的存在方式的一切特点，都与音乐作品的存在方式的特点重合。"[②]在音乐治疗中音乐之所以具备"药"的属性，正是因为其以信息为载体的特征决定的。首先，音乐和信息一样，具有"同时共享性"的特点，即信息的发出者和接收者在同一时刻共同享有这一信息，因为这一特性，所以音乐可以沟通、交流、共情，进而沟通人与人、调节人与社会，具有治疗功能；其次，无实体性，必须依赖载体而存在，音乐必须依赖于精神的和物质的双重载体存在，在音乐治疗中精神的载体决定了音乐治疗干预的层次，物质的载体决定了音乐治疗的实施方式，如留声机刚发明的时候大量外科医生在手术期间播放音乐，推动了音乐治疗的应用研究，大数据时代的到来

---

① （英）大卫·奥尔德里奇.老年痴呆症的音乐治疗[M].高天，等译.北京：中国轻工业出版社，2014：182-183

② 茅原.未完成音乐美学[M].上海：上海人民出版社，2016：68

催生网络音乐治疗的出现；最后，音乐和信息一样，都必须具有意义，但对于音乐来说，这个意义不仅是认知功能和有用性上的意义，还有独特的美学意义。

法国人亚伯拉罕·莫尔斯 1958 年发表《信息论与审美感知》，提出了"信息二重性"理论，对于中医音乐治疗如何把握"本土化"和"国际化"的关系有借鉴意义。从美学的角度来看，任何信息都具有语义学意义和美学意义的双重属性。语义学的信息是传达艺术作品表现的内容，美学的信息是艺术作品本身及其表达的方式美不美。在音乐治疗中起作用的究竟是"语义学信息"还是"美学信息"，跟治疗过程中的实施方法和治疗中关注的层次有关，也跟治疗对象的特征密切相关。音乐的"语义学信息"往往凭借题材、歌词、剧情等文字的形式表达出来，因此在音乐治疗的跨文化语境中需要通过语言翻译的中介才能进行信息的共享，这就失去了共享中最重要的"同时性"。中医音乐治疗想要走向"国际化"，充分跨越语言和文化差异的屏障，那么音乐作品中的"美学信息"将起到相当重要的作用，因为人类对于"美"的感觉是具有普遍性的，如黑格尔的"结构质量之美"，即整齐一律、和谐、平衡对称等，人类对美感的"普适性"决定了音乐比单独利用语言有更强大的治疗功能。

5　小结

中西方音乐治疗都起源于巫术，从中国文字"乐""药""疗"同源和"巫""医""舞""同源可以看出中国音乐治疗的思想和观念是极为早熟的。古希腊与我国春秋秦汉时期的音乐治疗观都建立在朴素的自然观基础上，因此出现了在"和谐观""调式对应论"上的相似之处。此后，中西方文化中人性的觉醒使音乐治疗观念发生了从禁欲到顺性的变化，中西方音乐治疗观念出现对"共振"理论的不同认识因而产生了不同的治疗方法，西方运用"同步"疗法，中医音乐治疗观念根据五行生克理论不仅运用"同步"疗法，还运用"以情制情"的对抗疗法。

随着工业革命给西方文化带来的巨变，18 世纪下半叶是中西方音乐治疗发展的分水岭，中医音乐治疗一度"失语"。在全球经济一体化、人类命运共同体、中华文化全面复兴和一带一路倡议的今天，中医音乐治疗如何处理"本土化"和"国际化"的关系，决定着其以何种姿态与世界对话。中西音乐治疗在起源观念、治疗观念和运用范围上可以通约，但在思维方式和对音乐治疗概念定义上出现了难以通约的内容。可通约性是中医音乐治疗"国际化"的基础，难以通约性却体现了中医音乐治疗"本土化"的特色。西方音乐治疗长于临床技术、实验研究和案例研究，但是中医音乐治疗却有层次丰富的理论基础，其本土文化特征又显示出文化人类学的价值，与西方音乐治疗的研究可以形成互补。

信息美学的"信息二重性"理论对思考中医音乐治疗的"本土化""国际化"关系有借鉴作用，音乐的"语义学信息"往往凭借题材、歌词、剧情等文字的形式表达出来，在跨文化语境中缺乏重要的"同时性"共享，音乐的"美学信息"能充分跨越语言和文化差异的屏障。

就中医音乐治疗的音乐"美"特征来说，其形式美固然有文化普遍意义上的美的准则，但也有中国文化的特殊旨趣，如西方古典音乐以规整严谨的结构表达理性美的精神，而中国音乐多用无规整节奏的散板展现对无拘无束、神游天地的向往；西方音乐文化张扬对立与冲突，通过哲学式的分析和逻辑的推演揭示矛盾的转化与统一，而中国音乐文化注重整体思维，通过起承转合结构的流线型叙述方式，体现你中有我、我中有你的天人合一境界。西方音乐美学中"矛盾对立"到"矛盾统一"与中国音乐美学的"阴阳互根"相似，但西方强调的是对立的一面，中国强调的是转化的动态。正是中西方文化既有差异又有共振的现象，才使中医音乐治疗的"本土化"走向"国际化"成为可能，正如费孝通先生说的"各美其美、美人之美、美美与共、天下大同"，贝多芬认为"艺术能联合全人类"并在其第九交响曲中构建大同世界一样，医学和音乐携手拯救生命、温暖灵魂，无问西东。

结　论

中医音乐治疗既具有历史文化内涵上的复杂性，又具有学科研究边界上的模糊性，本书从"多元"视角出发，以文化人类学理论为轴心，构建了"历史语境""跨学科语境""跨文化语境"三个维度空间的研究模式。

从文化人类学的理论来看，"历史语境"的研究不仅是对古籍文献、历史观念及民间风俗的整理和挖掘，还要考察其在历史和当代社会发展中的变迁及其变迁背后的深层次因素，剖析其现代价值，总结其中人类文化发展的规律，以谋求未来更好的发展。"历史语境"的研究深入挖掘了中医音乐治疗的"文化基因"，独特的"文化基因"决定了其区别于现代西方音乐治疗的本土文化特征，也体现出古老中医音乐治疗的思维方法、价值理念在人文医学的时代背景下以更高的层次和面貌回归，其终极目标是人的健康幸福和社会的和谐安宁。

"跨学科语境"的研究有助于学科之间的平等对话，进一步明确中医音乐治疗的学科属性、学科关系和研究边界，使兼具中医哲学思考和音乐美学思考的中医音乐治疗具有独特的方法论和鲜明的本土文化特性，在全球化浪潮中保持着医疗文化的本土特征而不迷失方向。中国传统文化和哲学的特点决定了中医文化与中国传统音乐在"医理""乐理"及文化基因和终极关怀上的"同气相求"。

"跨文化语境"的研究以"多元化""本土化""国际化"视野审视中医音乐治疗文化，音乐的治愈能力既是跨文化普遍存在的，也是具有文化特殊性的。挖掘其中对世界健康文化具有积极贡献的部分，通过现代语言与西方科学积极对话，从中抓住有益的、能通约的部分推动全人类健康的发展，把本土的优秀文化演变为可供全世界共享的知识，即是中医音乐治疗未来发展的方向之一。

论及本研究的创新点，主要有三个方面。第一，研究思路的创新。中医音乐治疗是一个跨学科研究，单一维度的研究无法突破当下研究的困境，本研究尝试以"多元"视角从"历史语境""跨学科语境""跨文化语境"三种不同的语境出发，建立由"时间""学科""地域"构成的"三维立体空间"的研究模式。该模式使本研究能在回顾历史的同时总结规律谋划未来，在多学科交叉的研究中打破障碍,在跨文化比较中重新审视本土文化的当代价值。第二,研究理论的创新。本研究选择文化人类学理论作为"三维立体"研究模式的轴心,将"历史语境""跨学科语境""跨文化语境"的研究放入文化人类学独特的整体论、文化多样性理论、跨文化比较理论的语境下,既从医史文献中挖掘、考证相关史料,也从中总结历史规律,观察其在历史和地域向度中的发展和变迁过程,并反思中医音乐治疗的"本土化"和"国际化"问题。第三,研究方法创新,对音乐作品进行定量分析与定性分析相结合、个案分析与普遍分析相结合的美学分析方法,揭示音乐"美"的治疗价值、治疗功能及治疗机制,这一研究,可将"治疗中使用的音乐应遵循什么美学原则"这一问题上升到学理性的思考。

　　本研究存在的不足和后续有望继续深入研究的内容,主要包括以下三个方面。第一,宗教文化中的音乐治疗思想、理论和实践形态研究,具体包括禅宗、佛教、道教以及萨满文化中音乐与身体、社会、自然的关系,宗教音乐治疗与中医文化的关系及其现代价值的挖掘和研究。第二,当代民间音乐治疗实践活动的研究,即当代中国民间运用本民族固有的音乐形态与具有本民族特色的医疗文化进行音乐养生健身的行为,如古琴养生、戏曲票友、全民 K 歌、广场健身舞等。以田野调查和深度访谈的方法展开研究,可掌握第一手资料,有助于深刻揭示中国音乐治疗文化的发展和变迁理论。第三,充分发挥音乐语言的跨文化沟通能力和音乐网络传播效应,开展中医音乐治疗的对外传播理论与新媒体传播研究。

　　对中医音乐治疗下"结论"只能是暂时的,并不是最终确定的回答,并不是没有谬误的真理。在科学探索的道路上永无"终极答案",永无"绝对真理",正如贡布里希在悼念波普尔时说的:"寻求真理一定要从寻找错误开始,寻找我们自己的错误,也寻找别人的错误,正是这些错误可能妨碍了人类的进步……我们不能宣称我们独占了真理,而应该清楚地认识到我们一定会犯错误。每次与批评家争辩,只要它是公正的、真诚的,它就可以使我们更接近真理。"[①]对于真理的追寻没有捷径,面对遇到的问题,解决它们的方法只能是"试错法",在历史的发展与实践活动中检验自身,才能朝着越来越接近真理的地方前进,因此这个"结论"也必将在历史的发展中不断地发展,不断地修正,不断地完成。

---

①　(英)卡尔·波普尔.通过知识获得解放[M].李本正,范景中,译.杭州:中国美术学院出版社,1997:1—2

参 考 文 献

古籍

［ 1 ］杨天宇.周礼译注[M].上海：上海古籍出版社,2004

［ 2 ］(三国魏)王弼注.老子道德经[M].北京武英殿聚珍本.1775(清乾隆四十年)

［ 3 ］张燕婴译注.论语[M].北京：中华书局,2007

［ 4 ］李山.管子[M].北京：中华书局,2009

［ 5 ］杨伯峻.春秋左传注[M].北京：中华书局,1995

［ 6 ］陈桐生译注.国语[M].北京：中华书局,2015

［ 7 ］楼宇烈.荀子新注[M].北京：中华书局,2018

［ 8 ］(战国)韩非.韩非子·卷三[M]//摘藻堂四库全书荟要·子部·台北：台湾世界书局,
　　　　1990

［ 9 ］陈鼓应.庄子今注今译(全两册)[M].北京：商务印书馆,2007

［10］(晋)张湛注.列子·卷五[M].上海：上海古籍出版社,1986

［11］许维遹,梁运华.吕氏春秋集释[M].北京：中华书局,2018

［12］(战国)孟轲,牧语译注.孟子[M].南昌：江西人民出版社,2017

［13］山东省中医研究所研究班编.黄帝内经素问白话解[M].北京：人民卫生出版社,1958

［14］(清)张志聪著,田代华整理.黄帝内经素问集注[M].北京：人民卫生出版社,2005

［15］王文锦译.礼记译解[M].北京：中华书局,2017

［16］(汉)刘安,高诱.淮南子[M].上海：上海古籍出版社,1989

［17］(汉)蔡邕.琴操[M]//(清)顾修辑.读书斋丛书.桐川顾氏刻本.1799(清嘉庆四年)

［18］(汉)董仲舒.春秋繁露[M]//景印文渊阁四库全书·经部五·第181册.台北：台湾商
　　　　务印书馆,1986

［19］罗炽译注.太平经注译[M].重庆：西南师范大学出版社,1996

［20］杨寄林译注.太平经·卷一百一十三.[M].北京：中华书局,2013

［21］(汉)韩婴.韩诗外传·卷一[M].薛来芙蓉泉书屋刻本.1539(明嘉靖十八年)

［22］(汉)刘歆编,陈默译注.山海经[M].长春：吉林美术出版社,2016

［23］(汉)司马迁著,韩兆琦评注.史记[M].长沙：岳麓书社,2016

［24］(汉)班固.汉书[M].北京：中华书局,1999

［25］(汉)许慎著,徐铉校定.说文解字[M].北京：中华书局,1963

［26］（汉）董仲舒撰，凌曙注．春秋繁露（全三册）［M］．北京：中华书局，1975

［27］（汉）桓谭．新论［M］．上海：上海人民出版社，1977

［28］（汉）贾谊，于智荣译注．贾谊新书译注［M］．哈尔滨：黑龙江人民出版社，2003

［29］（汉）许慎著，李伯钦注释．说文解字［M］．北京：九州出版社，2014

［30］（汉）班固撰．白虎通德论［M］．上海：上海古籍出版社，1990

［31］（汉）张仲景述，（晋）王叔和集，韩世明整理．伤寒论重排本［M］．北京：中国中医药出版社，2018

［32］汪荣宝．法言义疏［M］．上海：上海书店，1987

［33］北京大学历史系《论衡》注释小组．论衡注释［M］．北京：中华书局，1979

［34］（吴）韦昭．国语［M］．上海：上海古籍出版社，2008

［35］（明）张溥．汉魏六朝百三家集·卷二十六·曹植集题词［M］//景印文渊阁四库全书·集部·第1412册．台北：台湾商务印书馆，1986

［36］（三国魏）王弼注，（晋）韩康伯注，（唐）孔颖达疏，（唐）陆德明音义．周易注疏［M］．北京：中央编译出版社，2013

［37］（三国魏）嵇康．嵇中散集［M］//景印文渊阁四库全书·集部·第1063册．台北：台湾商务印书馆，1986

［38］戴明扬校注．嵇康集校注［M］．北京：人民文学出版社，1962

［39］（晋）嵇康．养生论［M］．上海：上海古籍出版社，1990

［40］（晋）王嘉．拾遗记·卷五［M］//景印文渊阁四库全书·史部·第1042册．台北：台湾商务印书馆，1986

［41］（晋）成公妥．成公子安集·一卷［M］//丛书集成三编·第三十六册．台北：台湾新文丰出版公司，1997

［42］（晋）葛洪．西京杂记［M］．北京：中华书局，1985

［43］（晋）郭璞注，张耘点校．穆天子传［M］．长沙：岳麓书社，2006

［44］（晋）张华撰，范宁校证．博物志［M］．北京：中华书局，1980

［45］（三国魏）阮籍著，陈伯君校注．阮籍集校注［M］．北京：中华书局，2012

［46］孙钧锡．陶渊明集校注［M］．郑州：中州古籍出版社，1986

［47］（南朝宋）刘义庆著，李伟、阳璐译注．世说新语［M］．重庆：重庆出版社，2007

［48］（南朝梁）萧统．文选［M］．上海：上海古籍出版社，1986

［49］（隋）巢元方，高文柱、沈澍农校注．诸病源候论［M］．北京：华夏出版社，2008

［50］（唐）房玄龄等．晋书［M］//景印文渊阁四库全书·史部·第255册．台北：台湾商务印书馆，1986

［51］（唐）吕温．乐出虚赋［M］//景印文渊阁四库全书·集部·御定历代赋汇·卷九十一．台北：台湾商务印书馆，1986

［52］（唐）白居易著,（明）马元调校编. 白氏长庆集·卷七十［M］. 刻本. 1606（明万历三十四年）

［53］（唐）张鷟撰,赵守俨点校. 唐宋史料笔记丛刊:朝野金载·卷三［M］. 北京:中华书局,1979

［54］（唐）房玄龄注,（明）刘绩补注,刘晓艺校点. 管子［M］. 上海:上海古籍出版社,2015

［55］（唐）孙思邈撰. 鲁兆麟等点校. 备急千金要方［M］. 沈阳:辽宁科学技术出版社,1997

［56］（唐）孙思邈撰,沈澍农、钱婷婷评注. 千金方、千金翼方［M］. 北京:中华书局,2013

［57］（唐）白居易. 白居易集［M］. 北京:中国戏剧出版社,2002

［58］（宋）欧阳修. 欧阳文忠公集［M］. 程宗刻本. 1462（明天顺六年）

［59］（宋）真德秀撰,（明）杨鹤重修,（明）丁辛重校. 西山先生真文忠公集·卷二十八［M］. 明刻清康熙补刻本

［60］（宋）罗泌. 路史·卷十二［M］//景印文渊阁四库全书·史部别史类·第383册. 台北:台湾商务印书馆,1986

［61］（宋）王黼. 重修宣和博古图［M］//景印文渊阁四库全书·第840册. 台北:台湾商务印书馆,1986

［62］（宋）司马光. 温国文正公文集·卷六十二［M］//四部丛刊初编·第804册. 景常熟瞿氏铁琴铜剑楼藏宋绍兴刊本

［63］（宋）朱熹. 晦庵集·卷六十五［M］//景印文渊阁四库全书·集部·第1145册. 台北:台湾商务印书馆,1986

［64］（宋）朱熹. 晦庵先生朱文公集（五）·第六十五卷［M］//四部丛刊初编·第180册. 上海:上海书店,1989

［65］（宋）史崧. 灵枢经［M］. 长春:时代文艺出版社,2008

［66］（宋）李昉. 太平御览［M］. 石家庄:河北教育出版社,1994

［67］（宋）施发. 察病指南［M］. 上海:上海卫生出版社,1957

［68］（宋）欧阳修. 欧阳修集［M］. 北京:中国戏剧出版社,2002

［69］（宋）苏轼,孔凡礼点校. 苏轼文集·第五册·卷六十五［M］. 北京:中华书局,1986

［70］（宋）王谠. 唐语林·卷五·补遗［M］. 上海:上海古籍出版社,1978

［71］（宋）王安石. 王文公集·卷二十九［M］. 上海:上海人民出版社,1974

［72］（宋）陈直,（元）邹铉. 寿亲养老新书［M］. 广州:广东高等教育出版社,1986

［73］（宋）沈括著,施适校点. 梦溪笔谈［M］. 上海:上海古籍出版社,2015

［74］（宋）朱瑞章编,（宋）徐国安整理,杨金萍点校. 卫生家宝产科备要［M］. 上海:上海科学技术出版社,2003

［75］（金）李俊民. 庄靖集［M］//景印文渊阁四库全书·集部·第1190册. 台北:台湾商务印书馆,1986

[76] (金)张子和撰,邓铁涛、赖畴整理.儒门事亲[M].北京:人民卫生出版社,2005

[77] (元)黄镇成.尚书通考·卷六[M]//景印文渊阁四库全书·经部·第62册.台北:台湾商务印书馆,1986

[78] (元)脱脱等.辽史[M].北京:中华书局,1974

[79] (元)脱脱等.宋史(点校本)·第十册[M].北京:中华书局,1975

[80] (元)李冶撰,刘德权点校.敬斋古今黈[M].北京:中华书局,2006

[81] (明)陶宗仪.辍耕录[M]//景印文渊阁四库全书·子部·第1040册.台北:台湾商务印书馆,1986

[82] (明)高濂.雅上斋遵生八笺·卷十五[M].刻本.1591(明万历十九年)

[83] (明)李贽.李氏焚书[M].明刻本

[84] (明)祝允明.正德兴宁县志[M].钞本.1516(明正德十一年)

[85] (明)谢肇淛.百粤风土记[M].清郑氏注韩居钞本

[86] (明)屈大均.广东新语[M].北京:中华书局,1985

[87] (明)万全.幼科发挥[M].北京:中国中医药出版社,2007

[88] (明)刘侗、于奕正撰,孙小力校注.帝京景物略[M].上海:上海古籍出版社,2001

[89] (明)李时珍.本草纲目[M].北京:人民卫生出版社,1982

[90] (明)张介宾撰,郭教礼、张西相等主编.类经[M].西安:陕西科学技术出版社,1996

[91] (明)张介宾.类经图翼[M].北京:人民卫生出版社,1958

[92] (明)王夫之.船山全书·四书训义[M].长沙:岳麓书社,1998

[93] (明)王文禄.历代中医珍本集成·卷十八[M].上海:三联书店,1990

[94] (明)张介宾.景岳全书·上册[M].北京:人民卫生出版社,2007

[95] (明)张景岳.类经图翼·类经附翼[M].太原:山西科学技术出版社,2013

[96] (明)张居正.张居正直解《尚书》[M].北京:中国言实出版社,2017

[97] 向达校注.两种海道针经[M].北京:中华书局,1961

[98] (明)李开先著,卜键笺校.李开先全集[M].北京:文化艺术出版社,2004

[99] (清)西清.黑龙江外记[M].清光绪桐庐袁氏渐西村舍刻本

[100] (清)允礼.(乾隆)西藏志[M].清钞本

[101] (清)萧腾麟.西藏见闻录二卷[M].清刻本

[102] (清)许光世,蔡晋成.西藏新志[M].铅印本.1911(清宣统三年)

[103] (清)杨宾.柳边纪略[M]//续修四库全书·第731册.上海:上海古籍出版社,2002

[104] (清)方式济.龙沙纪略[M]//景印文渊阁四库全书·第592册.台北:台湾商务印书馆,1986

[105] (清)孙诒让.周礼正义·卷四十五[M].湖北簠湖精舍原刻本.1931(民国二十年)

[106] (清)周学铭.蓬溪县续志·卷一[M].刻本.1899(清光绪二十五年)

［107］（清）仲振履原本,（清）张鹤龄增修,（清）曾士梅增纂.咸丰兴宁县志［M］//中国方志丛书·第九号.台北:台北成文出版社,1966

［108］（清）严可均校辑.全后汉文·卷六十九［M］.清刻本

［109］（清）张楚叔.衡曲麈谭［M］//（清）张旭初辑.白雪斋选定乐府吴骚合编,刻本.1637（明崇祯十年）

［110］（清）王献定.四照堂文集·卷四［M］.刻本.1683（清康熙二十二年）

［111］（清）周子安.五知斋琴谱·卷一［M］.北京:中国书店,2013

［112］（清）马骕.绎史·卷五［M］.清康熙刻本

［113］（清）茆泮林.世本［M］//续修四库全书·史部别史类.上海:上海古籍出版社,1995

［114］（清）徐大椿.乐府传声［M］.刻本.1881（清光绪七年）

［115］（清）徐珂.清稗类钞［M］.北京:中华书局,1984

［116］（清）费兆钺,（清）程业.合州志［M］.北京:北京图书馆出版社,1991

［117］（清）钱泳,黄汉,尹元炜等.笔记小说大观［M］.扬州:江苏广陵古籍刻印社,1983

［118］（清）陈梦雷.古今图书集成:医部全录［M］.北京:人民卫生出版社,1991

［119］（清）彭定求等编纂,中华书局编辑部点校.全唐诗·卷二百二十［M］.北京:中华书局,1960

［120］（清）萧奭撰,朱南铣点校.清代史料笔记:永宪录［M］.北京:中华书局,1959

［121］（清）昭梿撰,何英芳点校.啸亭杂录［M］.北京:中华书局,1980

［122］（清）王先慎集解,姜俊俊校点.韩非子［M］.上海:上海古籍出版社,2015

［123］（清）钱泳撰,孟裴校点.履园丛话［M］.上海:上海古籍出版社,2012

［124］（清）徐灵胎.医学源流论［M］.北京:中国医药科技出版社,2019

［125］（清）杨霈,李福源,范泰衡等.中江县新志［M］.北京:北京图书馆出版社,1991

［126］（清）李调元.丛书集成初编·南越笔记［M］.北京:商务印书馆.1935

［127］（清）陈立撰.吴则虞点校.白虎通疏证［M］.北京:中华书局,1997

［128］（清）马国翰.御函山房辑佚书［M］.上海:上海古籍出版社,1990

［129］（清）曹庭栋.老老恒言［M］.北京:科学技术文献出版社,2013

［130］（清）吴尚先.理瀹骈文［M］.北京:中国医药科技出版社,2011

［131］（清）李渔.闲情寄偶［M］.上海:上海古籍出版社,2012

［132］（清）叶天士.临证指南医案［M］.太原:山西科学技术出版社,2006

［133］李学勤.十三经注疏·春秋左传正义［M］.北京:北京大学出版社,1999

［134］李学勤.十三经注疏·礼记正义·中［M］.北京:北京大学出版社,1999

［135］李学勤.十三经注疏·周礼注疏·上［M］.北京:北京大学出版社,1999

［136］李学勤.十三经注疏·孟子注疏［M］.北京:北京大学出版社,1999

［137］罗振玉.殷墟书契考释三种［M］.北京:中华书局,2006

[138] 中国艺术研究院音乐研究所,北京古琴研究会编.琴曲集成第二册·风宣玄品[M].北京：中华书局,2012

[139] 中国艺术研究院音乐研究所,北京古琴研究会编.琴曲集成第五册·琴书大全[M].北京：中华书局,2012

[140] 中国艺术研究院音乐研究所,北京古琴研究会编.琴曲集成第七册·绿绮新声[M].北京：中华书局,2012

著作

[1] (古罗马)奥古斯丁.忏悔录[M].周士良,译.北京：商务印书馆,2010

[2] (匈)巴托克.农民音乐对现代专业音乐的影响[M]//巴托克论文书信选(增订版).北京：人民音乐出版社,1985

[3] (美)保罗·亨利·朗.西方文明中的音乐[M].杨燕迪,等译.贵阳：贵州人民出版社,2001

[4] (美)芭芭拉·维勒,等.音乐治疗临床培训指南[M].高天,张新凯,主译.北京：人民卫生出版社,2010

[5] 北京大学哲学系外国哲学史教研室编译.古希腊罗马哲学[M].北京：三联书店,1957

[6] 蔡仲德.中国音乐美学史[M].北京：人民音乐出版社,2005

[7] 蔡仲德.中国音乐美学史资料注译[M].北京：人民音乐出版社,2007

[8] 戴念祖.中国音乐声学史[M].北京：中国科学技术出版社,2018

[9] 丁世良,赵放主.中国地方志民俗资料汇编·中南卷·上[M].北京：北京图书馆出版社,1991

[10] 方立天,于首奎.中国古代著名哲学家评传续编二[M].山东：齐鲁书社,1982

[11] (英)大卫·奥尔德里奇.老年痴呆症的音乐治疗[M].高天,等译.北京：中国轻工业出版社,2014

[12] (意)恩里科·福比尼.西方音乐美学史[M].修子建,译.长沙：湖南文艺出版社,2006

[13] 费孝通.文化与文化自觉[M].北京：群言出版社,2016

[14] 范欣生.音乐疗法[M].北京：中国中医药出版社,2002

[15] 范煜梅.历代琴学资料选[M].成都：四川教育出版社,2013

[16] (英)J.G.弗雷泽.金枝[M].汪培基,等译.北京：商务印书馆,2015

[17] 丰子恺.丰子恺文集·艺术卷二[M].杭州：浙江文化出版社,1990

[18] 今虞琴社编.今虞琴刊[M].上海：上海社会科学院出版社,2018

[19] 郭子光,张子游.中医康复学[M].成都：四川科学技术出版社,1986

[20] 高天.音乐治疗学基础理论[M].北京：世界图书出版公司,2007

[21] 高天.音乐治疗临床应用研究[M].北京：科学出版社,2015

［22］高国藩.巫术通史［M］.南京：凤凰出版社,2016

［23］高晨阳.阮籍评传［M］.南京：南京大学出版社,2011

［24］胡朴安.中华全国风俗志［M］.上海：上海文艺出版社,1988

［25］何裕民,张晔.走出巫术丛林的中医［M］.上海：文汇出版社,1994

［26］何乾三.西方哲学家文学家音乐家论音乐［M］.北京：人民音乐出版社,1983

［27］（德）黑尔格.美学·第一卷［M］.北京：商务印书馆,1979

［28］（美）康拉德·菲利普·科塔克.文化人类学:欣赏文化差异［M］.周云水,译.北京：中国人民大学出版社,2012

［29］（德）康德.判断力批判［M］.邓晓芒,译.北京：人民出版社,2002

［30］（英）卡尔·波普尔.通过知识获得解放［M］.李本正,范景中,译.杭州：中国美术学院出版社,1997

［31］（美）克利福德·格尔茨.文化的解释［M］.韩莉,译.南京：译林出版社,2016

［32］（法）列维·布留尔.原始思维［M］.丁由,译.北京：商务印书馆,1997

［33］林惠祥.文化人类学［M］.北京：商务印书馆,2016

［34］（德）立普斯.论移情作用［M］//西方文艺理论译丛·第8辑.北京：人民文学出版社,1964

［35］卢希谦等.社会医学教程［M］.北京：光明日报出版社,1990

［36］（英）李约瑟.中国科学技术史［M］.上海：上海古籍出版社,1990

［37］（英）马林诺夫斯基.文化论［M］.费孝通,译.北京：中国民间文艺出版社,1987

［38］（英）马林诺夫斯基.巫术、科学、宗教与神话［M］.李安宅,译.北京：中国民间文艺出版社,1986

［39］茅原.未完成音乐美学［M］.上海：上海人民出版社,2016

［40］茅原.铺路石：茅原音乐文集（二）［M］.上海：上海音乐学院出版社,2007

［41］（德）马克思.资本论［M］.北京：人民出版社,1975

［42］（英）梅赛德斯·帕夫利切维奇.音乐治疗理论与实践［M］.苏琳,译.北京：世界图书出版公司,2006

［43］普凯元.音乐治疗［M］.北京：人民音乐出版社,1994

［44］（比）普里高津,（法）斯唐热.从混沌到有序［M］.上海：上海译文出版社,1987

［45］《羌族简史》编写组.羌族简史［M］.成都：四川民族出版社,1986

［46］邱鸿钟.医学与人类文化［M］.广州：广东高等教育出版社,2004

［47］钱锺书.管锥编［M］.北京：中华书局,1979

［48］（美）苏珊·朗格.情感与形式［M］.北京：中国社会科学出版社,1986

［49］（美）威廉A.哈维兰,哈拉尔德E.L.普林斯,邦尼·麦克布莱德,等.文化人类学:人类的挑战［M］.陈相超,冯然,等译.北京：机械工业出版社,2014

［50］王旭东.中医养生康复学［M］.北京:中国中医药出版社,2004

［51］王旭东.让音乐带给您健康:奇妙的音乐疗法［M］.湖南:湖南科学技术出版社,2016

［52］汪铎.琴道养生文曲谱集［M］.北京：中国华侨出版社,2011

［53］伍蠡甫.西方文论选·上卷［M］.上海：上海译文出版社,1979

［54］徐复观.中国艺术精神［M］.沈阳:辽宁人民出版社,2019

［55］叶朗.中国美学史大纲［M］.上海：上海人民出版社,2005

［56］杨荫浏.中国古代音乐史稿上册［M］.北京：人民音乐出版社,2005

［57］张宗明.奇迹、问题与反思:中医方法论研究［M］.上海：上海中医药大学出版社,2004

［58］张其成.中医文化精神［M］.北京：中国中医药出版社,2016

［59］张鸿懿.音乐治疗学基础［M］.北京：中国电子音像出版社,2000

［60］张刃.音乐治疗［M］.北京：机械工业出版社,2015

［61］张勇.中国传统音乐治疗理论与方法体系研究［M］.北京：人民出版社,2019

［62］张前.音乐美学教程［M］.上海：上海音乐出版社,2002

［63］朱光潜.西方美学史［M］.北京：人民文学出版社,1999

［64］宗白华.美学散步［M］.上海：上海人民出版社,1997

［65］中共中央马克思恩格斯列宁斯大林著作编译局.马克思恩格斯选集［M］.北京：人民
出版社,1972

［66］中国基督教协会.圣经［M］.南京：中国基督教协会,1998

论文

［1］边江红.古琴音乐疗法概况及其对中风后抑郁症的治疗浅析［J］.湖南中医杂志,
2012,28(4):144-145

［2］蔡仲德.嵇康《养生论》等篇中的音乐美学思想［J］.中央音乐学院学报,1993(2):
42-45

［3］杜洋.古琴音乐对情绪放松的脑激活模式研究(EEG、ERP)［D］.天津：天津音乐学
院,2015

［4］范欣生.试论中医乐疗与养生［J］.康复与疗养杂志,1992(1):36-40

［5］风美茵.语言诱导与古琴音乐对原发性失眠症患者疗效的比较研究［D］.北京：中国中
医科学院,2013

［6］冯洁轩."乐"字析疑［J］.音乐研究,1986(1):65-70,20

［7］傅聪.探寻音乐心理剧中的萨满治疗基因［D］.北京：中国音乐学院,2015

［8］高天,张建华.音乐对疼痛的缓解作用研究［J］.星海音乐学院学报,1987(3):51-53

［9］耿元卿.八段锦和五行音乐对心理亚健康状态干预作用的研究［D］.南京：南京中医药
大学,2013

[10] 何建成,刘昌.关于不同音乐行为诱发大脑生理活动的研究综述[J].中央音乐学院学报,2009(3):137-144

[11] 何裕民.关于中医与巫文化关系的断想:《走出巫术丛林的中医》写后随笔[J].医学与哲学,1994(9):30-32

[12] 哈正利,刘占勇.中国民族学人类学本土化、国际化的困境与方向[J].民族学刊,2019,10(3):1-4,98-99

[13] 金学智,陈本源.大乐与天人同和:音乐养生功能简论[J].文艺研究,1998(5):87-101

[14] 姜守诚.韵律与生命:《太平经》中的音乐治疗观念[J].锦州医学院学报(社会科学版),2006(1):39-41

[15] 江玉祥.“老鼠嫁女”:从印度到中国:沿西南丝绸之路进行的文化交流事例之一[J].四川文物,2007(6):61-64

[16] 李亦园.人类学本土化之我见[J].广西民族学院学报,1998(3):36-38

[17] 李世武.萨满教音乐的医疗民族音乐学研究述评[J].民族艺术,2014(4):123-127

[18] 李亚飞.同气相求:脉学与音乐学会通的思想初探[J].南京中医药大学学报(社会科学版),2018,19(1):25-31

[19] 李世武.萨满教医疗文化与现代医学的比较研究[J].广西民族大学学报(哲学社会科学版),2014,36(6):37-40

[20] 李春源.古琴音乐养心疗法[C]//中国音乐治疗学会.中国音乐治疗学会第十届学术年会论文集.[出版者不详],2011:121-146

[21] 李春源.儒、释、道琴乐作为养生及音乐治疗的探索(“古琴音乐养生疗法”续篇)[C]//中国音乐治疗学会.中国音乐治疗学会第十届学术年会论文集.[出版者不详],2011:147-156

[22] 李爽姿,王勤明.论中医理论方法论研究过程[J].中华中医药杂志,2016,31(4):1336-1339

[23] 洛秦.称民族音乐学还是音乐人类学:论学科认识中的译名问题及其“解决”与选择[J].音乐研究,2010(3):49-59,124

[24] 罗小平.析五音与五脏关系的研究[J].星海音乐学院学报,2009(3):27-30

[25] 赖文.樂藥癥与五音配五行五脏[J].南京中医药大学学报(社会科学版),2000(3):119-122

[26] 林法财.基于“心身同治”的针刺穴注联合五行音乐疗法治疗 PSD 的临床研究[D].广州:广州中医药大学,2015

[27] 林合华,张宗明.康德养生观与中医养生学思想比较研究[J].南京中医药大学学报(社会科学版),2016,17(4):233-237

［28］凌嘉穗.乐乎? 药乎?：音乐医疗及其"本土性"之思考［J］.歌海,2012(3)：19-24

［29］刘小天,张鸿懿.宽容与借鉴：中医音乐治疗发展的支撑［J］.光明中医,2008(10)：1441-1442

［30］刘玉堂,贾海燕.马王堆帛书《五十二病方·祛疣》所涉之巫术与民俗［J］.中南民族大学学报(人文社会科学版),2009,29(1)：173-176

［31］刘丽文.音乐疗法：一个愈趋重要的医学领地［J］.交响·西安音乐学院学报,1999(2)：67-68

［32］吕乃基.马克思"两条道路"的科学方法论意义［J］.科学技术哲学研究,2012,29(3)：7-12

［33］马前锋.音由心生,乐者药也：个性化音乐治疗的探索性研究［D］.上海：华东师范大学,2008

［34］茅原.五声性调式的辨识与思维［J］.南京艺术学院学报(音乐与表演版),1990(4)：21-35

［35］茅原.《二泉映月》的启示：音乐美何处寻? 纪念阿炳诞生一百周年［J］.南京艺术学院学报(音乐与表演版),1993(4)：6-13

［36］茅原,费邓洪.从"意境三层次"说引发的思考［J］.中国音乐学,1991(2)：113-119

［37］普凯元.音乐治疗的中医学理论［J］.医学与哲学,1992(9)：25-26

［38］蒲亨强.道教音乐养生功能论略［J］.中国音乐,2003(4)：36-39

［39］饶宏孝.乐疗初探［J］.辽宁中医杂志,1990(8)：10-11

［40］孙占宇.简帛日书所见早期数术考述［J］.湖南大学学报(社会科学版),2011,25(2)：28-33

［41］孙明君.阮籍与司马氏集团之关系辨析［J］.北京大学学报(哲学社会科学版),2002(1)：78-83

［42］王小盾.中国音乐学史上的"乐""音""声"三分［J］.中国学术,2001(3)：55-73

［43］吴珀元.医疗民族音乐学概要［J］.音乐研究,2010(6)：38-44

［44］吴珀元.声音与医疗［D］.上海：上海音乐学院,2016

［45］萧梅.音乐与迷幻［J］.民族艺术,2013(3)：29-37+62

［46］夏滟洲."啸"释［J］.黄钟·武汉音乐学院学报,1992(4)：97-101

［47］许兆昌."樂"字本义及早期樂与药的关系［J］.史学月刊,2006(11)：20-24

［48］严暄暄,何清湖.中医人类学学科元研究再思考：续王续琨教授文并大家商榷［J］.广西民族大学学报(哲学社会科学版),2019,41(4)：9-16

［49］严道南,干祖望."五音"与五脏［J］.中医药学报,1988(1)：1-2

［50］余瑾,张耀敏,李文颢,等.律、针刺补泻与中医辨证施乐［C］//中国音乐治疗学会.中国音乐治疗学会第十二届学术交流大会论文集.［出版者不详］,2015：95-96

［51］周卫民.音乐治疗的生理学研究[J].中国音乐学,2007(1)：117-121

［52］周文照.玄乐道朲：道乐养生的音乐人类学研究：以武当山为例[D].武汉：华中师范大学,2013

［53］张宗明.论中医文化基因的结构与功能[J].自然辩证法研究,2015,31(12)：52-57

［54］张慧敏,刘效巍,庞小梅,郭淋,李静雪.五行音乐治疗阿尔茨海默病精神行为症状的临床研究[J].医学与哲学(B),2017,38(3)：64-66

［55］张良宝.《淮南子》中的音乐养生思想及其当下启示[J].阜阳师范学院学报(社会科学版),2014(3)：105-108

［56］张勇,张鸿懿.我国历代音乐治疗方法探析[J].中国音乐,2014(1)：184-187

［57］祝世讷."经典中医学"与"现代中医学"[J].中国医药学报,1986(3)：6-7

［58］赵金龙,康铁君.中医祝由的发展与现实意义[J].天津中医药大学学报,2009,28(1)：6-8

［59］朱婧薇.中国鼠婚故事研究90年[J].民俗研究,2019(2)：99-108,159

外文

［1］Brynjulf Stige, Gary Ansdell. *Where Music Helps：Community Music Therapy in Action and Reflection*[M]. London：Routledge, 2016

［2］Benjamin Koen. *Devotional Music and Healing Badakhshan, Tajikstam：Preventive and Curative Practice*[D]. Columbus：Ohio State University, 2003

［3］Benjamin Koen, Gregory Barz, Kenneth Brummel-Smith. *The Oxford Handbook of Medical Ethnomusicology*[M]. New York：Oxford University Press, 2008

［4］Benjamin Koen. *Beyond the Roof of the World：Music, Prayer, and Healing in the Pamir Mountins*[M]. New York：Oxford University Press, 2009

［5］Jane Edwards. *The Oxford Handbook of Music Therapy*[M]. New York：Oxford University Press, 2016

［6］Marina Roseman. *Healing Sounds from the Malaysian Rainforest*[M]. Berkeley & Los Angeles, CA：University of California Press, 1991

［7］Peregrine Horden. *Music as Medicine：The History of Music Therapy since Antiquity*[M]. London：Routledge, 2016

［8］Penelope Gouk. *Musical Healing in Cultural Contexts*[M]. London：Routledge, 2016

［9］Rachel Darnley-Smith, Helen M Patey. *Music Therapy*[M]. Thousand Oaks：SAGE Publications, 2003